診断・治療・手術に使える

臨床医・RI技師のための
脳SPECT
パーフェクトガイド

【監修】松田 博史 ● 国立精神・神経医療研究センター脳病態統合イメージングセンター長
【編集】玉岡　　晃 ● 筑波大学医学医療系神経内科学教授
　　　　柴田　　靖 ● 筑波大学附属病院水戸地域医療教育センター／水戸協同病院脳神経外科教授
　　　　根本 清貴 ● 筑波大学医学医療系精神医学准教授

MC メディカ出版

監修のことば

　日本での脳 SPECT の黎明期を支えた機関として，久田欣一教授を講座主任としていた金沢大学医学部核医学教室が挙げられる．

　私は，1979 年に同教室に入局し，SPECT 装置を扱う機会を得た．この装置は，対向する回転型検出器の中でシンチスキャナーが移動する原始的な装置であった．当時は唯一の脳核医学検査であった脳シンチグラフィを断層像で得ることができ，X 線 CT と病変検出能を比較するような研究を行っていた．当時の X 線 CT は後頭蓋窩でのアーチファクトが強く，脳 SPECT が勝る例も経験した．その後，回転型ガンマカメラを用いた SPECT 装置が市販され，脳血流 SPECT 製剤も次々と使用できるようになり，脳血流 SPECT は脳血管障害，認知症，てんかんなど，多くの疾患に用いられるようになった．SPECT 装置も脳専用のリング型装置や，回転型ガンマカメラ装置でも 2 検出器から 4 検出器と多数の検出器を備える装置が開発され，瞬く間に普及していった．このなかでも，金沢大学と東芝が協同で開発した 3 検出器型装置は空間解像力が半値幅で 7mm 前後と極めて高く，1990 年の米国核医学会で本装置により得られた脳血流 SPECT 像が Image of the Year を受賞した．

　SPECT 装置は PET 装置に比べ安価であり，脳領域では保険適用範囲も広いことから PET よりもはるかに多くの施設で施行されている．その一方で，空間解像力と感度に劣る SPECT は MRI や PET よりも画像診断法として一段，低い評価となっているのは否めない．しかし，日本は世界の中でも最も脳 SPECT が多用されている国であり，最近ではアジア諸国にも脳 SPECT が広がりつつある．

　本書は，このような SPECT を脳領域に効率よく臨床応用されてきた筑波大学の先生方を中心に執筆された．脳 SPECT のみに特化した書籍は珍しく，脳 SPECT に長く携わってきたものとして喜ばしく思う．本書は SPECT の臨床現場での活用に大いに役立つものと確信する．

2018 年 1 月

国立精神・神経医療研究センター脳病態統合イメージングセンター　松田 博史

序文 —神経内科医の立場から

　神経疾患の確定診断のためには，神経学的診察による部位診断と病歴聴取による原因診断が必要である．それぞれの神経疾患は脳の障害部位の分布に一定の傾向があり，神経心理学的症状を含めた症候学も一定のパターンを呈することが多い．したがって，神経疾患においては，それぞれの疾患の巣症状ないしその組み合わせに由来する特徴的な症候のパターンを捉えることによって（例外的な非典型例も含めて），臨床診断が行われている．もちろん，この過程で脳脊髄液検査や画像検査などの補助検査も重要な役割を果たしている．そして，確定した臨床診断に基づいて治療計画が立案される．

　高齢化社会とともに急速に増加している認知症は大脳の器質的な疾患によって惹起される症候群であり，意識障害を「急性脳不全」とすると，認知症は「慢性脳不全」と称されるべき病態であると言われている．したがって，認知症の診断においても基本的なプロセスは一般神経疾患の場合と同様であり，類型診断としての認知症診断を正確に行うためには，神経学的診察，精神症状や行動異常の観察，神経心理学的検査が必須である．認知症の診療プロセスとしては，病歴を聴取し，身体所見や神経学的所見をとり，神経心理検査，血液検査，画像検査，脳波などを行い，軽度認知障害（MCI）やうつ病による仮性認知症，せん妄，てんかんなどを除外し，代謝性疾患や正常圧水頭症などの治療可能な認知症を鑑別する．したがって，幅広い神経学や内科学の知識，素養が必要である．

　一方，以上の鑑別診断の過程において，MRI や CT の形態画像や SPECT や PET の機能画像がベッドサイドでの所見を支持ないし補完するうえで重要な役割を果たしている．例えば，レビー小体型認知症によるうつ症状で食思不振があり，るい痩をきたしていると考えられていた症例が，脳 SPECT で前頭側頭葉の血流低下が顕著であったことより，診断が洗い直され，運動ニューロン疾患を伴う前頭側頭型認知症と診断された例を経験した．

　SPECT は PET に比して装置が安価であることから多くの病院が導入しているため，神経疾患の臨床における意義は極めて大きい．本書は，主要な精神・神経疾患での脳 SPECT を含めた画像所見を提示することにより，SPECT の臨床現場における活用を促進することを目的の一つとしている．本書が脳 SPECT にかかわるすべての医療関係者のお役に立てれば幸甚である．

2018 年 1 月

筑波大学医学医療系神経内科学　玉岡　晃

序文 —脳神経外科医の立場から

　脳神経外科医は患者の病歴，臨床症状から病変を予測して，確定診断のために画像診断を行うことが多い．画像を読影するときは，病変の検出，その質的診断，さらにその治療を常に考えている．症状があっても病変が検出されなければ，ある程度の経験がなければ診断の確定には自信が持てない．頭痛は脳神経外科外来を受診する主訴で最も多いものであるが，片頭痛などの一次性頭痛では画像診断で異常が検出されないため，画像診断を主な診断のよりどころとしている脳神経外科医の関心は高くない．

　脳血管障害や頭部外傷の神経救急の急性期では，通常はすぐに結果が出て，出血の見逃しが少ないCTを撮像する．時間的余裕があり，より解像度の高い精密検査としてMRIがある．くも膜下出血，脳梗塞など脳血管病変が疑われれば，3D-CTAや血管造影などの脳血管の精査にいく．腫瘍か炎症性病変が疑われれば造影MRIなどを考慮する．

　画像診断は目で見てわかる，ビジュアルに訴える方法である．異常の検出としては，頭部CTにおける急性期出血，拡散強調画像における急性期脳梗塞のように，病変のみが浮き上がり，強調される画像が有用性が高く，研修医，当直医でも見逃しにくい．私が医師となったのは昭和の終わりで，MRIが臨床に出始めた頃であった．当時のMRIは低磁場で画像解像度も低かったが，CTでは検出できない異常を検出できる画期的画像診断方法であった．物理学者とメーカーの努力により，FLAIR，MRA，DWI，T2*，SWI，MRS，DTI，DKI，NODDI，MR finger printingなど，さまざまな撮像方法が臨床応用されてきている．

　核医学検査は古くからある検査で，CTやMRIがない時代は気脳写，脳血管造影とともに代表的中枢神経画像診断方法であった．CT技術の応用により核医学画像もplanar imagingからSPECTとして断層画像となり，さらに正常データベースとの比較，統計解析画像が発展してきた．しかしSPECTが機能画像であり，画像解像度がMRIなどより低く，病変の検出を求める臨床医からの関心を集めてこなかった．

　本書は，臨床でよりSPECTを活用していただくために企画した．PETの書籍は多数あるが，SPECTに特化した書籍は本邦初と自負している．現時点ではSPECTは一般臨床病院に広く普及しているが，PETは一部の施設のみである．今後，PETの発展が期待できるが，核種の保険適用も進んでおらず，臨床現場でSPECTが活躍すべき時代はしばらく継続するであろう．本書が，SPECTの臨床現場での活用，応用，さらにSPECTの研究に貢献できれば幸いである．監修，編集，執筆にご協力いただいた各先生，企画から出版までお世話になったメディカ出版・岡哲也様に感謝します．

2018年1月

筑波大学附属病院水戸地域医療教育センター／水戸協同病院脳神経外科　柴田　靖

序文 —精神科医の立場から

　脳血流 SPECT を通して，私は自分の人生に影響を与えてくださったさまざまな方々に出会ってきました．

　2001 年 2 月，初期研修医だった私は，研修で放射線科を回っていました．「脳血流 SPECT に関心がある」と伝えたところ，週に数日は脳血流 SPECT の読影をするように配慮いただき，当時筑波大学にいらっしゃった武田徹先生（現・北里大学）に指導を賜る機会を得ました．武田先生は読影に関するさまざまなコツを教えてくださいました．その後，2002 年には神経内科で研修をする機会を得ました．玉岡晃教授の神経診察を学ばせていただきながら，神経症状がどう脳血流 SPECT にあらわされるかも学び，脳血流 SPECT の持つ情報量に圧倒されていました．そうしたところ，朝田隆教授から，「国立精神・神経センターで脳画像について学んで来なさい」と指導を受け，2003 年 6 月から 2004 年 3 月にかけて，国立精神・神経センターで松田博史先生，大西隆先生という，脳画像解析における国内のトップランナーに直接ご指導を賜る貴重な経験をしました．自分が読影した SPECT レポートを直接指導していただいた結果，脳血流 SPECT に対してさらに愛着が湧くようになりました．同時に，「脳血流 SPECT に特化した教科書があったらもっとみんなに役立つのにな」と考えていました．

　そのようななか，2017 年に柴田靖先生から，上司の新井哲明教授に脳血流 SPECT の教科書の話があり，新井先生から「貴重な経験になるからぜひ編集に加わってみたらどうですか」とのお言葉をいただき，この本にかかわることとなりました．この場をお借りして，改めて上記の各先生に感謝の気持ちを伝えたいと思います．

　本書の特徴は，臨床の第一線で活躍している神経内科医，脳神経外科医，精神科医，放射線科医，放射線科技師がそれぞれの立場から「臨床に役立つ」内容をまとめてくれていることです．脳血流 SPECT は患者さんの脳についてさまざまな情報を教えてくれます．本書が，皆さんがかかわっている患者さんの生活を少しでもよくすることの一助になることを願っています．

2018 年 1 月

筑波大学医学医療系精神医学　根本 清貴

診断・治療・手術に使える

臨床医・RI技師のための 脳SPECTパーフェクトガイド

目 次

監修のことば ・・・ 2
序文 ・・・ 3
監修・編集・執筆者一覧 ・・・ 8

1章●総 論

A SPECTの仕組みと意義 ・・・・・・・・・・・・・・・・・・・・・・・・・・・・・・・・・・・・・・ 12
B 他のモダリティ(特にMRI)との比較(脳循環) ・・・・・・・・・・・ 19
C 他のモダリティ(特にMRI)による脳腫瘍の評価 ・・・・・・・・・・・ 25

2章●疾患別:SPECTの特徴と使い方

A 脳血管障害
①脳虚血総論 ・・ 34
②CEA術前後評価 ・・ 42
③CAS, PTA術前後評価 ・・・・・・・・・・・・・・・・・・・・・・・・・・・・・・・・・・ 51
④バイパス術前後評価 ・・・・・・・・・・・・・・・・・・・・・・・・・・・・・・・・・・・・ 59
⑤もやもや病 ・・ 71
⑥脳静脈血栓症(CVT) ・・・・・・・・・・・・・・・・・・・・・・・・・・・・・・・・・・・ 80
⑦硬膜動静脈瘻(dAVF) ・・・・・・・・・・・・・・・・・・・・・・・・・・・・・・・・・・ 90

B 認知症
①アルツハイマー病(AD) ・・・・・・・・・・・・・・・・・・・・・・・・・・・・・・・・・ 101
②レビー小体型認知症(DLB) ・・・・・・・・・・・・・・・・・・・・・・・・・・・・・ 109
③血管性認知症(VaD) ・・・・・・・・・・・・・・・・・・・・・・・・・・・・・・・・・・・・ 115
④運動ニューロン疾患を伴う前頭側頭型認知症(FTD-MND) ・・・ 120
⑤行動障害型前頭側頭型認知症(bvFTD) ・・・・・・・・・・・・・・・・ 127
⑥進行性非流暢性失語(PNFA) ・・・・・・・・・・・・・・・・・・・・・・・・・・ 135
⑦意味性認知症(SD) ・・・・・・・・・・・・・・・・・・・・・・・・・・・・・・・・・・・・ 141
⑧軽度認知障害(MCI) ・・・・・・・・・・・・・・・・・・・・・・・・・・・・・・・・・・・ 148

C 神経変性疾患
①パーキンソン病(PD) ・・・・・・・・・・・・・・・・・・・・・・・・・・・・・・・・・・・・ 157
②進行性核上性麻痺(PSP) ・・・・・・・・・・・・・・・・・・・・・・・・・・・・・・ 163
③多系統萎縮症(MSA) ・・・・・・・・・・・・・・・・・・・・・・・・・・・・・・・・・・・ 170
④大脳皮質基底核変性症(CBD) ・・・・・・・・・・・・・・・・・・・・・・・・・ 176
⑤脊髄小脳変性症(SCD) ・・・・・・・・・・・・・・・・・・・・・・・・・・・・・・・・ 182

⑥ハンチントン病（HD） ·· 193

D 脳腫瘍

①^{201}Tl SPECT ·· 198

②フリーソフトウエアによる^{201}Tl SPECTとMRIの融合画像 ·········· 206

③^{99m}Tc-MIBI SPECTの臨床的有用性 ···················· 214

④^{123}I-IMP SPECTによる悪性リンパ腫の診断 ·············· 221

⑤^{99m}Tc-TF, ^{123}I-IMTなど新しいトレーサーによる脳腫瘍のSPECT診断 ···· 228

E てんかん

①診断, 術前評価, 焦点の同定法 ································ 238

F 頭部外傷

①SPECTによる頭部外傷の機能的評価-1 ····················· 248

②SPECTによる頭部外傷の機能的評価-2 ····················· 255

G 髄液循環障害

①RI cisternographyによる髄液循環の評価 ·················· 260

②核医学検査による水頭症と低髄液圧症候群の評価 ·············· 267

H 精神疾患

①統合失調症（SZ） ·· 276

②気分障害（大うつ病性障害, 双極性障害） ····················· 284

③自閉症スペクトラム障害（ASD）（自閉症, 発達障害） ·········· 292

3章 ● SPECT機器・核種・ソフトウエア

A SPECT機器

①Symbia（Siemens Healthcare） ························ 300

②Discovery（GE Healthcare） ··························· 309

③GCA-9300R（Canon Medical Systems） ············ 317

B 核種, Isotope（脳血流シンチグラフィ）
― ^{123}I-IMP, ^{99m}Tc-HMPAO, ^{99m}Tc-ECD ·················· 324

C 解析ソフトウエア

①eZIS ·· 330

②3D-SSP ·· 336

D 解析にあたり注意すべきポイント ·················· 343

索引 ·· 349

監修・編集・執筆者一覧

監修	松田 博史	*Hiroshi MATSUDA*	国立精神・神経医療研究センター脳病態統合イメージングセンター長

編集	玉岡 晃	*Akira TAMAOKA*	筑波大学医学医療系神経内科学教授
	柴田 靖	*Yasushi SHIBATA*	筑波大学附属病院水戸地域医療教育センター／ 水戸協同病院脳神経外科教授
	根本 清貴	*Kiyotaka NEMOTO*	筑波大学医学医療系精神医学准教授

1章●総　論

A	松田 博史	*Hiroshi MATSUDA*	国立精神・神経医療研究センター脳病態統合イメージングセンター長
B	佐々木 真理	*Makoto SASAKI*	岩手医科大学医歯薬総合研究所所長
C	増本 智彦	*Tomohiko MASUMOTO*	筑波大学医学医療系画像診断・IVR学准教授

2章●疾患別：SPECTの特徴と使い方

A①	鶴田 和太郎	*Wataro TSURUTA*	虎の門病院脳神経血管内治療科部長
A②	小松 洋治	*Yoji KOMATSU*	筑波大学附属病院日立社会連携教育研究センター脳神経外科教授
A③	滝川 知司	*Tomoji TAKIGAWA*	獨協医科大学埼玉医療センター脳神経外科准教授
A④	伊藤 嘉朗	*Yoshiro ITO*	筑波大学附属病院脳神経外科病院講師／ 国立循環器病研究センター脳神経外科
	髙橋 淳	*Jun TAKAHASHI*	国立循環器病研究センター脳神経外科部長
A⑤	丸島 愛樹	*Aiki MARUSHIMA*	筑波大学医学医療系脳神経外科学講師
A⑥	益子 良太	*Ryota MASHIKO*	筑波大学附属病院水戸地域医療教育センター／ 水戸協同病院脳神経外科講師
A⑦, C⑤	石井 一弘	*Kazuhiro ISHII*	筑波大学医学医療系神経内科学准教授
B①, C⑥	中馬越 清隆	*Kiyotaka NAKAMAGOE*	筑波大学医学医療系神経内科学講師
B②③	冨所 康志	*Yasushi TOMIDOKORO*	筑波大学医学医療系神経内科学講師

B④	玉岡 晃	*Akira TAMAOKA*	筑波大学医学医療系神経内科学教授
B⑤	渡辺 亮平	*Ryohei WATANABE*	筑波大学附属病院精神神経科医員
B⑥	関根 彩	*Aya SEKINE*	筑波大学附属病院精神神経科医員
B⑦	東 晋二	*Shinji HIGASHI*	筑波大学医学医療系精神医学講師
B⑧	塚田 恵鯉子	*Eriko TSUKADA*	筑波大学附属病院精神神経科病院講師
C①③	石井 亜紀子	*Akiko ISHII*	筑波大学医学医療系神経内科学講師
C②④	辻 浩史	*Hiroshi TSUJI*	筑波大学医学医療系神経内科学講師
D, F, G	柴田 靖	*Yasushi SHIBATA*	筑波大学附属病院水戸地域医療教育センター／水戸協同病院脳神経外科教授
E	藤本 礼尚	*Ayataka FUJIMOTO*	総合病院 聖隷浜松病院てんかんセンターてんかん科部長
H	太田 深秀	*Miho OTA*	筑波大学医学医療系精神医学講師

3章●SPECT機器・核種・ソフトウエア

A①	根本 広文	*Hirobumi NEMOTO*	筑波大学附属病院放射線部副診療放射線技師長
A②	村田 馨	*Kaoru MURATA*	(公財)筑波メディカルセンター放射線技術科係長
A③	市原 隆	*Takashi ICHIHARA*	藤田保健衛生大学医療科学部放射線学科教授
B	佐藤 始広	*Motohiro SATO*	元・筑波大学医学医療系画像診断・IVR学応用分子イメージング学教授
	簱野 健太郎	*Kentaro HATANO*	筑波大学医学医療系画像診断・IVR学応用分子イメージング学准教授／次世代分子イメージングつくば画像検査センター
	大里 勝	*Masaru OSATO*	次世代分子イメージングつくば画像検査センター診療放射線技師
C①	松田 博史	*Hiroshi MATSUDA*	国立精神・神経医療研究センター脳病態統合イメージングセンター長
C②	内田 佳孝	*Yoshitaka UCHIDA*	医療法人社団翠明会山王病院PET画像センター
D	山下 典教	*Norikazu YAMASHITA*	JAとりで総合医療センター放射線部主任

1章●総　論

Ⓐ SPECT の仕組みと意義

Ⓑ 他のモダリティ（特にMRI）との比較（脳循環）

Ⓒ 他のモダリティ（特にMRI）による脳腫瘍の評価

1 総論

A SPECTの仕組みと意義

松田博史 *Hiroshi MATSUDA*
国立精神・神経医療研究センター脳病態統合イメージングセンター

I．仕組み

①断面の放射性同位体分布を画像化

　化合物に標識された放射性同位元素を体内に投与し，撮像目的の臓器に集積させた後に放射性同位元素から放出されるガンマ線を測定することによって画像診断を行ったり，放出されるアルファ線やベータ線を用いた内照射によって治療を行ったりする医学を核医学とよんでいる．核医学の画像診断で用いられる放射性同位元素には，陽電子（positron）を放出するものと単光子（single photon）を放出するものがある．

　単光子放出核種の体内分布とその時間経過を画像化するために用いられる装置が，ガンマカメラであり，発明者の名をとってアンガー型ガンマカメラという．ガンマカメラにはシンチレーション検出器（scintillation detector）が使われている．シンチレータ（scintillator）はヨウ化ナトリウム（NaI）の1枚板の結晶で，その後ろに数十本の光電子増倍管が並んでいる．さらにシンチレータの前面にはコリメータと呼ばれる，小さい穴が多数開いた鉛製の板が置かれている．コリメータの穴に平行に入射するガンマ線はコリメータを通過するのに対し，穴に対して斜めに入射するガンマ線は遮断されるので，コリメータ前方の空間に分布する放射性同位体の分布をシンチレータ面に写し出すことができる．ガンマ線は，シンチレータに到達して光に変わり，さらに光電子増倍管によって電気パルスに変換されるが，どの光電子増倍管からどれだけのパルスが出力されたかによって，シンチレータ面のどの位置にガンマ線が入射したかを計算することができる．

　ガンマカメラを回転させてさまざまな方向から撮影した平面画像を収集し，それをX線CT（computed tomography，コンピュータ断層撮影）の原理を用いてコンピュータで再構成し，断面の放射性同位体分布を画像化する手法が，単光子放出コンピュータ断層撮像法（single photon emission computed tomography：SPECT）である(図1)[1, 2]．SPECTでの放射性医薬品は，ほとんどが^{99m}Tcまたは^{123}Iで標識される．半減期はそれぞれ6時間および13時間である．たとえば，^{99m}Tcは，核異性体転移により^{99}Tcに変化する際に140 KeVのエネルギーを有する1本のガンマ線を放出する．したがって，前述のごとく特定の方向からのみのガンマ線を検出するためのコリメータ装着が必須となる．コリメータは，空間分解能に影響するばかりでなく感度も劣化させ，1台のガンマカメラは視野内の線源から放出されるガンマ線の0.03％程度しか検出していない．このことにより，陽電子放出断層撮像法（positron emission tomography：PET）比べ，SPECTでは感度と空間分解能が低い難点がある．

最近では，2個のガンマカメラを装置のガントリ内に設置し，それぞれ180°回転させることにより，回転中心のずれなどを最小限に抑え，かつ感度を増大させた装置が主流となっている．個々のカメラで，128×128マトリクスで5〜6°ごと，または，連続回転にて投影データを採取する．SPECT撮像時間は15〜30分程度である．コリメータに関しては，従来の平行コリメータから，感度の低下を抑えたうえで分

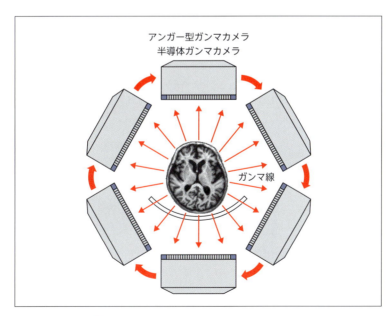

図1　SPECTの原理
アンガー型または半導体ガンマカメラを頭部の周囲に回転させることによって，多方向からガンマ線を検出した投影像から種々の方向の断層像を再構成する．

解能を向上させることのできるファンビームコリメータも脳を対象に用いられる。これらの技術の進展により，PET装置に比べればいまだ半分ぐらいの空間分解能であるが，半値幅（full width at half maximum：FWHM）で8〜10 mm前後の装置が普及している。

②半導体ガンマカメラ

最近，アンガー型ガンマカメラに代わり，常温で使用可能なテルル化亜鉛カドミウムなどの半導体検出器を用いたガンマカメラによるSPECT装置が市販されるようになった（図2）。半導体検出器は，p層／空乏層／n層から構成され，入射した放射線の電離作用によって，次々と生成される電子と正孔対を測定することによって放射線を検出し，直接電気信号に変換する。半導体ガンマカメラは光電子増倍管を必要としないため小型であるばかりでなく，アンガー型ガンマカメラに比べ感度，および空間分解能の向上が得られる。さらに，高いエネルギー分解能によって^{123}Iと^{99m}Tcなど，近接したエネルギーを有する2核種の同時収集が高精度で可能となる[3]。ただし，半導体ガンマカメラは価格面での問題がある。

SPECTにおける画像再構成に，従来はフィルタ付逆投影法がおもに用いられていた。この方法は投影方向数または投影サンプル数が十分な場合には良好な再構成画像を得ることができるが，投影方向数が少なかったり，データの領域制限のために一部

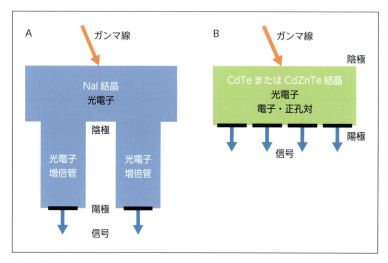

図2　ガンマカメラの種類
A：アンガー型ガンマカメラ，B：半導体ガンマカメラ。
半導体ガンマカメラは光電子増倍管を必要としない。

が欠落していたりするような状態では種々のアーチファクトが生じる．これに対し，最近主流となったOS-EM（ordered subsets-expectation maximization）を代表とする逐次近似的方法ではアーチファクトの発生を少なく抑えることができる．

③定量性劣化の補正法

SPECTでのもう一つの問題点として，定量性がある．SPECTにおける定量性の劣化は，被検者側と検出器系に起因するものに分けられる．被検者側の問題点としては，ガンマ線の体内での減衰と散乱がある．検出器側としては，コリメータの開口によるボケ，およびコリメータを含めた検出器系で発生する特性X線などがある．

ガンマ線の体内での減弱に対する補正法は，体内のガンマ線の減弱係数を均一と仮定して補正するものと，あらかじめその分布を測定して補正するものとに大別される．前者で通常用いられている方法としてはChangやSorensonによって開発されたものがある．後者としては，PETにおけるがごとく外部線源を用いてトランスミッションCTを行い，この測定された減弱分布で補正する方法がある．

現在では，SPECT装置にX線CT装置を組み合わせて一体化したSPECT/CT装置が市販され (図3)，外部線源の代わりにX線CTのデータが用いられるようになった．このSPECT/CT装置では，減弱補正のみならずSPECTとCT画像を融合させることも容易である (図4)．融合画像を用

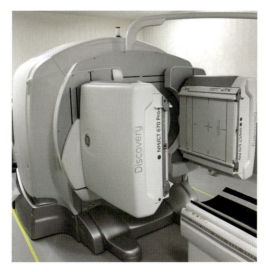

図3　SPECT/CT装置
対向型ガンマカメラ（前方部）とX線CT装置（後方部）が組み合わされている．

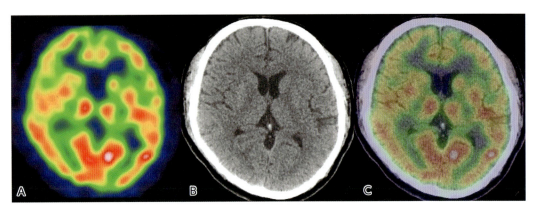

図4 脳血流 SPECT/CT
A：脳血流 SPECT，B：X 線 CT，C：融合画像．
SPECT/CT 装置により，脳血流 SPECT，X 線 CT，および両者の融合画像が容易に得られる．SPECT の減弱補正はX 線 CT のデータを用いて行われる．

いれば，SPECT での異常部位の解剖学的位置同定が容易となる．体内での散乱線を除去する方法としては，測定するエネルギーウインドウを光電ピーク部およびそれよりもエネルギーの低い散乱線成分におき荷重を付けて散乱成分を差し引く方法や，光電ピーク部のメインウインドウの両側に幅の狭いサブウインドウを設定して散乱線成分を推定する triple energy window 法などがあり，すでに広く実用化されている．検出器側の問題に関しても数学的な補正法が考案され，コリメータの開口によるボケは OS-EM による再構成の際に補正可能となっている．

II．意　義

MRI（magnetic resonance imaging，磁気共鳴画像法）やCT がおもに脳構造を見るのに対し，SPECT は脳血流から脳機能を推定することができるうえに分子レベルの病態も見ることができる．MRI は最近，自己血をパルス波で標識してトレーサーとして用いる arterial spin labeling 法などの発展によって，簡便に脳血流を見ることもできるようになった．しかし，定量性に問題があり，脳血流以外にトレーサーの循環時間などの因子の関与も大きく，脳血流 SPECT のほうが依然として信頼性が高い．PET に比べ，SPECT は装置が安価であり，普及台数も 3 倍ぐらい多い．また，脳疾患における保険適用範囲も広い．

SPECT に用いる放射性医薬品は，医薬品メーカーから供給される．標識済み注射液のみならず ^{99m}Tc 製剤は標識キットも販売されており，自施設で標識することもできる．保険適用にてもっとも頻繁に用いら

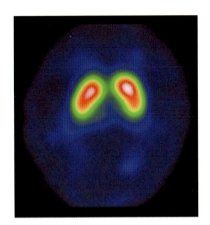

図5 ^{123}I-FP-CIT による脳SPECT
投与後3時間以降で線条体にドパミントランスポータの特異的集積が見られる．

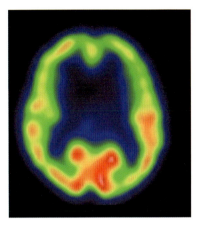

図6 ^{123}I-iomazenil による脳SPECT
投与後3時間以降で大脳皮質に中枢性ベンゾジアゼピンの特異的集積が見られる．

れている脳SPECTは脳血流SPECTであり，脳血管障害，認知症，てんかんなど種々の疾患に適用される．

次に多用されているのは，ドパミントランスポータを描出する^{123}I-FP-CIT（図5）であり，シナプス前ドパミン障害があるパーキンソン症候群の早期診断，シナプス前ドパミン障害がないパーキンソン症候群との鑑別，およびレビー小体型認知症とアルツハイマー型認知症との鑑別に適用される．そのほかには，中枢性ベンゾジアゼピン受容体イメージング薬剤である^{123}I-iomazenil（IMZ）（図6）が，外科的治療が考慮される部分てんかん患者におけるてんかん焦点の診断に対して，および^{201}TlClが脳腫瘍の診断に対して適用されている．

まとめ

① 核医学の画像診断で用いられる放射性同位元素には，陽電子を放出するものと単光子を放出するものがある．

② 陽電子放出断層撮像法（PET）比べ，SPECT では感度と空間分解能が低い難点がある．

③ 半導体ガンマカメラは光電子増倍管を必要としないため小型であるばかりでなく，アンガー型ガンマカメラに比べ感度，および空間分解能の向上が得られる．

④ SPECT は脳血流から脳機能を推定することができるうえに，分子レベルの病態も見ることができる．

引用・参考文献

1) Abraham T, Feng J: Evolution of brain imaging instrumentation. Semin Nucl Med 41: 202-19, 2011

2) 松田博史：“SPECT”，56-63（松田博史，朝田 隆編：認知症の画像診断：見て診て学ぶ．改訂2版．永井書店，東京，2010）

3) Holstensson M, Erlandsson K, Poludniowski G, et al : Model-based correction for scatter and tailing effects in simultaneous ^{99m}Tc and ^{123}I imaging for a CdZnTe cardiac SPECT camera. Phys Med Biol 60: 3045-63, 2015

1 総論

B 他のモダリティ（特に MRI）との比較（脳循環）

佐々木 真理 *Makoto SASAKI* 岩手医科大学医歯薬総合研究所

I. はじめに

SPECT による脳循環検査は，脳血管障害などの重症度判定・治療戦略決定・予後予測などにおいて必要不可欠な検査として臨床で広く用いられている．その一方で，非侵襲性・汎用性・迅速性・経済性の点で優れる CT・MRI による SPECT の代替が以前より試みられている．しかしながら，その精度は SPECT に比し必ずしも十分とは言えず，特に血行力学的脳虚血・もやもや病・急性期脳塞栓症といった主幹動脈閉塞／狭窄を有する病態において深刻な誤差を生じる場合がある．本項では，CT・MRI による脳循環検査の現状と課題について概説する．

II. CT・MRI による脳血流量の計測

① Xe-CT

Xe-CT は CT の黎明期より行われている脳循環検査である．閉鎖式回路を用いた ^{133}Xe ガスの持続吸入下に CT を経時的に撮影し，拡散トレーサーとして解析するこ

とで脳血流量（cerebral blood flow：CBF）を求める[1]．定量性に優れ，高い空間分解能を有するが，専用の装置が必要であり，Xe ガスの薬理作用による副作用（悪心・嘔吐，意識／精神状態の変化など）が時に生じる．また，撮影条件・回数を最適化して被曝低減を図る必要がある．

② PCT・DSC-PWI

CT 灌流画像（perfusion CT：PCT）・DSC 法灌流強調画像（dynamic susceptibility contrast perfusion-weighted image：DSC-PWI）は，急速静注による造影剤の初回通過を連続撮影・撮像し，血管内トレーサーとして解析することで CBF やその他の指標を求める[2]．広く普及した CT・MRI 装置で短時間に実施でき，急性期疾患への対応も容易だが，CBF などの定量性は一般に十分ではなく，血液脳関門破綻や脳腫瘍などでは造影剤が血管外に漏出し，大きな誤差を生じる．また，造影剤による副作用や急速静注に伴う合併症が時に生じる．

脳 SPECT パーフェクトガイド **19**

PCT では，低電流で被曝低減を図るとともに低電圧（80 keV）で造影効果を強調する．時間濃度曲線の誤差は少ないが，吸収値の変化は軽微でノイズの影響を受けやすい．一方，DSC-PWI では GRE-EPI 法を用いるため信号変化は大きいが，時間濃度曲線の誤差はやや大きい．

PCT・DSC-PWI とも共通の解析法を用いる[2, 3]．カーブフィッティング法では，CBF を最大傾斜（maximum slope）で，脳血液量（cerebral blood volume：CBV）を曲線下面積（area under the curve：AUC）で求めるが，いずれも相対値となる．そのほか，造影剤到達遅延と平均通過時間（mean transit time：MTT）の情報を併せ持つ time-to-peak（TTP）や first moment to transit（FMT）などの指標もよく利用される．デコンボリューション法は，動脈入力関数で時間濃度曲線を逆畳込演算して組織の残留関数を求めることで，CBF などの定量性向上を図る手法である．以前は造影剤到達遅延による影響が大きく，主幹動脈閉塞／狭窄例では深刻な誤差が生じた[3]．その後，巡回行列型特異値分解法（block-circulant singular value decomposition：bSVD）などによって到達遅延の影響を回避できるようになった（図1）[3, 4]．近年，Bayes 推定によって CBF や MTT の定量性がさらに向上した（図1）[5]．

PCT・DSC-PWI は急性期脳梗塞における虚血ペナンブラの評価に以前から用いられてきたが，当時は標準化や精度検証が不十分で，血栓溶解療法の RCT の失敗の一因にもなった[3]．現在は Tmax（time-to-maximum of residue function）＞6 秒をペナンブラ領域＋虚血コア領域として扱う場合が多い[6]．Tmax は非生理的指標で，到達遅延＋1/3・MTT にほぼ相当するが[7]，ソフトウエア・アルゴリズム・個人差に依存せず安定した値となる点が優れている．全自動解析ソフトウエアと Tmax を用いたペナンブラ評価が一部の臨床試験で採用されているが，血栓溶解療法や血栓回収療法における意義はいまだ明らかとはなっていない[6]．

③ ASL

ASL（arterial spin labeling）は，ラジオ波で標識された血液の脳組織への流入を計測することで無侵襲に脳血流を算出する[8]．一般にシングルコンパートメントモデルで CBF を算出するが，実際には血管内トレーサーとしての性質と拡散トレーサーとしての性質を併せ持つ．以前は種々の手法があり画質も不良であったが，現在では 3T 装置，パルス連続ラベル（pulsed-continuous ASL：pCASL），全脳 3D 撮像，背景信号抑制を組み合わせた手法が標準的となり，画質も大幅に向上した[8]．

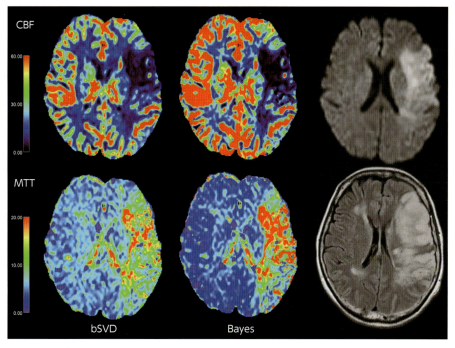

図1　急性期脳梗塞のDSC-PWI（心原性脳塞栓，左M1閉塞）
bSVD法・Bayes法とも造影剤到達遅延の影響は排除されているが，Bayes法ではCBF低下域・MTT延長域がより明瞭で，DWIの拡散異常域やFLAIRの最終梗塞域とよく一致している．

　初期のPCT・PWIと同様，現在のASLではラベル到達遅延の影響を排除することが難しい．ラベル後遅延時間（post-labeling delay：PLD）の設定や個体差で画像は大きく変化する．特に主幹動脈閉塞／狭窄例では，ラベル到達遅延によるCBF過小評価やラベル血管内残留によるCBF過大評価が生じ得る（図2）．したがって，PLDの異なる画像を総合的に判定する必要がある．近年，look-locker法やHadamard符号化法などによって複数のPLDの画像を同時収集し，カーブフィッティングによって到達遅延補正を行う手法が登場しており[9, 10]，早期の製品化が望まれる．

④ IVIM

　IVIM（intravoxel incoherent motion）は，拡散強調画像ではmotion probing gradientが小さい際に灌流情報が混入することを利用し，灌流指標を無侵襲に得る手法である[11]．1,000 s/mm^{2}以下の多数のb値で撮像し，得られたデータをbi-exponential modelなどでカーブフィッティングし，灌流を拡散とみなす疑似拡散係数（pseudo-diffusion coefficient, D*）と組織に占める灌流分画（perfusion

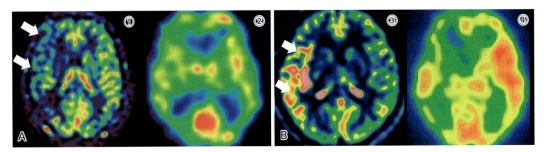

図2 主幹動脈狭窄／閉塞による慢性脳虚血における ASL の誤差
A：右頚部内頚動脈強度狭窄．安静時 SPECT（②）では患側の CBF は保たれているが，pCASL（①）ではラベル到達遅延のため CBF が見かけ上，低下している（矢印）．
B：右中大脳動脈閉塞．安静時 SPECT（④）では患側の CBF は低下しているが，pCASL（③）ではラベルが血管内に残留しているため，CBF が見かけ上，上昇している（矢印）．

fraction, f）を求める．D* は 1/MTT を，f は CBV を反映するため，CBF は f・D* で推定ことができる．脳虚血で高い精度を達成することは原理的に難しく，現時点で十分な結果は得られていない[11]．今後の技術的進歩が期待される．

III．CT・MRI による貧困灌流の評価

貧困灌流は，慢性脳虚血における脳虚血イベントや術中／術後合併症の独立かつ強力な危険因子である．^{15}O-PET による脳酸素摂取率（oxygen extraction fraction：OEF）が gold standard であるが，アセタゾラミド負荷 SPECT による血管反応性（cerebrovascular reactivity：CVR）を利用とした評価が広く用いられている．CT・MRI でもアセタゾラミド負荷を併用した脳循環検査が試みられてきたが，アセタゾラミドの適応外使用や重大副作用の問題もあり，近年では無侵襲な手法が複数提案されている．

① MRA

Three-dimensional time-of-flight（3D-TOF）MR angiography（MRA）を single-slab 法で撮像すると，皮質枝末梢の描出能が順行性血流や軟膜血管吻合による側副血行などの機能情報を反映するようになる．内頚動脈閉塞／狭窄における中大脳動脈末梢の描出不良や同側の後大脳動脈末梢の描出向上の程度は，SPECT-CVR や PET-OEF と相関することが示されており，簡易スクリーニング検査となり得る（図3A）[12]．

② ^{1}H-MRS

貧困灌流では脳代謝は保たれるが脳血流は低下するので，血流による冷却効果が低下し脳温が上昇する．自由水の共鳴周波数は温度で変化するが脳代謝物では変化しないため，^{1}H-MR spectroscopy（MRS）（プ

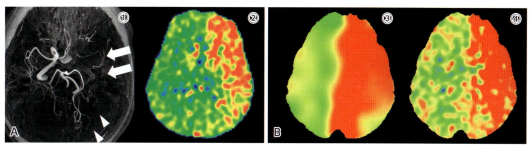

図3 MRIによる貧困灌流の無侵襲評価
A：左内頸動脈閉塞．Single-slab MRA（①）では患側中大脳動脈末梢の描出不良（矢印）と，患側後大脳動脈末梢の描出向上（矢頭）を認める．PET-OEF（②）では左内頸動脈領域のOEF上昇を認める．
B：左内頸動脈閉塞．QSM-OEF（③）では左大脳半球のOEF上昇を認め，PET-OEF（④）の所見とよく一致している．

ロトン核磁気共鳴分光法）で両者の周波数差を計測することで脳温を推定することが可能である．患側の脳温が健側に比し0.5℃上昇すると，OEFやCBVの上昇がみられることが示されている[13, 14]．

③ SWI，QSM

磁化率強調画像（susceptibility-weighted image：SWI）では貧困灌流域に一致して静脈の明瞭化がしばしばみられるが，定量化が困難である．最近，定量的磁化率マッピング（quantitative susceptibility mapping：QSM）で静脈の磁化率定量値を求め，さらに周囲の磁化率との差異からOEFを無侵襲に求める方法が報告された（図3B）[15, 16]．PET-OEFと比較的良好な相関が示されており，貧困灌流の新たな無侵襲検査法として期待される．

まとめ

① CT・MRIによる脳血流量の計測法として，Xe-CT，PCT・DSC-PWI，ASLなどが用いられる．
② CT・MRIによる貧困灌流の無侵襲評価法には，MRA，^{1}H-MRS，QSMがある．

引用・参考文献

1) Gur D, Wolfson SK, Jr., Yonas H, et al: Progress in cerebrovascular disease: Local cerebral blood flow by xenon enhanced CT. Stroke 13: 750-8, 1982

2) Leiva-Salinas C, Provenzale JM, Kudo K, et al: The alphabet soup of perfusion CT and MR imaging: Terminology revisited and clarified in five questions. Neuroradiology. 54: 907-18, 2012

3) Sasaki M, Kudo K, Christensen S, et al: Penumbral imaging by using perfusion computed tomography and perfusion-weighted magnetic resonance imaging: Current concepts. J Stroke Cerebrovasc Dis 22: 1212-5, 2013

4) Kudo K, Christensen S, Sasaki M, et al: Accuracy and reliability assessment of CT and MR perfusion analysis software using a digital phantom. Radiology. 267: 201-11, 2013

5) Sasaki M, Kudo K, Boutelier T, et al: Assessment of the accuracy of a Bayesian estimation algorithm for perfusion CT by using a digital phantom. Neuroradiology. 55: 1197-203, 2013

6) Warach SJ, Luby M, Albers GW, et al: Acute stroke imaging research roadmap III imaging selection and outcomes in acute stroke reperfusion clinical trials: Consensus recommendations and further research priorities. Stroke. 47: 1389-98, 2016

7) Uwano I, Sasaki M, Kudo K, et al: Tmax determined using a Bayesian estimation deconvolution algorithm applied to bolus tracking perfusion imaging: A digital phantom validation study. Magn Reson Med Sci 16: 32-7, 2017

8) Alsop DC, Detre JA, Golay X, et al: Recommended implementation of arterial spin-labeled perfusion MRI for clinical applications: A consensus of the ISMRM perfusion study group and the European consortium for ASL in dementia. Magn Reson Med 73: 102-6, 2015

9) Tsujikawa T, Kimura H, Matsuda T, et al: Arterial transit time mapping obtained by pulsed continuous 3D ASL imaging with multiple post-label delay acquisitions: Comparative study with PET-CBF in patients with chronic occlusive cerebrovascular disease. PLoS One 11: e0156005, 2016

10) Dai W, Shankaranarayanan A, Alsop DC: Volumetric measurement of perfusion and arterial transit delay using Hadamard encoded continuous arterial spin labeling. Magn Reson Med 69: 1014-22, 2013

11) Federau C: Intravoxel incoherent motion MRI as a means to measure in vivo perfusion: A review of the evidence. NMR Biomed. 2017 (Epub ahead print)

12) Hirooka R, Ogasawara K, Inoue T, et al: Simple assessment of cerebral hemodynamics using single-slab 3D time-of-flight MR angiography in patients with cervical internal carotid artery steno-occlusive diseases: Comparison with quantitative perfusion single-photon emission CT. Am J Neuroradiol 30: 559-63, 2009

13) Ishigaki D, Ogasawara K, Yoshioka Y, et al: Brain temperature measured using proton MR spectroscopy detects cerebral hemodynamic impairment in patients with unilateral chronic major cerebral artery steno-occlusive disease: Comparison with positron emission tomography. Stroke 40: 3012-6, 2009

14) Nanba T, Nishimoto H, Yoshioka Y, et al: Apparent brain temperature imaging with multi-voxel proton magnetic resonance spectroscopy compared with cerebral blood flow and metabolism imaging on positron emission tomography in patients with unilateral chronic major cerebral artery steno-occlusive disease. Neuroradiology. 2017 (epub ahead print)

15) Kudo K, Liu T, Murakami T, et al: Oxygen extraction fraction measurement using quantitative susceptibility mapping: Comparison with positron emission tomography. J Cereb Blood Flow Metab 36: 1424-33, 2016

16) Uwano I, Kudo K, Sato R, et al: Noninvasive assessment of oxygen extraction fraction in chronic ischemia using quantitative susceptibility mapping at 7 Tesla. Stroke 48: 2136-41, 2017

1 総論

C 他のモダリティ(特に MRI)による脳腫瘍の評価

増本 智彦　*Tomohiko MASUMOTO*　筑波大学医学医療系画像診断・IVR 学

I．はじめに

　SPECT が機能画像であるのに対し，CT は解剖画像であり，MRI は解剖画像と機能画像の特徴を併せもつ．CT・MRI の両者は，脳腫瘍の画像診断において欠かせぬ存在である．CT は骨や石灰化の評価に優れているものの，MRI はその優れた組織コントラストやさまざまな撮像法が可能であることから，特に重要な役割をもつ．

　脳腫瘍は，グリオーマ（神経膠腫）や転移性脳腫瘍などの脳実質内腫瘍と，髄膜腫・神経鞘腫などの脳実質外腫瘍に大別される．SPECT による評価の対象となるのはおもに脳実質内腫瘍であるため，ここでは脳実質内腫瘍の MRI 診断について概説する．

II．MRI の撮像法と脳腫瘍の診断における意義

　脳の MRI では T1 強調像・T2 強調像・FLAIR 像・拡散強調像の撮像が通常行われ，脳腫瘍を対象とした場合は造影剤を投与した後の T1 強調像も必須である．腫瘍の進展範囲の正確な評価や脳実質内・実質外の鑑別のためには，多方向の撮像や薄いスライスの撮像も有用である．また，これらのほかに機能画像の特徴をもった撮像も幾つかある．以下，おもに脳実質内腫瘍の診断を念頭に置いて，それぞれの撮像法について解説する．

①造影前後の T1 強調像

　造影前の T1 強調像では腫瘍の評価は難しいことが多いが，亜急性期の腫瘍内出血を伴う場合は T1 強調像で高信号を示すのが特徴的である．造影後の増強効果を評価することは，脳腫瘍の診断において非常に重要である．脳実質内腫瘍の場合は，造影後の増強効果は脳血液関門の破綻を意味しており，必ずしも血流の多さを反映するものではない．悪性腫瘍では強く不均一な増強効果を示すことが多いが，良性腫瘍でも強く増強されることがあるため，総合的に判断する必要がある．

②T2 強調像・FLAIR 像

　T2 強調像はコントラスト良好であり，

腫瘍内の組織の性状や周囲の浮腫を判断するのに有用である．腫瘍の充実部の信号はさまざまだが，細胞密度がまばらで粘液基質が豊富な腫瘍は高信号を示し，細胞密度の高い腫瘍や線維化の強い腫瘍は低信号を示す傾向がある．腫瘍内の嚢胞や壊死は強い高信号を示す．腫瘍周囲の浮腫は，白質に広がる均一な高信号域として認められる．

FLAIR像も同じようなコントラストを示すが，脳脊髄液の信号が抑制されるため，皮質や脳室周囲への腫瘍の進展や浮腫の範囲を把握しやすい．

③拡散強調像

脳腫瘍における拡散強調像は，細胞密度を反映するとされる．一般的に，悪性度の高い腫瘍は充実部の細胞密度が高く，拡散が制限されるために高信号を示す傾向がある．この場合，見かけの拡散係数（apparent diffusion coefficient：ADC）は低値となる．悪性度の低い腫瘍は細胞密度が低いために拡散が速く，拡散強調像では低信号を示す．

④灌流画像（perfusion imaging）

脳腫瘍の血液量（cerebral blood volume：CBV）や血流量（cerebral blood flow：CBF）を推定することができる．Arterial spin labeling（ASL）という手法では，造影剤を使用せずにCBFを求めることができる．Dynamic susceptibility contrast（DSC）法という造影剤を用いる手法のほうがより一般的であり，CBV・CBFを算出可能である．いずれの手法も定量性は低いため，対側比が指標として用いられることが多い．グリオーマの悪性度の判定や，グリオーマと悪性リンパ腫の鑑別などにはCBVがよく用いられ，腫瘍の血管床を反映するとされる．

⑤ MR spectroscopy（MRS）

微量の代謝物質を観察可能な手法である．一般的に腫瘍では，細胞のturnoverを反映するコリンが上昇し，神経細胞のマーカーであるN-アセチルアスパラギン酸（N-acetyl-aspartate：NAA）やエネルギー代謝を反映するクレアチンが低下する．嫌気性代謝を反映する乳酸や壊死を反映する脂質の出現も認められる．グリオーマの悪性度の判定や，再発腫瘍と放射線壊死の鑑別などに応用されている．

Ⅲ．MRIによる脳腫瘍の鑑別診断

脳実質内腫瘍は，原発性腫瘍と転移性脳腫瘍に大別される．原発性腫瘍のなかで，成人において頻度が高く重要なのはグリオーマと悪性リンパ腫である．グリオーマ・悪性リンパ腫・転移性脳腫瘍では確定診断・治療の方針が異なるため[1]，脳実質内腫瘍のなかではこの3種類を画像診断で鑑別することが重要となる．

グリオーマは膠芽腫や毛様細胞性星細胞腫など非常に多くの腫瘍型を含んでおり，高悪性度のものから低悪性度のものまでさまざまである．2016年に改訂されたWHO脳腫瘍分類では，浸潤性に発育するびまん性グリオーマとそれ以外の限局性グリオーマに分類している[2]．これらの2群では悪性度・予後や画像的特徴が異なっており，これらを区別することが重要である．

①びまん性グリオーマ

代表的な腫瘍型は，星細胞系腫瘍のびまん性星細胞腫（WHO grade Ⅱ）と退形成性星細胞腫（grade Ⅲ），乏突起細胞系腫瘍の乏突起膠腫（grade Ⅱ）と退形成性乏突起膠腫（grade Ⅲ）である．膠芽腫（grade Ⅳ）は，びまん性星細胞腫や退形成性星細胞腫が悪性転化して生じることもあるが（二次性膠芽腫），ほとんどは*de novo*に発生する一次性膠芽腫である．

これらの腫瘍は共通して，T2強調像やFLAIR像でびまん性の高信号域を呈し，星細胞系腫瘍は白質優位，乏突起細胞系腫瘍は皮質優位の分布を示す．悪性度の低いgrade Ⅱのびまん性星細胞腫と乏突起膠腫では造影後の増強効果が乏しいのに対し（図1），より悪性度の高いgrade Ⅲの退形成性星細胞腫と退形成性乏突起膠腫では増強効果を認めることが多い．膠芽腫，特に一次性膠芽腫では，不均一な増強効果を示す不整形腫瘤の内部に増強されない壊死を伴うパターンが典型的である（図2）．

びまん性グリオーマに含まれる腫瘍型に限れば，造影後の増強効果が悪性度の指標となる．また，とりわけ悪性度が高い膠芽腫では，細胞密度が高いために拡散強調像では高信号となって低いADCを示し，豊富な血管床を有するために灌流画像では高いCBVを示す（図2）．

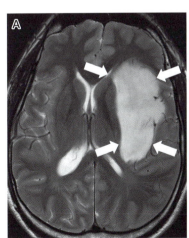 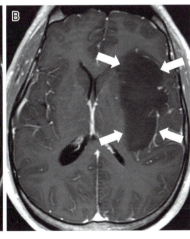

図1 びまん性星細胞腫
30歳代男性．気分不快で頭部MRI検査を受けて異常を指摘された．
A：T2強調像では，左島回の腫大とびまん性に広がる高信号域を認める（矢印）．
B：造影T1強調像では病変部は低信号であり，増強効果はまったく認められない（矢印）．

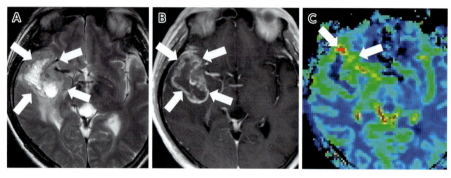

図2　膠芽腫
60歳代男性．脳ドックで偶然異常を指摘された．
A：T2強調像において，右側頭葉に不均一で境界不明瞭な高信号域を認める（矢印）．
B：造影T1強調像では増強効果を示す不整形の腫瘤が明らかとなり，内部には造影されない壊死を含む（矢印）．
C：灌流画像（CBV map）では病変の一部にCBVの上昇を認める．

②限局性グリオーマ

毛様細胞性星細胞腫（grade Ⅰ），上衣下巨細胞性星細胞腫（grade Ⅰ），多形黄色星細胞腫（grade Ⅱ）を含む．いずれも病理学的には周囲への浸潤を伴わず，画像的にも限局性の腫瘍を形成する．小児〜若年成人の発症が多く，全摘できれば予後は良好である．いずれの腫瘍も造影後のT1強調像では明瞭な増強効果を示すことが多いが，これは悪性を示唆する所見ではないため，注意が必要である．

このなかで頻度が高いのは毛様細胞性星細胞腫である．小児に好発し，大半は小脳に発生して，そのほかは視路（視神経・視交叉）や脳幹に生じる．神経線維腫症1型において合併しやすいことが知られている．画像では，囊胞成分と充実成分がさまざまな割合で混在する（図3）．造影後のT1強調像で充実成分が強く増強されるのが特徴であるが，細胞密度が低いために拡散強調像では低信号を示す．

③悪性リンパ腫

脳に発生する悪性リンパ腫は原発性の場合と続発性の場合があり，ここでは前者の中枢神経系原発悪性リンパ腫について述べる．AIDS（acquired immunodeficiency syndrome，後天性免疫不全症候群，エイズ）における合併が知られているが，わが国ではほとんどの例が免疫不全を合併せず，近年増加傾向にある[1]．

脳実質内に腫瘤を形成するが，囊胞変性・壊死・出血は少なく，内部が均一である点が特徴である．造影後のT1強調像では全体がおおむね均一に増強される（図4）．腫瘍が柔らかいためか，周囲の構造に合わせたような滑らかな輪郭を有することが多

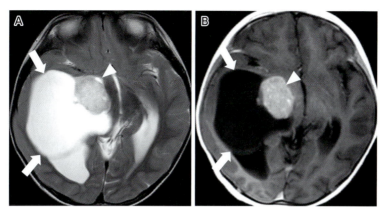

図3 毛様細胞性星細胞腫
2歳女児．3カ月の経過で徐々に進行する左麻痺で発症．
A：T2強調像で強い高信号を示す境界明瞭な嚢胞性腫瘤が右側頭葉に認められる（矢印）．その内側部に軽度高信号の充実部を認める（矢頭）．
B：造影後のT1強調像では嚢胞は増強されず（矢印），境界明瞭な充実部が強い増強効果を示す（矢頭）．

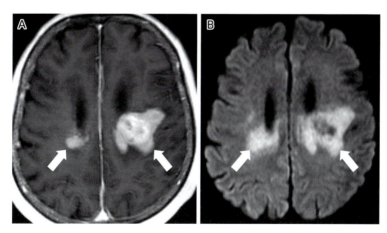

図4 悪性リンパ腫
60歳代女性．進行性の右上下肢麻痺と構音障害で発症．
A：造影T1強調像では，不整形だが比較的滑らかな輪郭をもつ腫瘤が両側放線冠に認められ，比較的均一な増強効果を示す（矢印）．
B：腫瘤は拡散強調像で強い高信号を示し（矢印），細胞密度の高さが示唆される．

い．周囲の浮腫は比較的少ない．細胞密度の高さを反映して，拡散強調像では高信号を示す（図4）．粗大な腫瘤を形成する場合は膠芽腫や転移性腫瘍が鑑別の対象となり，前述の画像的特徴が診断の手がかりとなる．

④転移性脳腫瘍

中枢神経以外に発生した腫瘍が，血行性に脳に転移したものである．原発巣の半数

は肺がんであり，消化器がん（胃・大腸），乳がん，腎がん，頭頸部がん，肝がんがこれに続く．転移性脳腫瘍の10％では発症時に原発巣が見つかっていないため，画像診断で転移性脳腫瘍を疑った場合は，全身検索が必要である．80％以上は大脳半球発生であり，皮髄境界に好発する．しばしば多発するが，1/3〜1/2は単発性である．

MRIでは腫瘍自体の信号は組織型によって異なる．周囲の浮腫はさまざまであり，ほとんどない場合も非常に広範な場合もある．造影後のT1強調像では，腫瘍全体が増強効果を示す場合もあれば，内部の壊死によってリング状増強効果を示す場合もあるが，境界明瞭な球形の腫瘤として認められる点が膠芽腫や悪性リンパ腫との鑑別点である（図5）．

IV. 悪性グリオーマの治療後変化と再発腫瘍の区別

悪性グリオーマ，特に膠芽腫では，手術による可及的摘出の後に放射線療法・化学療法を行うのが標準的な治療である．治療中の過程においてMRI所見の増悪を見た場合，必ずしも腫瘍の再発とは限らず，後述する治療後変化の場合があり，これらの鑑別が問題となる．

①放射線壊死（radiation necrosis）

放射線壊死は，放射線照射終了から3カ月〜2年以内に多く生じる（放射線単独では1〜24％の頻度）．発生メカニズムとしては，①血管内皮障害，②グリア・白質の損傷，③線溶系酵素への影響，④免疫系機序などが推定されている．通常はステロイドが治療に用いられる．

MRIでは経時的に増大する造影増強効果，血管原性浮腫，占拠性効果が認められ

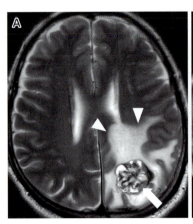 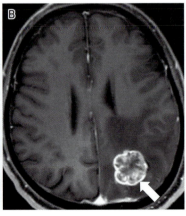

図5　転移性脳腫瘍
40歳代男性．頭痛で発症．腹部超音波検査で腎がんが発見された．
A：T2強調像で低信号と高信号が不均一に混在する腫瘤を，左頭頂葉に認める（矢印）．腫瘤周囲に均一な高信号の浮腫を伴う（矢頭）．
B：造影T1強調像では境界明瞭な球形腫瘤が明らかとなり，内部は不均一な増強効果を示す（矢印）．

る．増強効果は，血管内皮障害によって血液脳関門が破綻するためと考えられている．原則として照射野内に生じ，原発腫瘍が存在した部位に近接していることが多いため，再発腫瘍との鑑別が問題となる．

MRIにおける放射線壊死の造影パターンとして，病変辺縁の"spreading wavefront"（増強効果が境界不明瞭に広がる，図6），病変内部の"Swiss cheese"あるいは"soap bubble"（増強効果を示す病変内に増強されない壊死が多発する）といった所見が報告されているが[3,4]，これらの所見は膠芽腫の再発でもしばしば見られるため，鑑別は難しい．

このため，拡散強調像，灌流画像，MRSによる鑑別の試みが多く報告されている．拡散強調像におけるADCは，細胞密度の高い再発腫瘍のほうが放射線壊死よりも低値を示す[5]．灌流画像では，血管床の豊富な再発腫瘍はCBV高値となり，放射線壊死はCBV低値となる（図6）[6]．MRSでは，コリンの増加は再発腫瘍を示唆し，脂質・乳酸の上昇とそのほかの代謝物質の減少は放射線壊死を示唆する．

② **Pseudoprogression（偽増悪）**

放射線療法にテモゾロミドを含む化学療法を併用した場合，放射線壊死に類似した造影増強効果・浮腫の増大がより早期に生じることがある．腫瘍の増悪のように見えるが実際にはそうでないため，pseudoprogressionとよばれる．標準治療を受けた悪性神経膠腫の9～50％に発生し[7,8]，放射線療法終了から2～3カ月以内に生じることが多い．治療効果を反映した所見とも考えられており，腫瘍の再発とは逆の現象だが，通常のMRIでは両者の鑑別が困難で

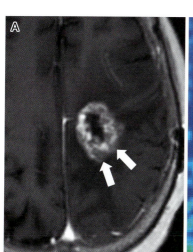 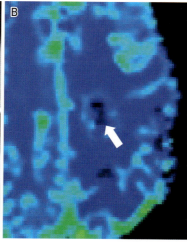

図6 放射線壊死
60歳代女性．膠芽腫に対して，手術と放射線化学療法後．初発から7カ月後のMRIで病変の増大を認めた．
A：造影T1強調像では，リング状増強効果を示す不整形腫瘤を左前頭頭頂葉に認める．病変の外側後方では，増強効果がやや境界不明瞭に広がる（矢印）．
B：灌流画像（CBV map）では病変部のCBVは低い（矢印）．その後の手術で放射線壊死と診断された．

ある．灌流画像を用いた鑑別の試みが多く報告されており，腫瘍再発のほうがpseudoprogressionよりも高いCBVを示すという結果が多い[9].

V．おわりに

脳腫瘍の診断においてMRIは中心的な役割を果たしており，造影T1強調像やT2強調像で得られる解剖学的情報のほかに，拡散・灌流・代謝物質といった機能的情報を得ることも可能である．しかし，悪性グリオーマの治療後変化と再発腫瘍の鑑別など，MRIだけでは判断が難しい状況もある．そのような場合はMRIとSPECTの情報を相補的に利用する必要がある．

■ まとめ

① 脳実質内腫瘍の術前MRI診断では，グリオーマ・悪性リンパ腫・転移性脳腫瘍を鑑別することが重要である．

② 悪性グリオーマの治療後には，治療後変化と再発腫瘍を鑑別することが重要である．

③ T1強調像・T2強調像などの解剖学的画像に加え，拡散強調像・灌流画像などの機能的画像も有用である．

引用・参考文献

引用・参考文献

1) 日本脳腫瘍学会編．日本脳神経外科学会監修．脳腫瘍診療ガイドライン2016年版．金原出版，東京，2016，140p

2) Louis DN, Ohgaki H, Wiestler OD (eds)：WHO Classification of Tumours of the Central Nervous System. International Agency for Research on Cancer, Lyon, 2016

3) Kumar AJ, Leeds NE, Fuller GN, et al: Malignant gliomas: MR imaging spectrum of radiation therapy- and chemotherapy-induced necrosis of the brain after treatment. Radiology 217: 377-84, 2000

4) Rogers LR, Gutierrez J, Scarpace L, et al: Morphologic magnetic resonance imaging features of therapy- induced cerebral necrosis. J Neurooncol 101: 25-32, 2011

5) Hein PA, Eskey CJ, Dunn JF, et al: Diffusion-weighted imaging in the follow-up of treated high-grade gliomas：tumor recurrence versus radiation injury. AJNR Am J Neuroradiol 25: 20-9, 2004

6) Sugahara T, Korogi Y, Tomiguchi S, et al: Posttherapeutic intraaxial brain tumor：the value of perfusion-sensitive contrast-enhanced MR imaging for differentiating tumor recurrence from nonneoplastic contrast-enhancing tissue. AJNR Am J Neuroradiol 21: 901-9, 2000

7) Brandsma D, Stalpers L, Taal W, et al: Clinical features, mechanisms, and management of pseudoprogression in malignant gliomas. Lancet Oncol 9: 453-61, 2008

8) Taal W, Brandsma D, de Bruin HG, et al: Incidence of early pseudo-progression in a cohort of malignant glioma patients treated with chemoirradiation with temozolomide. Cancer 113: 405-10, 2008

9) Larsen VA, Simonsen HJ, Law I, et al: Evaluation of dynamic contrast-enhanced T1-weighted perfusion MRI in the differentiation of tumor recurrence from radiation necrosis. Neuroradiology 55: 361-9, 2013

2章 ● 疾患別：SPECT の特徴と使い方

Ⓐ 脳血管障害

Ⓑ 認知症

Ⓒ 神経変性疾患

Ⓓ 脳腫瘍

Ⓔ てんかん

Ⓕ 頭部外傷

Ⓖ 髄液循環障害

Ⓗ 精神疾患

2 疾患別：SPECTの特徴と使い方

脳血管障害

① 脳虚血総論

鶴田 和太郎 *Wataro TSURUTA* 虎の門病院脳神経血管内治療科

I. 脳虚血とは

昔から「頭を使うと腹が減る」と言うように，脳の活動には多くのブドウ糖と酸素を必要とする．脳血流は心拍出量の15～20%を占めることが知られている．脳組織は虚血に対し脆弱な組織であり，脳灌流圧の低下によって脳細胞が虚血に陥ると短時間で細胞死（梗塞）に至ってしまう．急性期脳梗塞の治療は，時間との勝負であり，「時は脳なり，Time is brain」というフレーズが脳梗塞予防の啓発活動では頻繁に用いられる．脳虚血の原因として，動脈狭窄よる血行力学的虚血やartery to artery embolism，心房細動や弁膜症による心原性塞栓，深部静脈血栓症による奇異性塞栓，もやもや病，動静脈シャント疾患などがあり，さまざまな疾患で起こり得る病態である．Artery to arteryを含めた脳塞栓症では急性脳虚血状態となるが，動脈狭窄やもやもや病では慢性血行力学的虚血が多い．

II. 急性脳虚血の循環評価

急性脳虚血状態となると，虚血が著しい部位では脳細胞は不可逆的障害を受け，梗塞（神経細胞死）に陥る．この梗塞部分は核（コア）とよばれ，その周りには，電気的活動は停止して脳波は平坦化するが可逆的障害にとどまっている，ペナンブラとよばれる部位が存在する．ペナンブラ領域の脳血流は15～22 mL/100 g/min 以下とされ，10～12 mL/100 g/min を下回ってくると梗塞に陥る[1]．急性脳虚血の循環代謝においては，血管拡張による代償に先行して代謝性の代償が起こることが知られる[2]．後述する慢性血行力学的虚血においては，血管拡張による代償（Stage I）が限界となると代謝性の代償（Stage II）が始まる．

脳細胞の可逆性は，残存脳血流と虚血時間によって規定される[3]．急性期脳梗塞治療においては，t-PA静注療法や血栓回収療法により，このペナンブラをいかに早く救うかということが命題となる（図1）．急

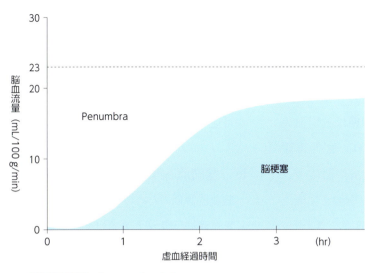

図1 残存脳血流量と therapeutic window
残存脳血流量が 23 mL/100 gm/min 未満のときに可逆性障害であるペナンブラとなる．そして時間とともに神経細胞死（脳梗塞）へ移行していく．
（文献3をもとに改変）

性期脳梗塞の部位診断には MRI, CT が用いられるが，ペナンブラの評価には脳灌流画像が必要である．脳灌流画像のモダリティとして SPECT, PET, perfusion MRI, perfusion CT, Xenon CT がある．急性脳梗塞の検査では，時間の制約が大きいため，利便性に富む perfusion CT/MRI が用いられることが多い．また，非造影で行われる MRI ASL（arterial spin labeling）では CBF（cerebral blood flow，脳血流量）のみであるが評価可能であり，注目されている．血管撮影装置に付帯した簡易的灌流画像の開発も進んでいる．急性期虚血の臨床においては，いかに短時間で灌流情報まで得られるかが重要である．

III. 慢性期血行力学的脳虚血の評価法

慢性期の血行力学的脳虚血においては，単に脳血流値を計測するだけでなく，酸素代謝も含めた脳循環代謝の評価を行うことで，慢性虚血の重症度を知ることができ，また将来の脳虚血リスクの評価にもつながる．

脳循環代謝量のパラメータとして，脳血流量（CBF），脳血液量（cerebral blood volume：CBV），脳酸素摂取率（cerebral oxygen extraction fraction：OEF），および脳酸素代謝量（cerebral metabolic rate oxygen：$CMRO_2$）がある．

慢性期血行力学的脳虚血では，脳灌流圧が低下すると，脳動脈は拡張して CBV を増加させることにより，CBF を一定に保

とうとする（循環予備能）．さらに灌流圧が低下すると血管拡張による予備能は限界となり，CBF が低下し始めるが，OEF が上昇することにより $CMRO_2$ は一定に保たれる（代謝予備能）．この状態は貧困血流（misery perfusion）とよばれ，血行再建術による灌流圧の回復で救済が期待できる．さらに代謝予備能の限界を越えて灌流圧が低下すると $CMRO_2$ の低下をきたし，細胞壊死に陥っていくことになる．脳梗塞後に閉塞血管の再開通が起こると，$CMRO_2$ の低下に反して CBF が高い状態が観察されることが多く，ぜいたく灌流（luxury perfusion）とよばれる．

脳虚血における脳循環代謝の重症度評価の指標として，Powers のステージ分類が知られており，おもに慢性期血行再建術の適応決定に用いられている．Powers 分類においては，CBF，CBV，OEF，$CMRO_2$ のパラメータの値により3つのステージに分類している (図2)[2]．

慢性期血行力学的虚血の評価では，PET，SPECT，perfusion MRI，perfusion CT，Xenon-CT が用いられる．各パラメータのうち，CBF と CBV は各種灌流画像モダリティで評価が可能である．利便性は perfusion CT/MRI で高い．OEF および $CMRO_2$ については，PET でのみ計測が可能である．定量性に優れるのは PET であり，SPECT，Xenon-CT も比較的優れる．SPECT では定量化が可能であることに加え，アセタゾラミド負荷試験を行うことにより，Powers Stage II の検出が可能である．

IV. 脳血流 SPECT で用いるトレーサー

脳血流評価のための SPECT で用いられるトレーサー（ラジオアイソトープ）として，[123]I-IMP（iodoamphetamine），[99m]Tc-HMPAO（hexamethylpropyleneamine oxime），[99m]Tc-ECD（ethyl cysteinate dimer）の3種類がある．これらトレーサーは脳血流分布によって脳組織に摂取され（extraction），その後一定時間脳内に保持される（retention）．各種トレーサーによって脳内への摂取と保持の機構は異なっており，得られる脳血流分布画像に差異がある．おのおののトレーサーの特徴を理解する必要がある (表1)．

^{123}I-IMP は初回循環で脳への摂取率が高く，脳血流と集積率との直線性も高い．局所脳血流変化の評価に優れており，アセタゾラミド負荷試験での循環予備能評価に適している．最も用いられる頻度が高いトレーサーである．

^{99m}Tc-HMPAO は初回循環摂取率に関しては ^{123}I-IMP に劣るが，脳での集積定常化までが速く，短時間での評価が可能である

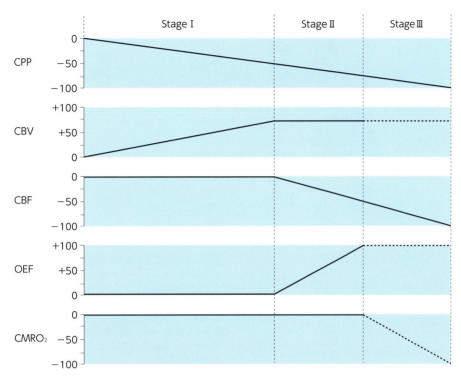

図2 血行力学的脳虚血に対する代償能と Powers Stage 分類

CPP：cerebral perfusion pressure, CBV：cerebral blood volume, CBF：cerebral blood flow, OEF：oxygen extraction fraction, $CMRO_2$：cerebral metabolic rate oxygen
Stage Ⅰ：CBV の上昇による代償（循環予備能）．CBF は維持される．
Stage Ⅱ：OEF の上昇による代償（代謝予備能）．CBF は低下するが，$CMRO_2$ の低下は見られず，脳代謝は維持される．
Stage Ⅲ：$CMRO_2$ は低下し細胞壊死に陥る．

（文献4をもとに改変）

表1 各種トレーサーの特徴

トレーサー	^{123}I-IMP	^{99m}Tc-ECD	^{99m}Tc-HMPAO
初回循環摂取率	高	中	中
血流と集積率の直線性	高	中	低
逆拡散率	低	中	高
定量法	ARG 法 Microsphere 法 Patlak plot 法	Patlak plot 法	Patlak plot 法 Microsphere 法
緊急検査	不可	可	可

という特徴をもち，バルーン閉塞試験での虚血耐性評価に適している．逆拡散が大きいため，特に血流量が高い領域で直線性が失われやすいことに留意が必要である．

^{99m}Tc-ECD は ^{99m}Tc-HMPAO と類似した体内動態を示す．[99m]Tc-HMPAO と比較し

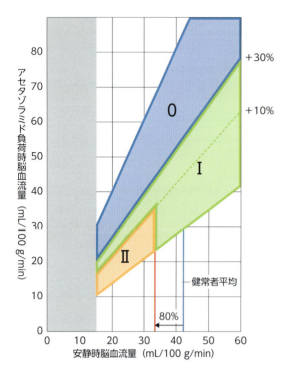

図3 SPECTによる脳血流重症度分類
安静時とアセタゾラミド負荷時脳血流定量測定値から重症度を評価する.
Stage 0：脳循環予備能＞30%
Stage Ⅰ：脳循環予備能 10〜30%または脳循環予備能≦10%かつ安静時脳血流量＞正常値の80%
Stage Ⅱ：脳循環予備能≦10%かつ安静時脳血流量≦正常値の80%

て，初回循環摂取率はやや低いが，逆拡散が少ない．また，^{99m}Tc-ECDは脳組織viabilityも反映されるため，急性期脳梗塞の組織viability評価にも有用である[5]．

脳循環予備能評価に用いられるアセタゾラミドについては，過去に急性心不全や肺水腫などの重篤副作用により死亡となった症例の報告があり，その使用には十分適応を検討する必要がある．現在の保険適用は，脳梗塞やもやもや病などの閉塞性脳血管障害における脳循環予備能の検査（SPECTまたは非放射性キセノン脳血流動態検査）となっている．アセタゾラミド適正使用指針では，①検査適応の慎重な検討，②ハイリスク症例の除外，③十分な説明と文書による同意取得，④検査室での監視，⑤異状の早期発見と迅速かつ十分な治療の実施の5項目が勧告されている．

Ⅴ．SPECTでの脳虚血重症度評価

慢性脳虚血性疾患の臨床では，SPECTによる脳虚血の重症度評価が一般的に行われている．ダイアモックス®（アセタゾラミド）負荷を用いた脳循環予備能の定量評価を行うことで，PETに近似したPowers Stage分類が可能である．

図3は，^{123}I-IMP-ARG法での血行力学的脳虚血の重症度分類である[6-8]．本分類は

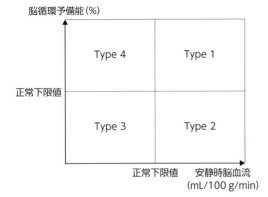

図4 黒田の分類
Type 1：安静時脳血流正常，脳循環予備能正常
Type 2：安静時脳血流正常，脳循環予備能低下
Type 3：安静時脳血流低下，脳循環予備能低下
Type 4：安静時脳血流低下，脳循環予備能正常

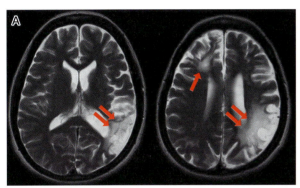
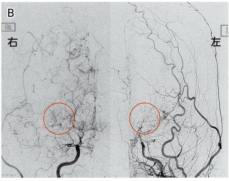

図5 もやもや病―脳梗塞発症例
A：MRI T2WI. 左側頭―頭頂葉（2本矢印）と右前頭葉（矢印）に陳旧性の梗塞像を認める.
B：脳血管撮影（両側総頸動脈造影正面像）．両側内頸動脈終末部での閉塞ともやもや血管の増生を認める（○）．

血行力学的脳虚血に対する EC-IC bypass の有効性を検証した JET study で用いられ，広く浸透している[9]．

また，黒田分類[10]（図4）では，健常者の安静時脳血流と脳循環予備能の正常下限値を決定して，脳虚血状態を 4 type に分類している．黒田 Type 1, 2, 3 が，Powers Stage 0, Ⅰ, Ⅱに相当する．黒田 Type 4 は神経細胞障害をきたしており，酸素代謝が低下している状態とされる[11]．

Ⅵ. 病例提示

①症例：37歳女性

脳梗塞で発症したもやもや病の症例である．頭部 MRI T2WI では左側頭―頭頂葉と右前頭葉に陳旧性梗塞があり（図5A），血管撮影では両側内頸動脈終末部での閉塞ともやもや血管の増生がみられた（図5B）．^{123}I-IMP SPECT では，左半球において梗塞以外の前頭側頭葉が広範な Stage Ⅱ（橙色）として認められた．右半球についても

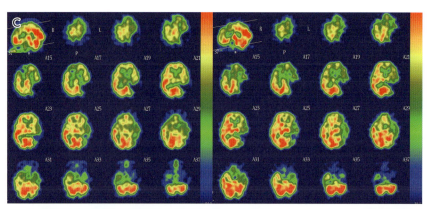

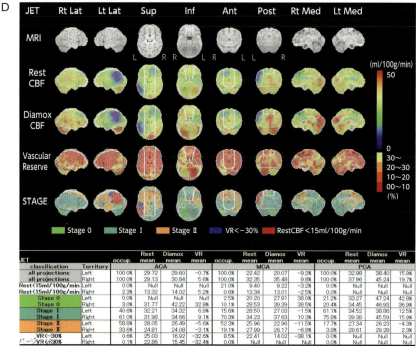

図5 もやもや病—脳梗塞発症例（続き）
C：¹²³I-IMP SPECT（左：安静時，右：アセタゾラミド負荷時）．
D：アセタゾラミド負荷によるPowers Stage評価．上段3D画像は，1列目から順にMRI，安静時CBF，アセタゾラミド負荷時CBF，脳循環予備能，Powers Stageが示されている．下段は主幹動脈領域ごとの計測値である．Powers Stageでは，Stage 0黄緑，Stage I緑，Stage II橙色で示されている．左半球で梗塞部以外の前頭側頭葉が広範なStage II（橙色）として認められる．右半球についても梗塞の周囲にStage II（橙色）を認め，その他はほぼStage I（緑色）で占められている．

梗塞の周囲にStage IIが認められ，そのほかはほぼStage I（緑色）で占められた（図5C, D）．本症例では血流障害が広範である左側の直接＋間接バイパス術を先行し，

後に右側も同様の術式で治療が行われた.

■ まとめ

① 脳組織は虚血に対し脆弱な組織であり，脳細胞が虚血に陥ると短時間で細胞死（梗塞）に至る.

② 脳細胞の可逆性は，残存脳血流と虚血時間によって規定される.

③ 急性期虚血の臨床においては，短時間で灌流評価を行い，可逆的障害にとどまっているペナンブラを固定することが重要である.

④ 慢性期の血行力学的脳虚血では，酸素代謝も含めた脳循環代謝の評価を行い，重症度や将来の脳虚血リスクを知ることができる.

引用・参考文献

1) Hakim AM: Ischemic penumbra: the therapeutic window. Neurology 51: S44-6, 1998

2) Nakagawara J: Reconsideration of Hemodynamic Cerebral Ischemia Using Recent PET/SPECT Studies. Acta Neurochir Suppl 123: 99-108, 2016

3) Jones TH, Morawetz RB, Crowell RM, et al: Thresholds of focal cerebral ischemia in awake monkeys. J Neurosurg 54: 773-82, 1981

4) Powers WJ, Raichle ME: Positron emission tomography and its application to the study of cerebrovascular disease in man. Stroke 16: 361-76, 1985

5) 中川原譲二，瓢子敏夫，片岡丈人, 他：血栓溶解療法における画像診断（SPECT/PET，CT/MRI）の役割. 脳と神経 52: 873-82, 2000

6) 中川原譲二：脳血行再建術における血行力学的脳虚血の定量的重症度評価. 脳卒中の外科 30: 7-14, 2002

7) 中川原譲二：SPECT（各種脳血流トレーサーおよび ^{123}I-Iomazenil SPECT を用いた測定法の特徴と最近の画像解析法）. 脳循環代謝 16: 139-51, 2004

8) Powers WJ, Grubb RL Jr, Raichle ME: Physiological responses to focal cerebral ischemia in humans. Ann Neurol 16: 546-52, 1984

9) JET Study Group: Japanese EC-IC Bypass Trial（JET study）：中間解析結果（第二報）. 脳卒中の外科 30: 434-7, 2002

10) Kuroda S, Kamiyama H, Abe H, et al: Acetazolamide test in detecting reduced cerebral perfusion reserve and predicting long-term prognosis in patients with internal carotid artery occlusion. Neurosurgery 32: 912-8, discussion 918-9, 1993

11) Kuroda S, Shiga T, Ishikawa T, et al: Reduced blood flow and preserved vasoreactivity characterize oxygen hypometabolism due to incomplete infarction in occlusive carotid artery diseases. J Nucl Med 45: 943-9, 2004

2 疾患別：SPECTの特徴と使い方

脳血管障害

② CEA 術前後評価

小松 洋治　Yoji KOMATSU　筑波大学附属病院日立社会連携教育研究センター

I. 臨床現場でみる頸部頸動脈狭窄

①無症候性

頸部頸動脈狭窄は脳梗塞の原因の一つで，自然経過での同側脳梗塞発症率は狭窄率50%未満で年1%未満，50〜80%で0.8〜2.4%，80%超で1〜5%とされる[1]．コホート研究によると，内科治療での同側脳梗塞発症率は，年1.68%である[2]．危険因子としては，高血圧症，脂質異常症，糖尿病，喫煙習慣などが指摘されている．頸動脈超音波検査にて内膜中膜複合体（intima-media thickness：IMT）が1.0 mmを超えることは，プラーク内のlipid coreの不可逆的蓄積を示すもので，全身の動脈硬化の指標とされる．

頸部頸動脈狭窄は全身疾患である動脈硬化症の一病巣で，対側頸動脈，頭蓋内脳動脈，あるいは冠動脈，腎動脈，末梢動脈などの狭窄を合併することがある．特に，冠動脈病変の合併は，相互に治療のリスクとなる．

頸動脈狭窄は無症候性に進行することが多く，他疾患の精査としてのMRAや頸動脈超音波検査，あるいは脳ドックなどの健診で診断されることがある．病歴は無症候性であっても，MRI FLAIR画像で頸動脈狭窄からの動脈原性塞栓症の痕跡がみられることもある．また，臨床経過は一過性脳虚血発作（transient ischemic attack：TIA）であっても，MRI拡散強調画像で虚血病巣がみられることも少なくない．

②発症様式と臨床像

無症候性病変では内科的治療が基本となる[2]．アンジオテンシンⅡ受容体拮抗薬（ARB），HMG-CoA還元酵素阻害薬（スタチン）とともに，禁煙などの生活習慣管理を強化することが有効である．内科治療成績の向上は著しく，同側脳虚血性脳卒中の発生は1995年のACASでは年3.5%であったが[3]，2010年のACSTでは年1.4%

である[4]．無症候性頸部頸動脈狭窄を対象として，内科治療と頸動脈内膜剥離手術（carotid endarterectomy：CEA）を比較したランダム化比較試験では，NASCET法で60％以上の狭窄ではCEAの優位性が証明されたが，その後の内科治療の進歩に鑑みると，無症候性例での外科的あるいは血管内治療介入は，ハイリスク症例に限定される[2]．

症候化に際して，TIAが先行する場合もあるが，脳梗塞として突然発症することも少なくない．急性期MRIは，頸動脈病変からの比較的小さな塞栓子が複数みられるものから，広範囲の梗塞となるものまである．また，TIAを頻回に繰り返したり，進行性に症状が悪化することもあって，発症様式とその臨床像は多様である．

急性期治療では，抗血小板療法とともにスタチンによりプラークを安定化することが勧められる．症候性頸動脈狭窄では，内科治療での同側脳梗塞発症率は，NASCET研究によると5年で22.2％[5]，その後の研究においても年4〜12％と高率であることから，再発予防にCEAや頸動脈ステント留置術（carotid artery stenting：CAS）が推奨される[6]．

急性期にCEAやCASを行うことの意義は確立していないが，NASCETのサブ解析では発症14日以内のCEAが転帰改善に有効であった[7]．

頸動脈狭窄によって半球血流が慢性的に低下すると，認知機能低下や脳萎縮の原因となることが報告されている[8]．認知機能障害の原因検索としても頸動脈の評価は必要である．

Ⅱ．鑑別／診断とSPECT
①脳血流量の評価

頸動脈狭窄の診断は，頸動脈超音波検査やMRAでスクリーニングされる．頸動脈狭窄の適正治療を検討したランダム化比較試験において，重症度は狭窄率で評価された[3, 5]．NASCET法で70％以上を高度狭窄とすることが一般的である．しかし，臨床的にはプラーク性状とともに脳血流評価は，治療方針を検討するうえで必須である．

プラーク性状の評価には，頸動脈超音波検査やMRIでのプラークイメージングが有用である．側副血流の評価は，形態的にはMRAや3D-CTAでも可能であるが，DSA（digital subtraction angiography，デジタル減算造影）では動態評価，さらにはballoon occlusion test（BOT，バルーン閉塞試験）などの詳細な評価を行うことができる．

脳血流量の評価方法にはXe-CT，SPECT，PETがあり，近年，MRI perfusion weighted imaging（PWI，灌流強調画像）

の研究も進んでいる[9].

脳循環予備能を含めての脳循環病態評価にはPETが最も優れていて，Powers Stage分類に基づいて治療方針を検討することは理想的である[10]．しかし，機器の普及および費用のことから，SPECTで評価することが多い．安静時脳血流とacetazolamide負荷時の血流から4型に分ける黒田分類が広く用いられている[11]．すなわち，Type 1は安静時血流および血管反応性とも正常，Type 2は安静時血流が正常であるが血管反応性が低下，Type 3は安静時血流と血管反応性のいずれも低下，Type 4は安静時血流が低下しているものの血管反応性は保たれているとするものである．頚動脈狭窄において，Type 3あるいはType 2は，hemodynamicに治療必要度が高いとともに，術後過灌流など合併症リスクも高い病態である．

Acetazolamide負荷については，少数ではあるが重篤な合併症がみられることから「アセタゾラミド（ダイアモックス®注射用）適正使用指針」にてバイパス手術の適応診断，血行再建術後の過灌流症候群の発生予測などに有用な検査であるが，ルーチンに行うべきではないと提言されている[12]．これに代わる検査が検討されていて，小脳血流でのcrossed cerebellar diaschisis（CCD）が大きいと大脳半球循環予備能が低下しているとする報告がみられる[13]．

② SPECTのトレーサー

脳血流SPECTのトレーサーは，拡散型トレーサーである[133]Xe，蓄積型である[123]I-IMP，[99m]Tc-HMPAO，[99m]Tc-ECDが代表的である（表1）．[133]Xeは肺から吸収されて血流によって脳組織に運ばれて，血流によって脳組織から排出されるので，その過程を連続測定することで定量的測定が可能である．

蓄積型トレーサーは血流から脳組織に摂

表1　蓄積型脳血流トレーサーの特性とCEA術後検査での注意点

トレーサー	^{123}I-IMP	^{99m}Tc-HMPAO	^{99m}Tc-ECD
剤形	標識済み注射液	標識キット	標識キット，注射液
脳血流との相関	高い	高血流域で低下	高血流域で低下
定量法	Microsphere法 ARG法	Patlak plot法	Patlak plot法 Microsphere法
CEA術前安静時評価	直線的相関に優れる	BOTに適する	梗塞巣の血流過小評価に注意
ACZ負荷評価	直線的相関に優れる	過小評価に注意	過小評価に注意
過灌流評価	適する	適さない	過小評価に注意
緊急検査対応	困難	可能	可能

ACZ：acetazolamide，BOT：balloon occlusion test，CEA：carotid endarterectomy.

取されて，長時間保持される．^{123}I-IMP は初回循環で 90% が脳組織に取り込まれ，局所脳血流に比例して分布することから，実際の脳血流と核種取り込みの間の直線的相関が高く，アセタゾラミド負荷による血流変化を最もよく反映する．しかし，標識済み注射液製剤であるため，緊急検査では使用しにくい．

^{99m}Tc-HMPAO は，初回循環での脳組織への取り込みは ^{123}I-IMP より低いが，1～2 分で定常状態となるため BOT に適する．逆拡散が大きいので高血流域で脳血流との相関が劣化する．

^{99m}Tc-ECD は脳組織に取り込まれて，局所で代謝されることでとどまる．したがって，脳梗塞巣が存在すると血流が再開していても反映されないことがある．高血流域の直線的相関が低下することにも注意が必要である．^{99m}Tc 製剤は，標識キットであるので緊急検査に対応しやすいことが利点である．

Ⅲ．手術と SPECT
①術中の合併症

CEA の目的は，脳梗塞を予防することである．頚部頚動脈狭窄病変が脳梗塞を生じる機序には，動脈原性塞栓源となる場合と半球血流の低下による場合があり，CEA はいずれにも有効性の確立された治療手技である．術後合併症は，脳虚血合併症，下位脳神経障害，創部出血など創部にかかわるもの，過灌流症候群がある．脳血流 SPECT は，手術適応および術後合併症リスク評価に必須な検査である．術直後評価は過灌流の早期検知に有用である．

虚血合併症は，術中の脳血流遮断によるものと，剥離操作に伴うものがある．

術前の安静時脳血流が低下している場合は，頚動脈遮断に対する虚血耐性が低いことが予測される．選択的に内シャントを使用する場合には，内頚動脈遠位血圧，近赤外線モニター，SEP（somatosensory evoked potential，体性感覚誘発電位）等の術中循環状態を反映するモニターを活用すべきである．黒田分類 Type 1 では hemodynamic な合併症は少ないが，安静時脳血流や血管反応性が低下した病態である Type 3 および 2 では虚血合併症のリスクが高くなる[14]．

術中あるいは術早期の塞栓性合併症は，内頚動脈を周囲組織から剥離する操作，プラーク剥離面の不整，プラーク断端処理が不十分であることに起因する．液状プラークや石灰化などの不安定プラーク，プラーク長が長い症例では注意が必要である．また，安静時血流が少ない症例では，術中塞栓性合併症は多い傾向がみられる[15]．拡散強調画像で高信号スポットの出現は 3～

5%程度と報告されているが，症候性梗塞は 0.5%以下である．CAS では術後 DWI 高信号スポットが 12〜29%にみられる[16, 17]．高信号スポットは無症候性に経過することが多いが，長期観察では脳梗塞再発のリスク因子となること[18]，術後に認知機能改善が得られないことの有意因子であるとの報告もあるので，注意が必要である[19]．

対側頸動脈狭窄や閉塞を合併した症例では，術中の脳血流遮断の影響が強くなることに注意が必要である．

②過灌流評価

術後の過灌流現象は約 10%にみられ，症候化すると重篤な転帰となり得るので，術前にその危険性を評価して対策を講じることとともに，術後早期に脳循環を評価することは重要である．安静時血流の低下，血管反応性の低下，高度狭窄，対側内頸動脈閉塞が過灌流現象発生の危険因子である[20]．術中モニターでは，経頭蓋超音波ドプラ法（transcranial Doppler ultrasonography：TCD）で中大脳動脈血流速度が術前の 1.5 倍以上の上昇が危険因子とされている．術直後に脳血流 SPECT を評価することは，過灌流状態の早期診断に有用で，この結果に基づいて厳格な血圧管理，鎮静の強化，あるいは数日間麻酔を継続することが，重症化を抑制できる．過灌流評価は，脳血流が高い状態をより正確に評価することが目的であるので，使用する核種は ^{123}I-IMP が推奨される．術直後にアセタゾラミド負荷を行うことの適否については慎重な判断が必要であり，対側半球との比較で相対的な過灌流の有無を確認するのであれば負荷検査は必須ではない．

まれな合併症ではあるが，手術後早期の血管閉塞がある．プラーク断端の処置の不十分，血管解離，剥離血管面での血栓形成促進などが原因となり得る．この検出にも，術直後の脳血流 SPECT は有用である．

Ⅳ. 症例提示

①症例 1：症候性右内頸動脈狭窄

70 歳代男性．右大脳半球に動脈性塞栓症を生じて，右内頸動脈の石灰化を伴う高度狭窄が診断された（図 1A，B）．血圧管理，スタチン，抗血小板療法を施行した．術前脳血流 SPECT（[123]I-IMP 定性評価）では，安静時脳血流は右半球で低下していた（図 1C）．脳梗塞発症 14 日目に CEA を施行．手術直後の脳血流 SPECT（[123]I-IMP 定性評価）にて左右差は解消され，過灌流あるいは低灌流所見はみられなかった（図 1D）．

②症例 2：術後過灌流現象

60 歳代男性．右大脳半球に動脈性塞栓症を生じた（図 2A）．腎機能障害，ヨードアレルギーがあり，術前の内頸動脈形態評価は MRA（図 2B），超音波（図 2C）で施行して

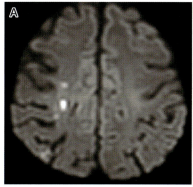
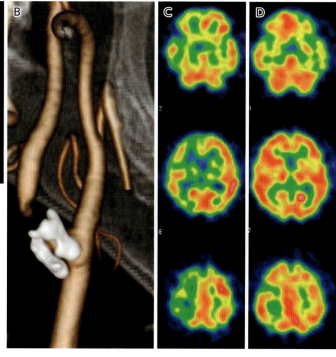

図1 症例1
A：MRI 拡散強調画像
B：3D-CTA
C：術前 ^{123}I-IMP SPECT
D：術直後 ^{123}I-IMP SPECT

高度狭窄が診断された．術前脳血流SPECT（^{99m}Tc-ECD 定量評価）では，安静時半球血流は 45.1 mL/100 g/min で左右差はなかったが，血管反応性は右半球で低下していて，黒田分類 Type 2 であった（図2D）．発症 20 日目に CEA を施行．手術直後の SPECT（^{123}I-IMP）で過灌流現象がみられた（図2E）．収縮期血圧を 120 mmHg 以下となるように管理して，無症候性に経過した．術後 1 カ月の脳血流 SPECT（^{99m}Tc-ECD 定量評価）では，半球血流は 43.7 mL/100 g/min で左右差なく血管反応性は正常化した（図2F）．

③症例3：手術後早期の内頚動脈閉塞

80 歳代男性．左内頚動脈偽性閉塞（図3A）．動脈性塞栓で発症した．術前脳血流評価（^{99m}Tc-ECD）では安静時血流の左右差はごく軽度であった（図3B）．CEA 術中所見では，血管内赤色血栓を伴う粥腫であった．術中 DSA（図3C）で再開通を確認したが，術直後脳血流 SPECT（^{123}I-IMP）で左半球の血流低下がみられた（図3D）．無症候性で直後に施行した DWI（duffusion-weighted digital subtraction angiography，拡散強調画像）に所見なく，緊急に再開創したところプラーク遠位に解離がみられ，同部位の処置を追加して，良好な転帰が得られた．

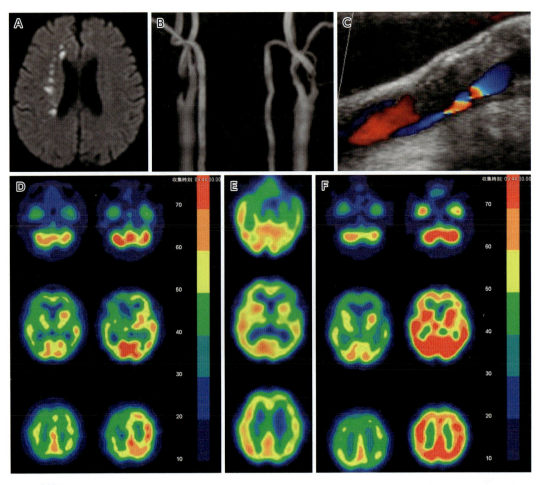

図2 症例2
A：MRI 拡散強調画像，B：MRA，C：超音波，D：術前 ^{99m}Tc-ECD SPECT アセタゾラミド負荷前（左），後（右），
E：術直後 ^{123}I-IMP SPECT，F：術後1カ月 ^{99m}Tc-ECD SPECT アセタゾラミド負荷前後．

V. おわりに

頚部頚動脈狭窄症の治療方針を検討するうえで，ランダム化比較試験で指標とされた症候化の有無，狭窄率とともに，プラーク性状，脳血流は重要な指標である．

脳血流 SPECT での安静時脳血流や血管反応性の低下は，症候化リスクが高いことを示すもので，CEA を考慮する要因となる．この脳血流状態においては，周術期の虚血性合併症と術後過灌流リスクが高まることにも注意が必要である．手術後早期に脳血流 SPECT 検査を行うことは，過灌流現象を早期に診断するうえで有用である．また，術後早期の再狭窄や閉塞を症候化前に診断することも可能である．

脳血流 SPECT では，核種の特性を理解

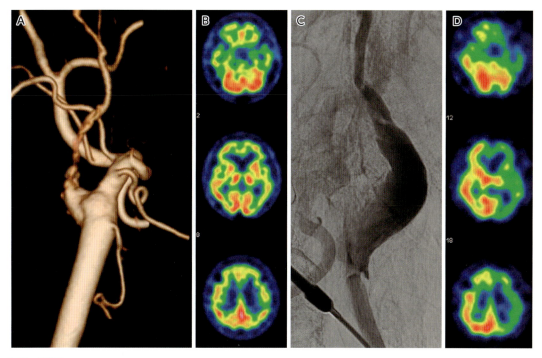

図3 症例3
A：3D-CTA，B：術前 ^{99m}Tc-ECD SPECT，C：術中 DSA，D：術直後 ^{123}I-IMP SPECT．

することが，結果の正しい評価と検査計画に必要である．^{123}I-IMP が脳血流との直線的相関性が高いが，緊急検査では使用しづらい．

アセタゾラミド負荷は，血管反応性評価に有用であるが，少ないながら重篤な合併症があるので，「アセタゾラミド（ダイアモックス®注射用）適正使用指針」に基づいた検査計画が推奨される．

> **まとめ**
>
> ① 脳血流 SPECT は CEA 適応診断および手術リスク評価に必須の検査である．安静時脳血流や血管反応性の低下は，症候化や手術後灌流あるいは虚血性合併症の危険因子である．
> ② CEA 手術直後に脳血流 SPECT を行うことは，過灌流や術直後再狭窄，閉鎖，虚血性合併症の早期診断に有用である．
> ③ 脳血流 SPECT を正しく評価するためには，核種の特性を理解することが重要である．

引用・参考文献

1) Rijbroek A, Wisselink W, Vriens EM, et al: Asymptomatic carotid artery stenosis: past, present and future. how to improve patient selection? Eur Neurol 56: 139-54, 2006

2) Abbott AL: Medical (nonsurgical) intervention alone is now best for prevention of stroke associated with asymptomatic severe carotid stenosis : results of a systematic review and analysis. Stroke 40: e573-83, 2009

3) Executive Committee for the Asymptomatic Carotid Atherosclerosis Study : Endarterectomy for asymptomatic carotid artery stenosis. JAMA 273: 1421-8, 1995

4) Halliday A, Harrison M, Hayter E, et al: 10-year stroke prevention after successful carotid endarterectomy for asymptomatic stenosis (ACST-1) : a multicentre randomised trial. Lancet 376 : 1074-84, 2010

5) North American Symptomatic Carotid Endarterectomy Trial Collaborators: Beneficial effect of carotid endarterectomy in symptomatic patients with high-grade carotid stenosis. N Engl J Med 325: 445-53, 1991

6) Brott TG, Halperin JL, Abbara S, et al: 2011ASA/ACCF/ AHA/AANN/AANS/ACR/ASNR/CNS/SAIP/SCAI/SIR/ SNIS/SVM/SVS guideline on the management of patients with extracranial carotid and vertebral artery disease : executive summary. Stroke 42: e420 63, 2011

7) Rothwell PM, Eliasziw M, Gutnikov SA, et al: Endarterectomy for symptomatic carotid stenosis in relation to clinical subgroups and timing of surgery. Lancet 363: 915-24, 2004

8) Buratti L, Balucani C, Viticchi G, et al : Cognitive deterioration in bilateral asymptomatic severe carotid stenosis. Stroke 45: 2072-7, 2014

9) Apruzzese A, Silvestrini M, Floris R, et al : Cerebral hemodynamics in asymptomatic patients with internal carotid artery occlusion: a dynamic susceptibility contrast MR and transcranial Doppler study. AJNR Am J Neuroradiol 22: 1062-7, 2001

10) Powers WJ, Raichle ME: Positron emission tomography and its application to the study of cerebrovascular disease in man. Stroke 16: 361-76, 1985

11) 黒田 敏, 瀧川修吾, 上山博康, 他：慢性期脳虚血症例における脳血流不全の診断：133Xe SPECT および Diamox test による脳血管拡張能の測定.No Shinkei Geka 18: 167-73, 1990

12) 日本脳卒中学会, 日本脳神経外科学会, 日本神経学会, 日本核医学会：アセタゾラミド（ダイアモックス注射用）適正使用指針 2015 年 4 月

13) 小笠原邦昭：脳主幹動脈に対する血行再建術における脳循環測定：「アセタゾラミド（ダイアモックス注射用）適正使用指針」を受けて. 脳外誌 25: 834-43, 2016

14) 久門良明, 渡邊英昭, 田川雅彦, 他：頸動脈狭窄症に対する血行再建術前の脳血流および脳血管反応性の評価の意義. 脳循環代謝 27: 225-33, 2016

15) Aso K, Ogasawara K, Sasaki M, et al: Preoperative cerebrovascular reactivity to acetazolamide measured by brain perfusion SPECT predicts development of cerebral ischemic lesions caused by microemboli during carotid endarterectomy. Eur J Nucl Med Mol Imaging 36: 294-301, 2009

16) Jaeger HJ, Mathias KD, Hauth E, et al: Cerebral ischemia detected with diffusion-weighted MR imaging after stent implantation in the carotid artery. AJNR Am J Neuroradiol 23: 200-7, 2002

17) Ghorab K, Macian F, Adoukounou T, et al: Carotid angioplasty stenting revisited:clinical and radiological (MRI) outcome. Cerebrovasc Dis 25 : 21-5, 2008

18) Gensicke H, Worp HB, Nederkoorn PJ, et al: Ischemic brain lesion after carotid artery stenting increase future cerebrovascular risk. J Am Coll Cardiol 65: 521-9, 2015

19) Huang KL, Ho MY, Chang CH, et al: Impact of silent ischemic lesions on cognition following carotid artery stenting. Eur Neurol 66: 351-8, 2011

20) Ogasawara K, Yukawa H, Kobayashi M. et al : Prediction and monitoring of cerebral hyperperfusion after carotid endarterectomy by using single-photon emission computerized tomography scanning. J Neurosurg 99: 504-10, 2003

2 疾患別：SPECTの特徴と使い方

脳血管障害

③ CAS，PTA 術前後評価

滝川 知司 *Tomoji TAKIGAWA* 獨協医科大学埼玉医療センター脳神経外科

I．頚動脈狭窄症に対するCAS，頭蓋内動脈狭窄症に対するPTA

近年，食生活やライフスタイルの欧米化にともない，頚動脈狭窄や頭蓋内動脈狭窄が原因で脳梗塞を引き起こすケースが増加している．これらの動脈狭窄症は，粥腫破綻や血栓形成による急性閉塞，壁在血栓から末梢動脈への塞栓（artery to artery embolism），脳への灌流低下などにより，脳梗塞を起こし得る疾患であり，アテローム硬化を基盤とした全身血管病の一部として捉えられている．特に狭窄率50％以上の無症候性頚動脈狭窄は，65歳の一般人口において，男性で7％，女性で5％に認められるとされる[1]．

頚動脈狭窄症の治療方法は大きく，①内科的治療，②外科的治療：頚動脈内膜剥離術（carotid endarterectomy：CEA），③血管内治療：頚動脈ステント留置術（carotid artery stenting：CAS）の3つに分けられる．多くのランダム化比較試験（randomized controlled trial：RCT）の結果を受け，脳卒中治療ガイドライン2015では，症候性中等度・高度狭窄において，CEA 標準危険群ではCEAが，CEA 高危険群ではCASが推奨され，無症候性症例では狭窄率60％以上でCEAが，狭窄率80％以上のCEA 高危険群ではCASの施行が妥当とされた[2]．

頭蓋内動脈狭窄の基本的な治療方法は，内科的治療（血圧と脂質の厳格なコントロール，生活習慣の是正）である．この厳格な内科的治療に抵抗性であり，症候性虚血症状を呈する症例に対して，血管内治療（percutaneous transluminal angioplasty：PTA）が選択される[3]．

CASの標準的な治療手順を記す（図1）．
①抗血小板薬2剤（アスピリン，クロピドグレル，シロスタゾールのうち2剤）を術前より内服．
②穿刺部（おもに鼠径部）の局所麻酔．
③ガイディングカテーテルあるいはウルト

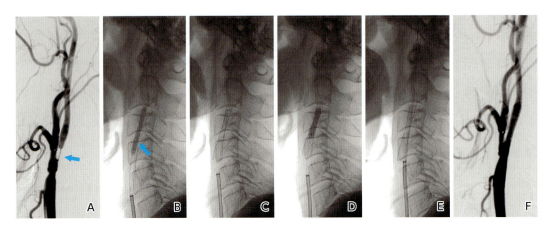

図1 CASの実際
A：頸動脈分岐部に高度狭窄を認める（矢印）． B：バルーン型遠位塞栓防止デバイスを用い（矢印），前拡張施行．
C：ステント留置． D：後拡張． E, F：CAS後撮影．良好な血管拡張を得ることができた．

ラロングシースの患側総頸動脈へ誘導．
④全身へパリン化によって活性化凝固時間（activated clotting time：ACT）を250～300秒以上に維持．
⑤遠位塞栓防止デバイス（バルーン型，フィルター型）を病変遠位まで誘導，もしくはバルーンガイディングカテーテルから外頸動脈にバルーン型遠位塞栓防止デバイスを留置．
⑥血管造影で確認した血管径に合わせPTAバルーンで前拡張．
⑦血管造影を行いながら，病変部をカバーする適正位置にステントを留置．
⑧必要に応じて後拡張．
⑨バルーン型遠位塞栓防止デバイスの場合，デバイス留置部位からステント留置部位までの血液を吸引し，デブリスを回収．
⑩キャプチャーシースによるフィルター回収，バルーン型遠位塞栓防止デバイスの回収．
⑪術後確認造影にて血管拡張と，頭蓋内血管に異常のないことを確認した後，シース抜去，の手順となる．

II．診断とSPECT

頸動脈狭窄症および頭蓋内動脈狭窄症の診断，CASやPTAを施行するための検査として，頭頸部MRI，頸動脈エコー，心機能検査，造影CTによる大動脈や冠動脈評価，そして最終的には血管造影検査が必須となる．

CASやPTA後に起こる合併症に過灌流症候群がある．これはCASやPTA後に脳組織の需要をはるかに超えた血流の急激な増加により，頭痛，眼痛，けいれんに加

え，神経脱落症状をきたすことと定義されている．脳主幹動脈に高度な狭窄がある場合，同側の大脳半球の灌流が低下し，これに対応して脳血管の自動調節能により脳血管は拡張する．一方，CASやPTAによって突然脳血流が再開されると，同側大脳半球の低灌流圧から正常圧となる．脳血管の自動調節能が正常であれば，ただちに血管は収縮するはずであるが，慢性的に脳血管が拡張状態にあるとただちに反応することができず，結果として脳血流の増加をきたす．この脳血管の自動調節能の一時的な機能障害が，CASやPTA後に起こる過灌流症候群の原因と考えられる．発生頻度は0.2～18.9％と報告されている[4]．

過灌流により，脳浮腫や脳出血が起きることがあり，特に脳出血が起きると死亡率が高いとされている[5,6]．術後の過灌流症候群を予測することは，CASやPTAの術後管理にとって重要であり，SPECTが重要となる[7,8]．

CAS，PTA後の過灌流の術前予測因子として，Kakuらは75歳以上の高齢者，[123]I-IMP SPECTにおいて術前のCBF（cerebral blood flow，脳血流量）が健側の75％以下，CVR（cerebrovascular reactivity，脳血管反応性）が20％以下と報告している[9]．Uchidaらはこの予測因子と，症候性内頸動脈および中大脳動脈・

狭窄症に対する外科的血行再建術の有効性を検証する共同研究であるJapanese EC-IC bypass trial（JETstudy）の示す外科的血行再建術の適応基準（CBFが正常値の80％未満かつCVRが10％未満）に基づき，過灌流症候群が予測される症例にはstaged angioplasty/stenting（小径のバルーンにより血管形成を行い，1～2カ月後にCASを施行）することで，過灌流を予防できたと報告している[10]．

また，[123]I-IMP SPECTにおいてCVRが12％以上であれば過灌流症候群は発生せず，12％未満であれば，22％で過灌流が認められるという報告[11]や，[99m]Tc-ECD SPECTから黒田分類を画像化し，Type 2 + Type 3の占有率が高い症例はCAS後過灌流症候群の発生のリスクが高いという報告もある[12]．また，Ohtaらはアセタゾラミドを用いず，安静時SPECTにおけるasymmetry index（非対称性指数）と血管造影検査におけるleptomeningeal anastomosis（軟膜吻合）の存在が過灌流症候群の予測因子であったと報告している[13]．

一方で，CVR測定のためにはアセタゾラミドの静注が必要であるが，その合併症の多さから2015年に日本脳卒中学会ほか4学会合同アセタゾラミド適正使用指針作成委員会により「アセタゾラミド適正使用指針」が報告された[14]．そのなかの検査

実施指針において，「CVR の測定は閉塞性脳血管障害などにおける血行再建術（バイパス術）の適応判定，あるいは過灌流症候群（頭蓋内出血やてんかん発作など）などの血行再建術後の重篤有害事象の発生予測のために必要と考えられる」と述べられているが，すべての頚動脈狭窄や頭蓋内動脈狭窄症例に漫然とアセタゾラミドを用いて CVR を計測すべきではなく，症例を厳選する，他の方法を模索するべきであると考えられる[15]。

診断時のポイント

- CAS，PTA 後に過灌流症候群の予測に SPECT は重要である．
- CBF が正常値の 80% 未満かつ CVR が 10% 未満．
- CBF が健側の 75% 以下，CVR が 20% 以下．
- アセタゾラミドの使用は厳選すべきである．

Ⅲ．CAS，PTA 後の SPECT

術後の過灌流症候群の検知のために，当施設では術当日に SPECT を行っている．特に CAS では，CEA と異なり術後数時間以内に過灌流症候群が起こることが知られており[8]，術当日の検査が望ましい．

過灌流症候群による症状（頭痛，眼痛，けいれん，意識障害，局所神経症状など）を認めれば，ニカルジピンなどの持続静注による十分な降圧のほか，抗けいれん薬の投与，鎮痛薬の投与，プロポフォールやチオペンタールなどによる鎮静や，全身麻酔による管理が必要になる．

SPECT 所見による過灌流の定義は一定の見解が得られていないが，術前値の 2 倍以上を過灌流の定義として基準にしている施設が多い．Transcranial Doppler（経頭蓋ドプラ）や局所酸素飽和度モニターを併用して，術後の過灌流の評価を行うことが望ましい．

診断時のポイント

- 過灌流症候群を認めたら，即降圧，鎮静，必要に応じて全身麻酔管理．
- SPECT では術前の 2 倍以上の CBF で過灌流と判断されることが多い．

Ⅳ．症例提示

① 症例 1：81 歳男性

徐々に進行する高次脳機能障害，左上下肢不全麻痺にて受診．MRI 上は明らかな頭蓋内異常所見を認めない．脳血管造影上，右内頚動脈の高度狭窄（NASCET 92%），頭蓋内血流の遅延と，SPECT（安静時）では健側と比較して 23% の CBF 低下を認めた（図 2）．

症候性高度頚動脈狭窄病変に対して CAS を施行．頭蓋内血管の描出の改善を認めた．術直後からニカルジピンを用いて収縮期血圧を 110 mmHg 以下に維持した．術直後，特に問題なく経過したが，術後 3 時間後，頭痛，嘔吐を認め，意識レベルが Japan Coma Scale（JCS）で Ⅲ-200 に悪

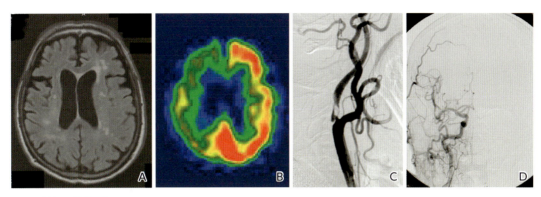

図2 症例1：術前画像
A：頭部MRI（FLAIR強調画像）では明らかな虚血性病変を認めない．
B：SPECT（安静時）では健側と比較して23％のCBF低下．
C：右内頸動脈の高度狭窄（NASCET 92％）を認めた．
D：脳血管造影上，頭蓋内血流の遅延を認めた．

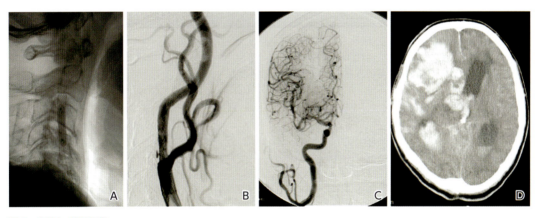

図3 症例1：術後画像
A，B：CAS施行．良好な頸動脈の血管拡張を得た．
C：頭蓋内血管の描出の改善を認めた．
D：術後3時間後，頭部CTでは右大脳半球の広範な脳出血を認めた．

化した．CTにて右大脳半球の広範な脳出血を認めた（図3）．

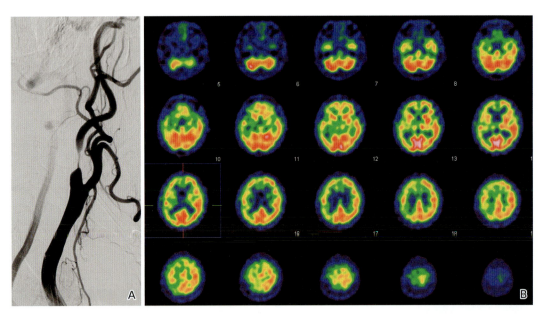

図4 症例2：術前画像
A：血管造影検査にて右内頚動脈に高度狭窄を認める．
B：安静時SPECTにて右大脳半球の広範なCBF低下を認める．

②症例2：72歳男性

6カ月前からの徐々に進行する歩行障害と認知機能低下を主訴に精査．右内頚動脈の高度狭窄（NASCET 95％）と右大脳半球の広範なCBF低下（健側と比較して27％の低下）を認めた（図4）．

術後過灌流のリスクが高いと判断し，staged angioplasty/stentingを選択する方針とした．2.5 mm径のバルーンにてまず拡張し，その1カ月後にCASを施行した．臨床上もSPECTでも過灌流は回避できた（図5）．

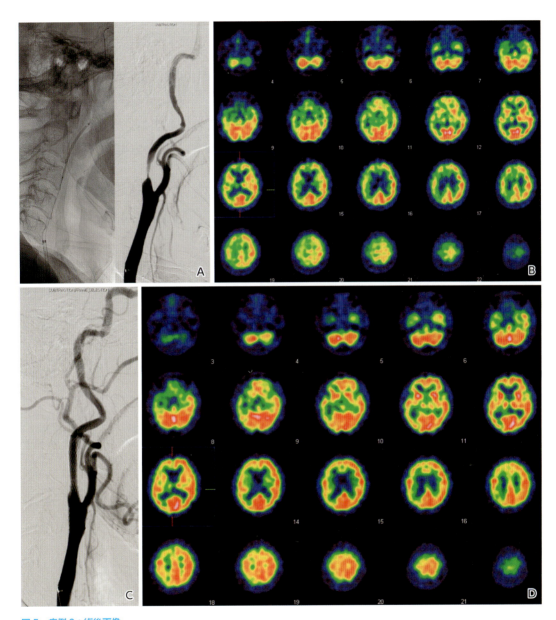

図5 症例2：術後画像
A：2.5mmのバルーンにて血管拡張を施行.
B：術後SPECTにてわずかなCBFの増加を認めた.
C：PTAから1カ月後にCASを施行.
D：過灌流を呈することなく，右大脳半球のCBF増加を認めた.

まとめ

① 頚動脈狭窄症および頭蓋内動脈狭窄症に対する，CAS および PTA の術後の過灌流症候群の予測に SPECT は重要である．

② CBF が正常値の 80％未満かつ CVR が 10％未満，もしくは CBF が健側の 75％以下，CVR が 20％以下の場合，術後過灌流が予測され，対策が必要となる．

引用・参考文献

1) O'Leary DH, Polak JF, Kronmal RA, et al : Distribution and correlates of sonographically detected carotid artery disease in the Cardiovascular Health Study. The CHS Collaborative Research Group. Stroke 23 : 1752-60, 1992

2) 日本脳卒中学会脳卒中ガイドライン委員会, 小川彰ほか編：脳卒中ガイドライン 2015, 2015

3) 日本脳卒中学会，日本脳神経外科学会，日本脳神経血管内治療学会：頭蓋内動脈ステント（動脈硬化症用）適正使用指針 2013 年 9 月

4) van Mook WN, Rennenberg RJ, Schurink GW, et al: Cerebral hyperperfusionsyndrome. Lancet Neurol 4: 877-88, 2005

5) Iwata T, Mori T, Tajiri H, et al: Predictors of hyperperfusion syndrome before and immediately after carotid artery stenting in single-photon emission computed tomography and transcranial color-coded real-time sonography studies. Neurosurgery 68: 649-55, 2011

6) Kuroda S: Utility and validity of SPECT and PET in the perioperative managements of patients with cervical internal carotid artery stenosis. Brain Nerve 63: 933-44, 2011

7) Ogasawara K, Yukawa H, Kobayashi M, et al: Prediction and monitoring of cerebral hyperperfusion after carotid endarterectomy by using single-photon emission computerized tomography scanning. J Neurosurg 99: 504-10, 2003

8) Ogasawara K, Sakai N, Kuroiwa T, et al: Intracranial hemorrhage associated with cerebral hyperperfusion syndrome following carotid endarterectomy and carotid artery stenting: retrospective review of 4494 patients. J Neurosurg 107: 1130-6, 2007

9) Kaku Y, Yoshimura S, Kokuzawa J: Factors predictive of cerebral hyperperfusion after carotid angioplasty and stent placement. AJNR Am J Neuroradiol 25: 1403-8, 2004

10) Uchida K, Yoshimura S, Shirakawa M, et al: Experience of Staged Angioplasty to Avoid Hyperperfusion Syndrome for Carotid Artery Stenosis. Neurol Med Chir (Tokyo) 55: 824-9, 2015

11) Hosoda K, Kawaguchi T, Shibata Y, et al: Cerebral vasoreactivity and internal carotid artery flow help to identify patients at risk for hyperperfusion after carotid endarterectomy. Stroke 32: 1567-73, 2001

12) Kaneda S, Takemura N, Yoshimura R: Prediction of hyperperfusion after carotid artery stenting based on preoperative estimation of the cerebral blood flow (according to the Kuroda grading system) by single photon emission computed tomography. Nihon Hoshasen Gijutsu Gakkai Zasshi 71: 208-15, 2015

13) Ohta T, Nakahara I, Matsumoto S, et al: Prediction of Cerebral Hyperperfusion After Carotid Artery Stenting by Cerebral Angiography and Single-Photon Emission Computed Tomography Without Acetazolamide Challenge. Neurosurgery 81: 512-9, 2017

14) 日本脳卒中学会，日本脳神経外科学会，日本神経学会，日本核医学会：アセタゾラミド（ダイアモックス注射用）適正使用指針 2015 年 4 月

15) 小笠原邦昭：脳主幹動脈に対する血行再建術における脳循環測定：「アセタゾラミド（ダイアモックス注射用）適正使用指針」を受けて．脳外誌 25: 834-43, 2016

2 疾患別：SPECTの特徴と使い方

A 脳血管障害

④ バイパス術前後評価

伊藤 嘉朗 *Yoshiro ITO* 筑波大学附属病院脳神経外科／国立循環器病研究センター脳神経外科
髙橋 淳 *Jun TAKAHASHI* 国立循環器病研究センター脳神経外科

I．脳循環動態の基本

脳循環動態の評価方法としては ^{15}O を用いた PET が gold standard とされており，脳循環代謝パラメーターに基づいて，血行力学的脳虚血の重症度が分類されている（Powers 分類，2章A①，図2参照）．脳灌流圧（cerebral perfusion pressure：CPP）は平均動脈圧－頭蓋内圧として表されるが，血圧低下などで CPP が低下すると CBF（cerebral blood flow，脳血流量）を維持するために脳血管抵抗は低下（血管拡張）し，CPP が上昇すれば脳血管抵抗は上昇（血管収縮）する．これを脳血流の自動調節能（autoregulation）という．脳主幹動脈狭窄症等においても CPP 低下に対して脳血管拡張が生じるが，これは PET で CBV（cerebral blood volume，脳血液量）上昇としてとらえられ，その結果 CBF が維持される（Powers Stage Ⅰ）．

さらに CPP が低下すると，最大限の脳血管床拡張によっても正常範囲に維持できずに CBF が低下してくる．このような状態では血管床内の血流速度は遅延し，酸素摂取率（oxygen extraction fraction：OEF）が上昇する（Powers Stage Ⅱ）．血液中の酸素が高率に取り込まれることで脳組織の酸素代謝（cerebral metabolic rate of oxygen：$CMRO_2$）が維持されるが，さらに CPP が低下すれば組織障害（脳梗塞）が発生する．脳循環動態を評価するには，この Powers の分類のどの部分に相当するのかを意識することが基本である．

現在，日常診療で脳血流 PET を安定的に運用できる施設はきわめて限られるが，わが国では SPECT が広く普及している．SPECT を用いた脳血流定量法により，安静時脳血流量と血管拡張剤であるアセタゾラミド負荷時の脳血流量算出が可能となり，その増加率である脳循環予備能（脳血管反応性，cerebrovascular reactivity：

CVR）を算出して血行力学的脳虚血の重症度を評価できるようになった[1]．

CBF が正常であるが，CVR が低下しているものは代償性に脳血管床の拡張が生じていると考えられ，Powers Stage Ⅰに相当する．CVR が高度に低下し，さらに CBF が低下した状態は，代償機構が限界となって CBF が維持できなくなった状態と推測され，Powers Stage Ⅱに相当する．後述の JET study 以降，SPECT での重症度は一般に次のように定義されている．Stage 0 は，安静時 CBF に関係なく CVR が 30％以上保たれている．Stage Ⅰは CVR が 10〜30％または CVR10％以下でも，安静時 CBF が 80％以上保たれている．Stage Ⅱは，CVR が 10％以下かつ安静時 CBF が 80％以下としている（2章A①，図3参照）．SPECT はあくまでも Powers の血行力学的脳虚血重症度を脳血流値のみで擬似的に行ったものであるが，SPECT の脳血流評価を PET と比較した研究では，血行力学的脳虚血の重症度分類は高い相関性が得られている[2,3]．

脳血流 SPECT で使用されるトレーサーは ^{133}Xe，^{123}I-IMP，^{99m}Tc-HMPAO，^{99m}Tc-ECD がある．^{133}Xe は画像の分解能が劣り，現在では汎用されなくなっている．それ以外のトレーサーのなかでは ^{123}I-IMP が実際の血流量と定量値の直線性が良いとされて

おり，脳主幹動脈閉塞症におけるバイパス術の適応決定に頻用される．

Ⅱ. 治療時のポイント（脳主幹動脈閉塞症のエビデンス）

脳主幹動脈閉塞症に対するバイパス術は 1967 年 Yasargil らによって行われ[4]，わが国では 1970 年菊池らにより紹介された[5]．広く普及することとなったが，1985 年の EC-IC bypass study によって，内頸動脈系の症候性脳主幹動脈閉塞症に対するバイパス術は脳梗塞再発の予防効果に寄与しないと否定された[6]．その研究では脳血流検査が行われておらず，バイパス術の適応外の症例にまで手術がなされていたなどの問題点が示唆された．

その後，血行力学的脳虚血の重症度が評価できるようになり，脳主幹動脈閉塞症のうち Powers Stage Ⅱに相当する貧困灌流症例は脳梗塞再発の高危険群であることが証明された[7]．わが国では貧困灌流が想定される症例に対して Japanese EC-IC bypass trial（JET study）が開始され，Stage Ⅱ虚血に対するバイパス術の脳梗塞再発予防効果が示された[8,9]．JET study では，おもに SPECT を用いた重症度分類に基づいて登録症例が選択されている．一方，米国では PET（半定量法）による Powers Stage Ⅱ の症例に対するバイパス

術の有用性についてcarotid occlusion surgery study（COSS）が行われたが，バイパス術の脳梗塞再発予防効果は証明されなかった[10]．その原因としては，高い周術期合併症や周術期管理の問題点などが挙げられている[11, 12]．そうした背景からAHA（American Heart Association，アメリカ心臓協会）とわが国のガイドラインでは，脳主幹動脈閉塞症に対するバイパス術の適応に関するニュアンスが若干異なっている[13, 14]．

内頚動脈系症候性脳主幹動脈閉塞症に対するバイパス術の適応は，脳卒中治療ガイドライン内ではJET studyに基づいて，最終発作から3週間以上経過したPETもしくはSPECTを用いた脳循環測定において，中大脳動脈領域の安静時脳血流が正常値の80%未満かつ脳血管反応性が10%未満の脳循環予備力が障害された症例（JET criteria Stage II）に対してEC-ICバイパス術が勧められている[14]．JET criteria Stage IIに満たない軽症脳虚血症例においては，JET-2 studyで内科治療でも脳梗塞再発率が低いことが報告されている[15]．脳梗塞亜急性期の内頚動脈系閉塞性血管病変に対しては，EC-ICバイパス術のエビデンスは確立されておらず，わが国，AHAのガイドラインともに内科治療抵抗性の症例に対してEC-ICバイパス術を行うこと

は考慮されている[13, 14]．臨床現場では，JET criteriaが非常に厳格であること，および内科治療の進歩によって慢性期のバイパス術の症例は減少しており，むしろ内科治療抵抗性の症例に対する急性期バイパス術が有用かどうかの検証が今後必要となってくるであろう．

Ⅲ．脳主幹動脈閉塞症とSPECT
①評価方法

脳血流SPECTの評価方法を図1に示す．

1）脳実質病変および血管病変の評価

MRIやCTで，脳梗塞や脳萎縮など脳血流低下をきたし得る病変がないかを確認する．さらに脳主幹動脈の狭窄または閉塞病変を確認する．

2）定性画像の評価

続いて安静時とアセタゾラミド負荷時のCBFの定性画像を評価して，定性的に血行力学的障害の程度を推定する．

3）定量画像の評価

定量値の評価は病変部位のみではなく，非病変部位と小脳の定量値が妥当であるかを確認して，血行力学的障害の程度を診断する．

②アセタゾラミド負荷

アセタゾラミドはきわめて低頻度ながら肺水腫などの重大な副作用が報告され，2015年に適性使用指針が出された．また

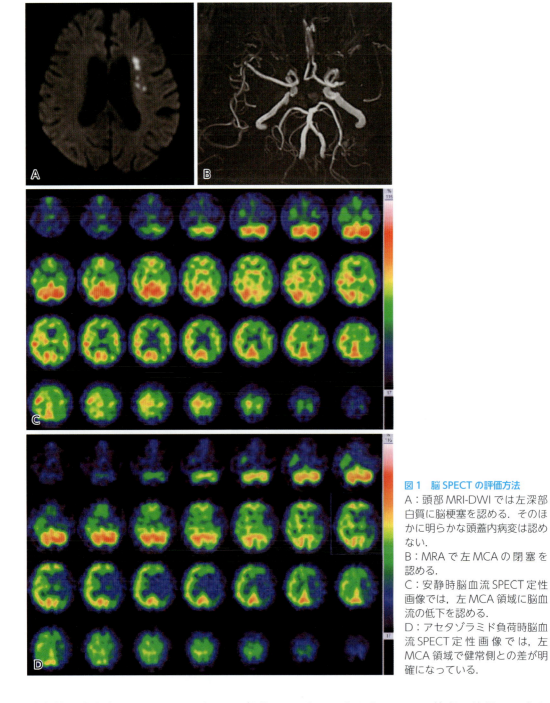

図1 脳SPECTの評価方法
A：頭部MRI-DWIでは左深部白質に脳梗塞を認める．そのほかに明らかな頭蓋内病変は認めない．
B：MRAで左MCAの閉塞を認める．
C：安静時脳血流SPECT定性画像では，左MCA領域に脳血流の低下を認める．
D：アセタゾラミド負荷時脳血流SPECT定性画像では，左MCA領域で健常側との差が明確になっている．

重度貧困灌流症例ではアセタゾラミド負荷による盗血現象によって脳虚血症状が出現することがあるので，筆者の施設では少なくとも初回SPECT検査においては安静時

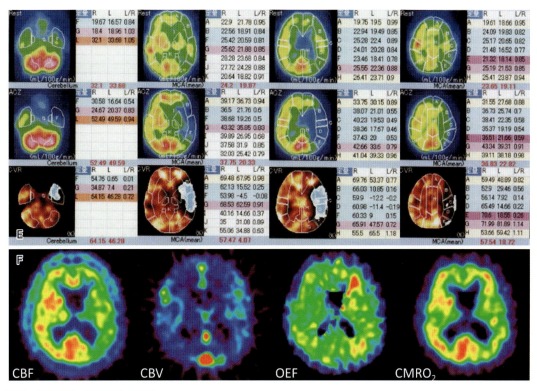

図1 脳SPECTの評価方法（続き）

E：定量画像は上段から安静時，アセタゾラミド負荷時，血管反応性が記載されている．安静時脳血流は小脳では左右差は見られていないが施設基準値と比較するとやや低下している．左MCA領域は80～90%程度の血流低下を認める．アセタゾラミド負荷時は小脳では安静時と比べて上昇している．左MCA領域は健側と比べて低下が顕著になっている．健側の脳循環予備能は60%程度の増加であるが，左MCA領域は−10から10%程度と著明に低下している．以上よりJET criteriaではStage II相当と評価される．

F：本症例のPET画像では左MCA領域はCBF低下，CBV上昇，OEF上昇，$CMRO_2$低下を認めており，Powers Stage II相当と評価される．

検査と負荷検査の同時施行（1日法）は避け，必ず安静時SPECTの結果を評価してからアセタゾラミド負荷の可否を検討している．

③ SPECTによる判定の注意点

脳血流SPECTを用いた血行力学的脳虚血重症度分類の判定において，注意を要する点がある．

1）脳梗塞亜急性期

脳梗塞急性期は側副血行路の発達が不十分で，その完成にある一定の時間を要するため，発症亜急性期のSPECT画像はその後の慢性期虚血範囲を過大に評価してしまうことがある[16]．そのため，慢性期評価としては，発症から3週間以上経過した脳循環測定を判断基準としている．

2) 遠隔効果（remote effect, diaschisis）

陳旧性脳梗塞を認める場合には，梗塞巣からの遠隔効果によって非梗塞部位の安静時 CBF が低下することがあり，MRI 画像との比較が必要となる．Diaschisis（遠隔障害）部位においては，原則的に脳循環予備能は維持されるのが通常である．

3) Neuronal density 低下

脳萎縮や一見脳形態異常を欠くような不完全梗塞でも安静時 CBF 定量値は低下することがあるので，MRI などの画像と対比する必要がある．

4) てんかん発作

てんかん発作時には神経細胞の代謝量増加のため，一般に CBF は上昇する．非けいれん性てんかん（nonconvulsive status epilepticus：NCSE）では神経脱落症状を認め，脳虚血と鑑別が必要になることがあるが，CBF 上昇がとらえられれば，てんかん性の病態が示唆される．

Ⅳ. 脳主幹動脈閉塞症の治療と SPECT

発症 6 時間以内の脳主幹動脈閉塞症の場合は，rt-PA 静注療法，もしくは脳血管内治療による血栓回収療法が第 1 選択となる．再開通を得ることができない脳主幹動脈閉塞症においては，著しい内科治療抵抗例を除いて，まずは内科治療が優先される．高いエビデンスレベルの治療はない

が，通常抗血小板薬 2 剤を loading してアルガトロバンとスタチン製剤を併用する．早期に脳血流検査を行い，急性期における脳循環動態を把握することが望ましいが，急性期のアセタゾラミド検査は禁忌とされており，SPECT は安静時検査にとどめる．^{15}O-PET は多くの情報を与えるが，急性期の実施可能施設はきわめて限定される．

そのほか，perfusion CT や perfusion MRI などのモダリティ使用が可能であれば積極的に考慮する．抗血小板薬は 3 カ月を目安に 1 剤に減量する．慢性期にアセタゾラミド負荷検査を含めた脳血流評価を行い，貧困灌流を認める場合には EC-IC バイパス手術を考慮する．また急性期に最大限の内科治療に抵抗性で症状が経時的に進行する場合には，限定的ながら緊急バイパス術や経皮的血管形成術（狭窄症の場合）が治療選択肢となり得る．

脳主幹動脈閉塞症に対するバイパス術は，浅側頭動脈（superficial temporal artery：STA）と中大脳動脈（middle cerebral artery：MCA）の血管吻合術が一般的である．詳細は成書を参照していただきたいが，図2 に手術の概要を示す．STA の走行と術前の脳血流低下領域などから，シングルバイパスかダブルバイパスかを検討する．術前の抗血小板薬中止の可否については，症例ごとに検討する．

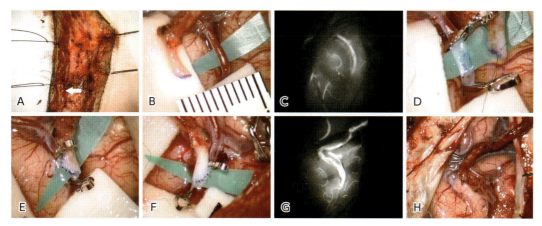

図2 浅側頭動脈（STA）－中大脳動脈（MCA）バイパス術
A：STAの走行の直上で皮膚を切開して，STA（白矢印）を剥離する．
B：STAは断端の結合組織を剥離して，色素にて視認しやすくしている．MCAの微小分枝を切離する．
C：吻合前のICG（indocyanine green）撮影では脳表の血流が低下している．
D：MCAの血流を一時遮断したうえで，血管切開して色素で血管壁を視認しやすくしている．
E，F：10-0ナイロンでstay sutureを置いた後に片側ずつ縫合する．
G：吻合後のICG撮影ではSTAからMCAへの血流を認め，吻合前と比べて明らかに血流が良好となっている．
H：血管吻合後．

MCAの一時遮断時間は通常20～40分程度であり，経験的にこの程度であれば血流一時遮断で脳梗塞を生じることはほとんどないが，術中は低血圧にならないように注意する．治療後は過灌流症候群を起こすことがある[17]．術後過灌流と脳虚血では患者管理が大きく異なるために，術後には可能な限り脳血流検査を行って病態を把握する必要がある．

V．症例提示

①待機症例（図3）

65歳男性．右上下肢不全麻痺を主訴に，左内頚動脈閉塞による脳梗塞と診断され当院を紹介された．発症4週後のMRIでは左大脳半球に散在性脳梗塞を認め，MRA（magnetic resonance angiography，磁気共鳴血管造影）では左内頚動脈起始部閉塞をきたしていた．左MCA領域にはAcomとPcomを介した側副血行を認めた．

発症5週後の安静時脳血流SPECT定性画像では，MRIの脳梗塞領域と比べて左大脳半球は広範囲な低灌流を認めた．定量画像では対側比60～70％であった．$^{15}O_2$Gas-PETでは左大脳半球広範囲にCBF低下，CBV上昇，OEF上昇を認めており，Powers StageⅡと診断した．アセタゾラミド負荷による神経症状の悪化を危惧して，負荷脳血流SPECTは施行しなかった．バイパス術の適応ありと判断し

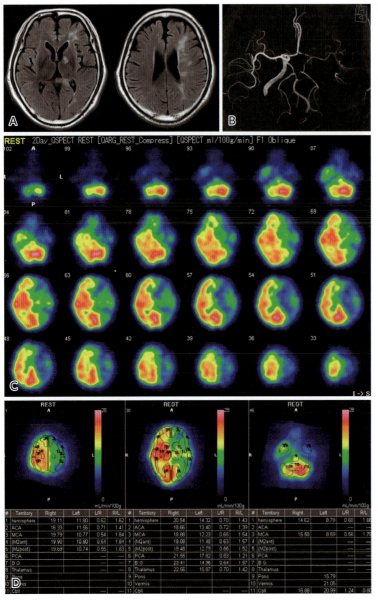

図3 待機症例
A：脳梗塞発症1カ月後のMRI FLAIRでは左大脳半球のMCA watershed領域に陳旧性脳梗塞巣を認める．
B：MRAでは左内頚動脈閉塞を認め，前交通動脈と後交通動脈からの側副血行によって左中大脳動脈が描出されている．
C：脳梗塞発症5週間後の安静時脳血流SPECT定性画像では左大脳半球の低灌流を認める．
D：定量画像では左大脳半球は広範囲に対側比60〜70％の低下を認める．

て，左STA-MCAシングルバイパス術を施行した．術後の安静時脳血流SPECTでは左大脳半球の血流は改善しており，定量画像でも対側比80〜90％となっていた．脳血管撮影では良好なバイパス血流を認めた．

② **緊急症例**（図4）

55歳男性．糖尿病の既往と喫煙の生活歴がある．失語症状と右不全麻痺を主訴にMRIで脳梗塞を認めたため，発症から3

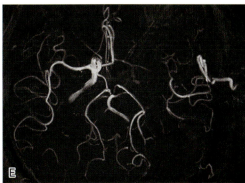

図3 待機症例（続き）
E：バイパス術後のMRAでは左浅側頭動脈から中大脳動脈の吻合を認める．
F：術後の安静時脳血流SPECT定性画像では術前と比べて脳血流の改善を認める．
G：定性画像では対側比80〜90％と，術前と比べて改善している．

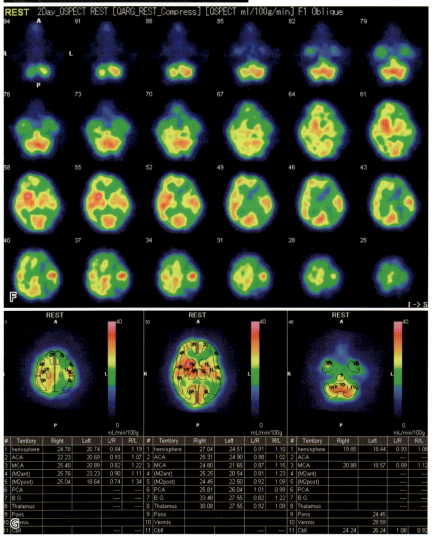

脳SPECTパーフェクトガイド 67

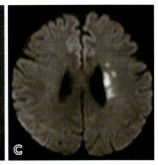
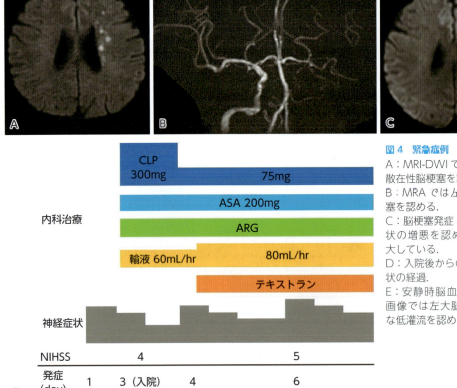

図4 緊急症例
A：MRI-DWIで左深部白質に散在性脳梗塞を認める.
B：MRAでは左内頸動脈の閉塞を認める.
C：脳梗塞発症4日目に神経症状の増悪を認め，脳梗塞が拡大している.
D：入院後からの内科治療と症状の経過.
E：安静時脳血流SPECT定性画像では左大脳半球の広範囲な低灌流を認める.

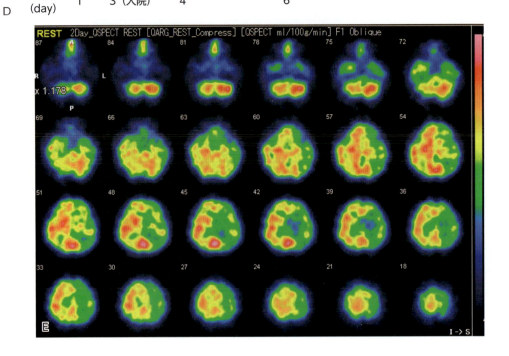

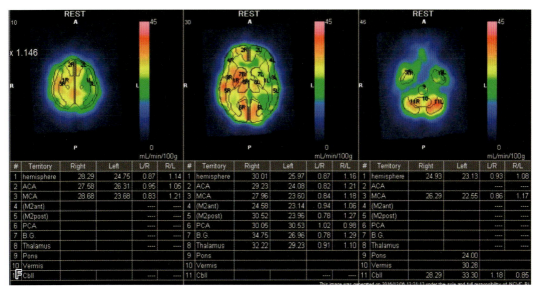

図4 緊急症例（続き）
F：定量画像では，左中大脳動脈領域は対側比80％程度の低下を認める．

日目に当院紹介となった．頭部MRIで左深部白質に散在性脳梗塞を認め，MRAでは左内頸動脈閉塞の所見であった．当院受診時は顔面を含む右上肢麻痺，構音障害，軽度の失語症を認めNIHSS（National Institutes of Health Stroke Scale）4であった．まずは抗血小板薬2剤（アスピリン200 mgとクロピドグレル300 mgでloading以降75 mg）とアルガトロバンの治療を開始した．

発症4日目に一時的に失語症が悪化し，MRIでは脳梗塞の拡大を認めたため輸液負荷を追加した．脳血管撮影では左内頸動脈閉塞で左眼動脈から逆行性に内頸動脈が描出され，左ACA（anterior cerebral artery，前大脳動脈）からのleptomeningeal anastomosisを認めた．左PCA（posterior cerebral artery，後大脳動脈）からは側頭葉へのleptomeningeal anastomosisを認めた．

さらに発症6日目には右上肢麻痺の増悪を認めた．安静時脳血流SPECTでは左大脳半球の広範囲な血流低下を認めた．急性期アセタゾラミド負荷脳血流検査は禁忌であり施行しなかった．最大限の内科治療にもかかわらず症状が進行し，画像上脳梗塞も拡大した．内科治療の限界と判断し，緊急STA-MCAバイパス術を施行した．術後は神経症状の悪化はなく，発症3カ月後のmRS 1で社会復帰した．

■ まとめ

① SPECTを用いた脳血流定量法により，安静時脳血流量と血管拡張薬であるアセタゾラミド負荷時の脳血流量算出が可能となり，その増加率である脳循環予備能を算出して血行力学的脳虚血の重症度を評価できるようになった

② 脳梗塞亜急性期の内頚動脈系閉塞性血管病変に対しては，EC-ICバイパス術のエビデンスは確立されていない．内科治療抵抗性の症例に対して，EC-ICバイパス術を行うことは考慮されている．

③ 治療後は過灌流症候群を起こすことがある．術後過灌流と脳虚血では患者管理が大きく異なるため，術後は可能な限り脳血流検査を行い病態を把握する．

引用・参考文献

1) 中川原譲二："慢性期血行再建"，136-52（宝金清博編著：脳血行再建の理論と実際．中外医学社，東京，2006）

2) 松田博史，今林悦子，久慈一英，他：血行力学的脳虚血のアセタゾラミド負荷Q-SPECTと15Oガス吸入PETによる重症度評価の比較．核医学 47: 408-9, 2010

3) Okazawa H, Tsuchida T, Kobayashi M, et al: Can the detection of misery perfusion in chronic cerebrovascular disease be based on reductions in baseline CBF and vasoreactivity? Eur J Nucl Med Mol Imaging 34: 121-9, 2007

4) Yasargil MG: Anastomosis between the superficial temporal artery and a branch of the middle cerebral artery, 105-15 (Microsurgery-Applied to Neurosurgery: Yasargil MG. Thieme, Stuttgart, Germany, 1969)

5) 菊池晴彦，唐沢 淳：脳血管閉塞症に対する浅側頭動脈・中大脳動脈側頭葉皮質枝間吻合術．No Shinkei Geka 1: 15-9, 1973

6) EC/IC Bypass Study Group: Failure of extracranial-intracranial arterial bypass to reduce the risk of ischemic stroke. Results of an international randomized trial. N Engl J Med 313: 1191-200, 1985

7) Grubb RL,Jr., Derdeyn CP, Fritsch SM, et al: Importance of hemodynamic factors in the prognosis of symptomatic carotid occlusion. JAMA 280: 1055-60, 1998

8) JET Study Group: Japanese EC-IC Bypass Trial (JET Study): Study designと中間解析結果．脳卒中の外科 30: 97-100, 2002

9) JET Study Group: Japanese EC-IC Bypass Trial (JET Study): 中間解析結果（第二報），脳卒中の外科 30: 434-7, 2002

10) Powers WJ, Clarke WR, Grubb RL, Jr., et al: Extracranial-intracranial bypass surgery for stroke prevention in hemodynamic cerebral ischemia: The Carotid Occlusion Surgery Study randomized trial. JAMA 306, 1983-92, 2011

11) Amin-Hanjani S, Barker FG 2nd, Charbel FT, et al: Extracranial-intracranial bypass for stroke - is this the end of the line or a bump in the road? Neurosurgery 71: 557-61, 2012

12) Hänggi D, Steiger HJ, Vajkoczy P: EC-IC bypass for stroke: Is there a future perspective? Acta Neurochir (Wien) 154: 1943-44, 2012

13) Kernan WN, Ovbiagele B, Black HR, et al: Guidelines for the prevention of stroke in patients with stroke and transient ischemic attack: a guideline for healthcare professionals from the American Heart Association/American Stroke Association. Stroke 45: 2160-236, 2014

14) 日本脳卒中学会，脳卒中ガイドライン委員会編：3-11 EC-ICバイパス，135-6（脳卒中治療ガイドライン 2015．協和企画，東京，2015）

15) Kataoka H, Miyamoto S, Ogasawara K, et al: Results of prospective cohort study on symptomatic cerebrovascular occlusive disease showing mild hemodynamic compromise [Japanese Extracranial-Intracranial Bypass Trial (JET) -2 Study]. Neurol Med Chir (Tokyo) 55: 460-8, 2015

16) 黒田 敏："脳血行再建と脳循環・代謝"，36-82（宝金清博編著：脳血行再建の理論と実際．中外医学社，東京，2006）

17) Teo K, Choy DK, Lwin S, et al: Cerebral hyperperfusion syndrome after superficial temporal artery-middle cerebral artery bypass for severe intracranial steno-occlusive disease: a case control study. Neurosurgery 72: 936-43, 2013

2 疾患別：SPECTの特徴と使い方

脳血管障害

⑤ もやもや病

丸島 愛樹 *Aiki MARUSHIMA* 　筑波大学医学医療系脳神経外科学

Ⅰ．症状：臨床現場で見るもやもや病

　もやもや病（ウィリス動脈輪閉塞症）は，内頚動脈終末部に慢性進行性の狭窄を生じ，側副血行路として大脳基底核に新生血管網（もやもや血管）が形成される病態である．内頚動脈終末部を中心としたウィリス動脈輪の狭窄，閉塞によって脳血流，脳循環予備能は低下するが，それを代償するために，もやもや血管や脳軟膜動脈吻合が増生，発達する．側副血行路の発達が不十分な症例では，一過性脳虚血発作（transient ischemic attack：TIA）や脳梗塞による脳虚血症状を呈する．脳虚血症状を呈する症候性のもやもや病に対して，血行再建術（直接and/or間接バイパス術）が行われる．

　脳血流SPECTは，慢性進行性のもやもや病において，脳虚血病態の診断，重症度の評価，外科的治療介入の適応決定，術後過灌流現象の評価など適切な周術期管理を行うために重要な検査である[1]．

Ⅱ．鑑別／診断とSPECT

　脳血流SPECTは，もやもや病の血行力学的虚血の重症度を評価するために有用である．もやもや病ガイドラインで推奨度はグレードB（行うよう勧められる）である．脳血流SPECTは，脳血流トレーサー（^{123}I-IMP，^{99m}Tc-HMPAO，^{99m}Tc-ECD）による定量・半定量的脳血流検査法とアセタゾラミド負荷検査法により，もやもや病の安静時脳血流と血行力学的虚血の重症度（Powers Stage Ⅰ，Ⅱ）を評価することができる．PETを用いたもやもや病の脳循環評価では，ウィリス動脈輪が狭窄・閉塞してくると，脳灌流圧（cerebral perfusion pressure：CPP）が低下し，脳血管床の代償性拡張により脳血液量（cerebral blood volume：CBV）が上昇して脳血流量（cerebral blood flow：CBF）は維持される（Powers Stage Ⅰ）．Powers StageⅠの状態は，脳血流SPECTでは安静時脳血流が維持され，脳循環予備能の低下として

検出される．CPP がさらに低下すると，PET では脳酸素消費量（cerebral metabolic rate oxygen：CMRO$_2$）に見合った CBF を維持することができず，脳酸素摂取率（oxygen extraction fraction：OEF）の上昇を生じ，misery perfusion の状態（Powers Stage Ⅱ）となる．Powers Stage Ⅱ の状態は脳血流 SPECT では，安静時脳血流の低下，脳循環予備能の低下として検出される[2]．

アセタゾラミドを用いた負荷 SPECT 検査は，まれながら重篤な肺水腫・心不全等の合併症が報告されている．そのため，最初に安静時脳血流 SPECT による評価を行い，重度の脳血流低下がある場合は負荷によって脳虚血を悪化させる可能性があるため，アセタゾラミド負荷試験は行わない．安静時脳血流の低下がない場合は，血行力学的脳虚血の重症度を鑑別するために，アセタゾラミド負荷試験の実施を検討する．もやもや病では，アセタゾラミドの危険性を念頭においてその使用の必要性を考え，使用に際しては適正使用指針を遵守する[3]．

> **鑑別／診断のピットフォール**
>
> もやもや病に対してアセタゾラミド負荷試験を行うかどうかは，安静時脳血流 SPECT による脳虚血の重症度により判断する．
> ・重度の安静時脳血流の低下では，負荷試験は行わない．
> ・血行力学的脳虚血の重症度の鑑別を要する際に，負荷試験を考慮する．

①もやもや病の診断基準と SPECT

症候性の動脈硬化性脳主幹動脈閉塞症では，Japanese EC-IC bypass Trial（JET study）等により，安静時 CBF が正常値（半定量解析では対側比）の 80％以下，かつ脳循環予備能が 10％以下を示す患者において，STA-MCA バイパス術の適応がある．また，JET-2 study では安静時 CBF が正常値（対側比）の 80～90％，かつ脳循環予備能が 10～30％の患者に対する STA-MCA バイパス術の適応を評価中である．しかし，もやもや病においてはこのような基準が確立されていない．よって，もやもや病では，脳循環障害の重症度に加えて，年齢や，症候性／無症候性などを考慮のうえ，治療方針を検討する必要がある．

Ⅲ．治療（手術）と SPECT
①手術適応と SPECT

脳梗塞や一過性脳虚血発作など虚血発症のもやもや病に対しては，脳血流 SPECT によって術前の脳循環の評価を行い，安静時脳血流や脳循環予備能の低下を呈している症例に対して，血行再建術を行う．先述のように手術適応を決めるための脳循環障害の指標は示されていないが，もやもや病は慢性進行性の病態であることを考慮し，症候性の症例には積極的に血行再建術を行う[4, 5]．

手術手技は，直接血行再建術である浅側

頭動脈－中大脳動脈吻合術（STA-MCA bypass）と，間接血行再建術がある．間接血行再建術には，側頭筋（encephalo-myo-synangiosis：EMS），硬膜（encephalo-duro-synangiosis：EDS），浅側頭動脈（encephalo-arterio-synangiosis：EAS），頭蓋骨膜（encephalo-pericranium-synangiosis：EPS），multiple burr hole surgery などがあり，これらを組み合わせた術式（EDAS，EDAMS，EDMAPS など）がある．成人例では，間接血行再建術の効果が限られることがあるため，直接血行再建術単独，もしくは直接＋間接血行再建術が行われる．小児例では，間接血行再建術単独，もしくは直接＋間接血行再建術が行われる．

脳血流 SPECT は，これらの術式を決める際に重要である．術前の安静時脳血流や脳循環予備能が低下している領域に，直接／間接血行再建術を行う．通常の STA-MCA バイパス術では灌流しきれない，前頭葉先端部や大脳半球間裂などにも間接バイパスを併用できる．

無症候性もやもや病の予後は明らかではない．保存的に経過を見ることが多いが，潜在的に脳循環障害を呈している可能性や，病期の進行によって脳梗塞を発症する可能性があるため，MRI や脳血流 SPECT によって注意深い経過観察が必要である．

②周術期管理における SPECT

術後の脳血流 SPECT では，バイパス閉塞による脳虚血合併症，一過性の神経症候の悪化を伴う過灌流現象を評価することができる．重度の過灌流現象は，脳出血，脳浮腫，けいれん発作を引き起こす可能性がある．抗てんかん薬の投与は重要であり，鎮静薬の投与が必要になることがある．脳虚血と過灌流の両者に配慮した，至適な血圧管理も重要である．術後の脳血流 SPECT で過灌流現象を認めた症例では，後日脳血流 SPECT を再検し，過灌流現象の改善を確認する．

治療時のピットフォール

脳血流 SPECT はもやもや病に対する術式選択と術後評価に有効である．
- 術前の脳血流・脳循環予備能低下部位に直接／間接血行再建術を行う．
- 術後の脳血流 SPECT は，血行再建術の有効性，脳虚血合併症，過灌流現象の評価に有効である．

Ⅳ．症例提示
①典型例

43 歳女性，運動性失語症，構音障害，右半身の運動感覚障害を自覚し，受診した．頭部 MRI で左前頭葉白質に脳梗塞を認め，頭部 MRA では左中大脳動脈の描出が不良であった（図1）．脳血管造影で内頚動脈終末部を中心とした脳動脈の狭小化，閉塞を認め，大脳基底核にもやもや血管の

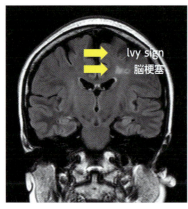
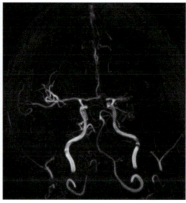

図1 典型例の頭部MRI（FLAIR）と頭部MRA

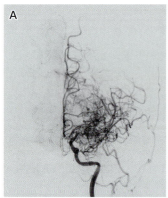
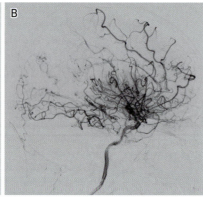

図2 脳血管造影
A：左内頚動脈撮影（正面），
B：左内頚動脈撮影（側面）．

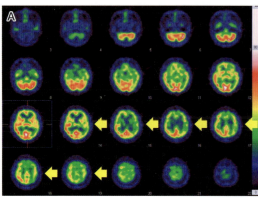
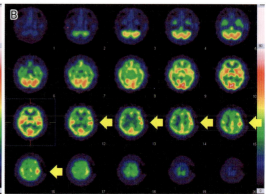

図3 ^{99m}Tc-ECD 脳血流 SPECT
A：術前．左中大脳動脈領域の安静時脳血流の低下．　B：術後．直接血行再建術後の過灌流現象．

増生を認めた（図2）．

^{99m}Tc-ECD 脳血流 SPECT 安静時では，左大脳半球の安静時脳血流の低下を認めた（図3A）．3D-SRT（three-dimensional

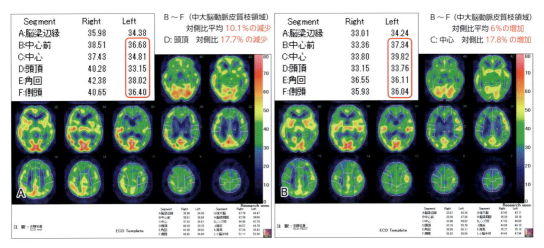

図4　3D-SRT
A：術前．左中大脳動脈領域の安静時脳血流の低下．　B：術後．直接血行再建術後の過灌流現象．

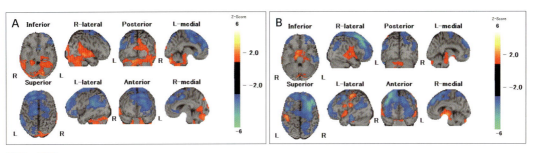

図5　eZIS
A：術前．左中大脳動脈領域の安静時脳血流の低下．　B：術後．直接血行再建術後の過灌流現象．

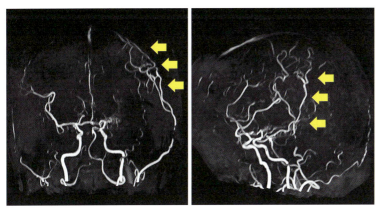

図6　直接／間接血行再建術（術翌日MRA）

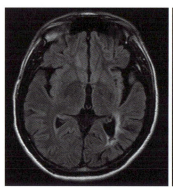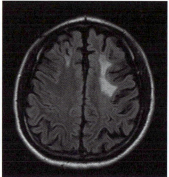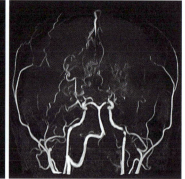

図7　非典型例の頭部MRI（FLAIR）と頭部MRA

stereotactic region-of-interest template）による解析では，中大脳動脈皮質枝領域のB〜Fの平均値は，虚血側（左）で35.8，対側（右）で39.8であり，対側比10.1％の安静時脳血流の低下を認めた．また，D：頭頂領域では対側比17.7％の局所安静時脳血流の低下を認めた（図4A）．eZISでは，右前頭葉から頭頂葉にかけて相対的な安静時脳血流の低下を認めた（図5A）．

　左直接血行再建術（STA-MCA double bypass）とEDMAPSを行った．術後の頭部MRAでは，STA-MCA double bypassの吻合は良好であった（図6）．術後の^{99m}Tc-ECD脳血流SPECTでは，左中大脳動脈皮質枝領域B〜Fにおいて対側比平均6％の安静時脳血流の増加を認め，直接血行再建術を行った部位の過灌流現象（C：中心領域で対側比17.8％の安静時脳血流の増加）を認めた（図3B，4B）．eZISでは，左前頭頂葉の安静時脳血流の低下は軽快して

おり，右前頭頭頂葉の安静時脳血流の増加（過灌流現象）を認めた（図5B）．術後経過では，術前みられていた右半身の運動感覚障害は軽快し，ADL（activities of daily living，日常生活動作）の改善を認め，自宅退院した．

②非典型例

　42歳男性．近医眼科で右同名半盲を指摘され，当科紹介受診した．頭部MRIで左前頭葉，後頭葉に陳旧性脳梗塞を認めた（図7）．頭部MRA，脳血管造影では，両側内頚動脈終末部を中心とした脳動脈の狭小化，閉塞を認め，大脳基底核のもやもや血管の増生を認めた（図8A，B）．^{123}I-IMP脳血流SPECTでは，左大脳半球の安静時脳血流低下（MCA領域対側比13.4％，MCA post対側比16.3％）を認め，3D-SSP（stereotactic surface projection）analysis：two-tail viewでは，左大脳半球の広範な安静時脳血流の低下を認めた（図9）．

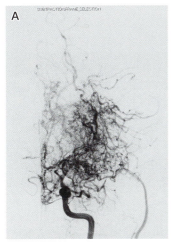
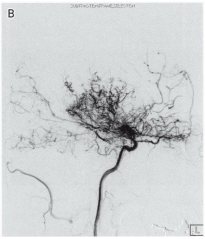

図8 脳血管造影
A：左内頸動脈撮影（正面），
B：左内頸動脈撮影（側面）．

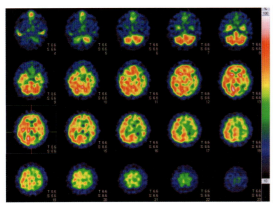
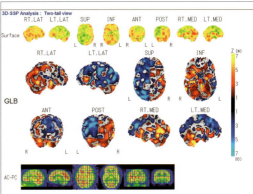

図9 術前 ^{123}I-IMP 脳血流 SPECT（安静時）
左 MCA 領域の安静時脳血流低下を認めた．

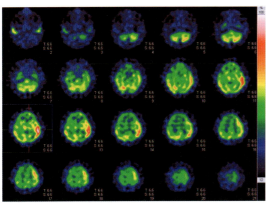
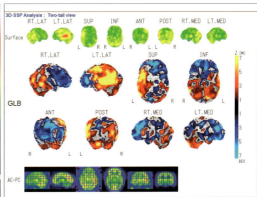

図10 術後 ^{123}I-IMP 脳血流 SPECT（安静時）
左 MCA 領域に広範な過灌流現象を認めた．

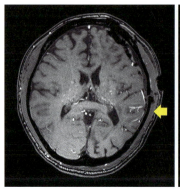
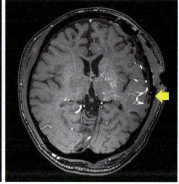
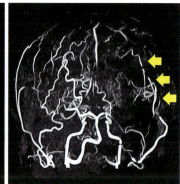

図 11　直接／間接血行再建術（術翌日 MRA）
過灌流に伴う皮質動脈の拡張を認めた.

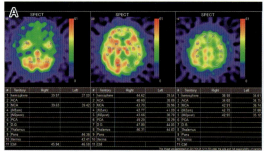
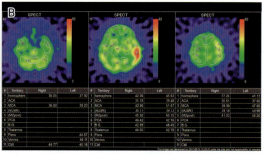

図 12　IMP-Graph Plot 法
A：術前. MCA 領域で対側比 8.6％の安静時脳血流の低下を認めた.
B：術後. MCA 領域で対側比 20.6％の広範な過灌流現象を認めた.

　左直接血行再建術（STA-MCA double bypass）と EDPS（encephalo duro pericranium - synangiosis）を行った. 術後の ^{123}I-IMP 脳血流 SPECT では, 左大脳半球の広範な過灌流現象（C：中心で対側比 17.8％の安静時脳血流の増加）を認め, 3D-SSP analysis でも同様に, 左大脳半球の広範な過灌流現象を認めた (図 10). 術後の頭部 MRA では, STA-MCA double bypass の吻合は良好であり, 過灌流現象に伴う左中大脳動脈皮質枝の拡張を認めた (図 11).

> **Topics**
>
> 出血発症もやもや病において, 直接血行再建術の再出血防止効果が Japan Adult Moyamoya（JAM）Trial により示された. この研究では脳循環障害の程度と血行再建術による再出血予防効果については検討されておらず, 現在のところ再出血予防のために血行再建術を行う適応を決めるための脳血流検査の基準はない[6].

IMP-Graph Plot 法による解析でも, 左 MCA 領域の安静時脳血流は, 術前対側比 8.6％の低下であったのに対し, 術翌日は

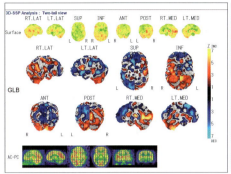
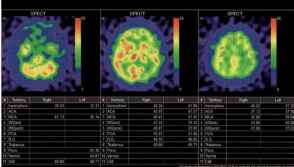

図13 術3カ月後 ^{123}I-IMP 脳血流 SPECT（安静時）
広範な過灌流現象は消失した．

対側比20.6％の増加と広範な過灌流現象を認めた（図12A, B）．術7日目に一過性の失語症を発症した．脳波所見に異常はなかったが，過灌流現象に伴う部分発作と考え，レベチラセタムを増量した．その後は症状の再発なく，経過良好で自宅退院した．術後3カ月の ^{123}I-IMP 脳血流 SPECT では，過灌流現象は消失した（図13）．

■ まとめ

もやもや病に対する脳血流 SPECT は，

① 術前の脳循環障害の重症度評価，外科的介入の必要性評価に必要．

② 安静時脳血流評価の結果を踏まえて，アセタゾラミド負荷試験を行うか判断．

③ 術後は血行再建術の有効性評価，術後過灌流現象の評価に有効．

引用・参考文献

1) 厚生労働科学研究費補助金 難治性疾患克服事業 ウイリス動脈輪閉塞症における病態・治療に関する研究班：もやもや病（ウイリス動脈輪閉塞症）診断・治療ガイドライン．脳卒中の外科 37: 321-37, 2009

2) Kuroda S, Kamiyama H, Abe H, et al: Acetazolamide test in detecting reduced cerebral perfusion reserve and predicting long-term prognosis in patients with internal carotid artery occlusion. Neurosurgery 32: 912-8, 1993

3) 日本脳卒中学会，日本脳神経外科学会，日本神経学会，日本核医学会．アセタゾラミド（ダイアモックス注射用）適正使用指針 2015年4月
http：//www.jsts.gr.jp/img/acetazolamide.pdf

4) Morimoto M, Iwama T, Hashimoto N, et al: Efficacy of direct revascularization in adult Moyamoya disease: haemodynamic evaluation by positron emission tomography. Acta Neurochir (Wien) 141: 377-84, 1999

5) Marushima A, Tsurushima H, Suzuki K, et al: Time-course analysis of brain perfusion single photon emission computed tomography using a three-dimensional stereotactic region-of-interest template in patients with moyamoya disease. World Neurosurg 76: 304-10, 2011

6) Takahashi JC, Funaki T, Houkin K, et al: Significance of the Hemorrhagic Site for Recurrent Bleeding: Prespecified Analysis in the Japan Adult Moyamoya Trial. Stroke 47: 37-43, 2016

2 疾患別：SPECTの特徴と使い方

脳血管障害

⑥ 脳静脈血栓症（CVT）

益子 良太 *Ryota MASHIKO*　筑波大学附属病院水戸地域医療教育センター／水戸協同病院脳神経外科

I．症状と現場で見るCVT

① CVTの病態生理

　脳静脈血栓症（cerebral venous thrombosis：CVT）には，皮質または深部静脈の血栓症と，脳静脈洞の血栓症およびその両者の混在するものがある．閉塞部位は上矢状静脈洞が60％以上と多く，次に横静脈洞が約40％と続き，皮質静脈は20％弱と少ない[1]．原因として，何らかの凝固異常や感染が挙げられる．前者として，経口避妊薬，悪性新生物，先天性凝固異常など，後者としては，副鼻腔炎や硬膜下膿瘍などがある[1-3]．感染は，以前はCVTの原因の多くを占めていたが，現在は抗生物質の普及もあり，6～12％程度に減少している[2]．

　症状としては頭蓋内圧亢進を伴う頭痛はきわめて多い[4]が，ほかにけいれん，失語などの巣症状，意識障害などがある[5]．静脈の閉塞によって脳の静脈圧が上昇すると，血管原性浮腫と細胞性浮腫を生じ，脳内出血をも伴う重篤な脳浮腫を呈してくる[6]．急性期死亡の原因は，大きなテント上脳内出血に伴う脳ヘルニアが最も多い[1]．

　一方，血液灌流障害は，血管原性浮腫から脳細胞の機能不全も生じ，これに伴い意識障害や片麻痺・失語などの巣症状も呈する．血管原性浮腫が継続すると，細胞性浮腫を生じるようになり，不可逆となる．よってCVTにおいては早期に診断を行い，適切な治療を導入し，灌流障害による出血と細胞機能障害を防ぐことが治療の目標になる．

② CVTの疫学

　CVTの頻度は上昇している．その原因は，CVTの概念の浸透と画像診断の進歩によるものが大きい．以前は脳静脈血栓症は比較的まれな疾患とされたが，近年では疾患概念の浸透や画像技術の向上にて診断率が向上していると考えられる[1]．現在，年間10万人につき5人の発症率とされ，全脳卒中の0.5～1％を占める[5]．

③ CVT の予後

CVT の予後は，早期発見の頻度の上昇に伴い，過去の報告に比べて現在は著しく改善している．以前に比し，死亡例は著明に減少し，現在ではおおよそ 15％程度とされている[5]．機能面でも，半年後では 70〜80％が完全回復するとされる[7]．また完全回復した症例のうち，その回復までに要する期間は平均で約 3 週間とされる[7]．Ferro ら[7] の 600 例以上の検討によれば，平均 17 日目の退院時の mRS 0 は 27.2％であるが，6 カ月後の mRS 0 は 46.1％に増加しており，このことはある程度の期間が経過しても改善する症例があることを意味している．

なお症状の改善は，無数の側副血行路の発達によって血栓の存在下にも認められることは，以前からよく知られている[8]．カテーテルを用いた静脈圧測定の研究[9] によれば，静脈圧が 32〜38 mmHg 程度までのものは，後遺症なく軽快するとされる．4 カ月から 1 年の間に，40〜90％で閉塞静脈の再還流を認めるとされる[10] が，再還流の有無と臨床症状の有無には明らかな相関はないとされる[10-12]．

Ⅱ．鑑別／診断と SPECT

臨床症状や病歴から本疾患を疑うことが最も重要であることは論を待たないが，こ

こでは，続いて行う画像診断に関して述べる．画像診断には，①閉塞の存在と部位を特定する診断と，②灌流障害の程度や部位を特定するものがある．後述するように，現時点では，①の目的での SPECT の利用は普及しておらず，もっぱら②について行われるが，その診断意義が多くないのが現状である．そこで，一般的な診断方法も十分に交えて記載することとする．

① 閉塞の存在と部位を特定する画像診断
● 単純 CT

単純 CT で，最初の 2 週間は閉塞静脈が 20〜25％の症例で高吸収に描出され[13]，cord サインなどと称される．なお，血液検査において有用なマーカーは，フィブリンの分解産物である D-Dimer が有用であるが，血栓の量が多い患者においては偽陰性があることに留意しなければならない[14]．造影 CT では，造影によって，矢状静脈洞や横静脈洞に delta サインとよばれる，血栓による陰影欠損で診断が可能である[1]．3 次元構築（3DCTV の作成）をすることによって，視覚的にも分かりやすい画像を作成することが可能ではあるが，脳表血管など細い静脈の診断精度が高いとはいえない．

● 単純 MRI

適切な sequence を用いることによって，単純 CT よりも高い精度で血栓の診断をすることができる．血栓の信号は，血栓の経

過時間によって変化する．これは，血栓中の de-oxyhemoglobin（脱酸素ヘモグロビン）の存在を反映している[15]．約1週間で T1，T2 ともに高信号を呈するようになる．TOF-MRV でも静脈の描出は可能であるが，次に述べる造影剤を用いた MRV（magnetic resonance venography，静脈血管造影）のほうが，artifact が少なく，細かな血栓の描出に優れている．

● 造影 MRI

造影剤を用いた MRV は，細い血管の描出にすぐれている[16]．

● 脳血管造影

CT，MRI 出現以前は golden standard であったが，CT，MRI の発達とともにその重要性は低下している．しかし，CT，MRI で診断不能であった場合や，MRI 施行不能例に関しては現在でも用いられる[17]．

②灌流障害の程度や部位を特定する画像診断

細胞障害の診断には DWI（diffusion-weighted image，拡散強調画像）が有用であるが，DWI の信号変化には3つのパターンがあり，解釈に注意を要する[18]．①一時的な低信号（拡散亢進）は，灌流障害の改善した血管原性浮腫である．②また，けいれんの発症のない患者で永続する DWI 高信号（拡散低下）は細胞障害性浮腫を示す．③もう一つは，けいれんを生じ

た患者に一時的に出現する DWI 高信号（拡散低下）である．また，ADC（apparent diffusion coefficient，拡散係数）の低下を伴う DWI の高信号が，かならずしも永続的な障害を残すわけではない点には留意が必要である．

現在，CVT の存在診断に最も有用とされるのは造影 CT である．これで，静脈内の造影欠損を認めることで診断できる．また同時に，3DCTV を施行すれば静脈血栓の範囲が視覚的に理解しやすくなる．造影 MRI によっても同様の効果が期待できる．造影剤を用いることができない状態であっても，単純 MRI で MRV を撮影することによって診断は可能である．

次に，合併症である脳浮腫，脳出血の診断が必須であるが，おおまかな診断は，最初に行われる単純 CT で行い得る．さらに，脳浮腫に関しては，通常，静脈還流障害による血管原性浮腫であり，これは MRI-DWI の ADC-MAP で証明できる．通常，DWI で高信号を呈し，ADC は低下する．非常に重要なのは，血流うっ滞の部位と程度の評価である．まずは，頭蓋内圧亢進の症状や，神経脱落症状・けいれん発作の有無などから，臨床的に部位と程度を類推することが重要である．画像診断としては，これには，perfusion MRI が有用である．Perfusion MRI では，CBF（cerebral blood flow：脳血流量）の低下，CBV（cerebral blood volume，脳血液量）の増加，MTT（mean transit time，平均通過時間）の延長などを見ることができる．

　一方で，通常の脳血流SPECTの寄与するところは少なく，CBFの減少を証明するに過ぎない．おもに心血管の血栓や，深部静脈血栓や肺塞栓を証明する手段として，^{99m}Tcで標識した抗血栓抗体の研究は10年近く行われている[19]．さらに近年，^{111}Inで標識したフィブリン結合タンパクを用いて深部静脈血栓や肺塞栓，動脈硬化性病変をSPECTで描出する試みがなされており[20]，今後，造影CTまたはMRIで証明できない血栓の存在を描出できる可能性がある．

> **鑑別／診断時のポイント**
> **CVTを常に念頭に置いて診察すること**

　患者は，先行する頭痛から巣症状を呈してくることが多い．このような患者の場合には，頭部単純CTで異常所見がなくとも，造影CTなどで血栓がないかどうか慎重に診断することが必要である．

Ⅲ. 治療とSPECT

　CVTにおいては早期に診断を行い，適切な治療を導入し，灌流障害による出血と細胞機能障害を防ぐことが治療の目標にな

る．多少の出血があっても，静脈血栓症の進行を止めるために，すみやかに抗凝固療法を導入することが勧められている[3]．それでも進行する場合には，rt-PAの局所注入や機械的血栓除去術なども試みられている[1]．なお，診断の効果については，CBF-SPECTでの改善が認められるが，この判定に関しては，ほかのmodalityによるところがより大きいと思われる．

> **治療時のピットフォール**
> **抗凝固療法を導入するのが基本**

　CVTは，灌流障害にて出血や静脈性梗塞を生じ，これが不可逆な症状を惹起する．すでに頭蓋内出血を生じている症例では抗凝固療法の導入に躊躇しがちであるが，出血があっても，それ以上の灌流障害の進展を防ぐためには，考慮に入れるべき治療である．

Ⅳ. 症例提示

①典型例（SPECT撮影なし）

　18歳男性．頭痛で発症し，約2日間の経過で右片麻痺，失語，意識障害を生じて搬送された．来院時，著明な感染兆候や血液学的異常は認めなかった．頭部CT（図1）では，左側頭頭頂葉に出血を伴う広範な低吸収域と脳腫脹を認めた．続いて施行した脳血管造影では，左脳表静脈の広範な還流

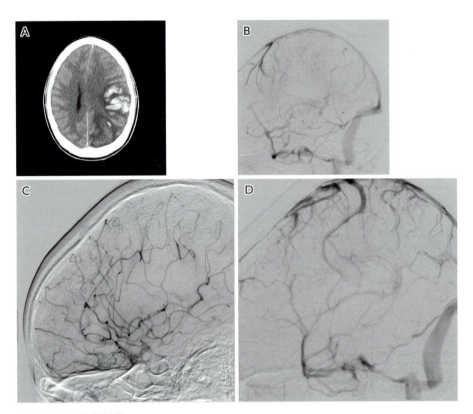

図1 典型例：来院時画像
A：来院時の頭部単純CT．左頭頂部と側頭頭頂葉に2カ所の内部に出血を認める低吸収域とを認める．出血のdensityからすると，先に後頭葉寄りの頭頂葉で出血性梗塞を生じ，その後に前方の出血性病変を生じたと考える．
B～D：Bは来院時の対側（右）の内頚動脈造影であるが，これに比して，Dの左内頚動脈造影では脳表の血管が乏しく，また上矢状静脈洞の還流も乏しいことがわかる．なお，同動脈相（C）でも，血液循環時間は延長していた．

障害を呈し，矢状静脈洞の描出も不良であり，CVTと診断した．脳腫脹が強く，救命のために外減圧術を施行した (図2A)．その後，全身ヘパリン化などを行い，脳腫脹の消滞後に頭蓋形成を行った．発症から3カ月後の脳血管造影では，矢状静脈洞の描出は改善していた (図2B, C)．なお，本症例は，家族性プロテインS欠損症が血栓症の原因であることが判明した．

②非典型例（SPECT撮影あり）

75歳女性．1週間来の進行性の活動性低下ののちに，約半日間で言語障害，右上下肢脱力，意識障害を順次呈し，救急搬送された．既往には拡張型心筋症，心房細動があり，ワルファリンを内服していた．来院時，JCS 100，全失語，眼球左共同偏視あり，強い右片麻痺を認めた．血液は，白血球 11,500/μL，血小板26.6万/μL，フィ

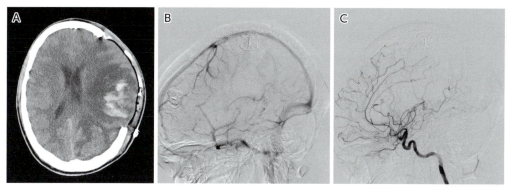

図2　典型例：3カ月後 DSA
A：同日，左大脳の急性脳腫脹に対して外減圧術を施行した．
B, C：約3カ月後の脳血管造影である．依然として出血性梗塞を生じた領域の皮質静脈の描出は不良であるが上矢状静脈洞の血流は改善しており（B），動脈相（C）では，血液循環時間は改善していた．

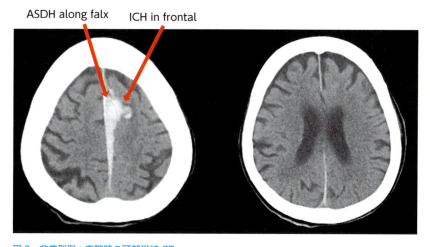

図3　非典型例：来院時の頭部単純 CT
左前頭葉の小さな脳内出血と，それに連続する半球間裂の薄い急性硬膜下血腫とを認めたが，強い右片麻痺と失語とを説明し得る病変は認めなかった．

ブリノーゲン 620 mg/dL，FDP12.0 μg/mL，CRP 4.25 mg/dL であった．CT（図3）で大脳鎌に沿った急性硬膜下血腫と，前頭葉の小さな脳内出血を認めた．脳血管造影（図4A）では，上矢状静脈洞前半の描出遅延があり，MRV（図4B）では左脳表静脈の欠損を認めた．MRI-DWI，FLAIR（図5）では，

血腫以外の異常は指摘できなかった．脳表静脈の静脈血栓症とそれに伴う出血と診断し，治療を開始した．翌日の CBF-SPECT（図6）では，左前頭葉の動脈走行に一致しない低灌流領域を認めた．

症状は，約1カ月かけて消失したが，MRV（図7C）では脳表静脈の描出不良は不

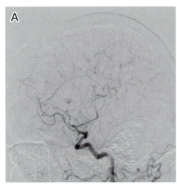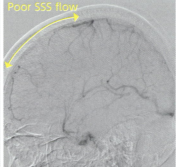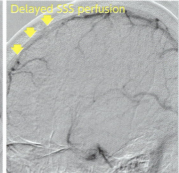

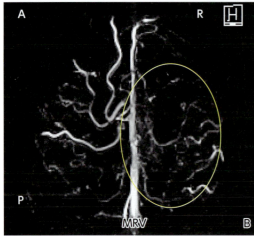

図4 非典型例：脳血管撮影，MRV
A：そこで，何らかの虚血性機序を念頭に置き，脳血管造影を行った．左総頸動脈造影では，左前頭葉の灌流が遅延し，皮質静脈の欠損と冠状縫合前後の上矢状静脈洞の描出欠損を認めた．なお，この上矢状静脈洞の欠損部は前頭極の還流静脈からの遅れた充満を認めた．明らかな動脈病変は認めなかった．
B：翌日施行したMRVでは，左前頭葉の皮質静脈の描出は不良で，また上矢状静脈洞の右半分の描出が不良であった．以上より，左前頭葉の太い皮質枝か，または上矢状静脈洞前半の半側の血栓性閉塞による左前頭葉の灌流障害と判断した．

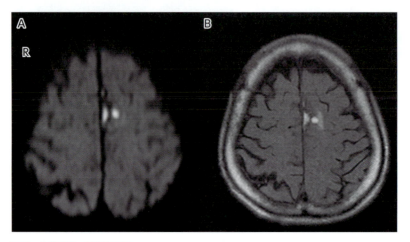

図5 非典型例：入院時MRI
入院時のMRIでは，DWI（A），FLAIR（B）ともに明らかな病変の出現はなく，また皮質静脈の血栓信号は明らかではなかった．

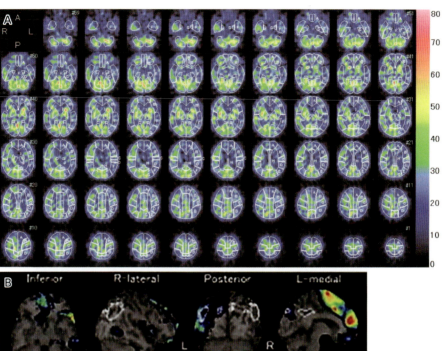
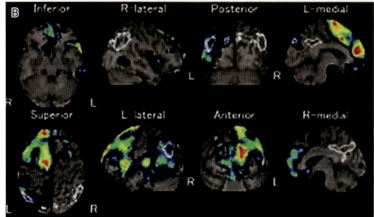

図6 非典型例：入院翌日
A：入院翌日のCBF SPECT（99mTc-ECD）では，左大脳半球の広範な脳血流の低下を認めた．
B：AをeZIS解析したものであるが，脳血流の低下部位が視覚的にわかりやすい．

変であり，MRI（図7A，B）で新規病変は認めなかった．しかし，CBF-SPECT（図7D）では，著明なCBFの改善を認めた．なお，入院翌日のperfusion MRIでは，本症例では経過中に静脈還流経路の側副路が発達することによってCBFが回復し，画像上新規病変の出現もなく，後遺症も残らなかったものと推測される．なお，本症例の血栓の正確な部位が脳表静脈なのか，あるいは矢状静脈洞壁なのか，また，なぜ血栓症を生じたのかは明らかにならなかった．

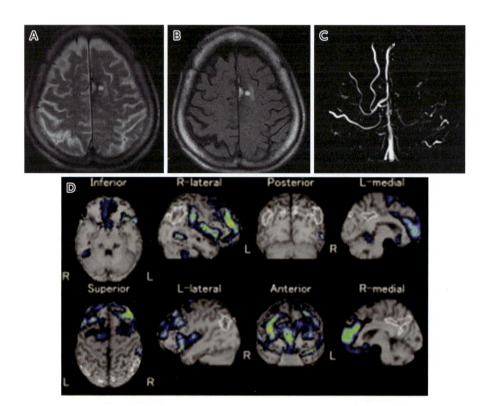

図7 非典型例：発症1カ月後
A：症状が消失した発症約1カ月のMRIであるが，新規の脳病変は出現していない．MRVでは，右脳表静脈の描出が不良であることに変化はない．
B：同時期のCBF-SPECTのeZIS解析であるが，入院時に明らかであった脳血流の左右差はほぼ消失している．

まとめ

① 脳静脈血栓症は，何らかの原因にて脳静脈に血栓を生じ，静脈のうっ滞による脳の血液灌流障害を生じる疾患である．

② この疾患の存在を常に念頭に置き，疑わしい症例に関しては，造影CTやMRVなどによってすみやかに診断を行い，治療の時期を逃さないことが肝要である．

③ 本疾患の診断治療においては，SPECTの寄与するところは現在のところ多くなく，血流うっ滞に関連したCBFの低下を観察できる程度である．しかし，今後，血栓と特異的に結合するトレーサーを用いて，MRIやCTよりも鋭敏な血栓の存在診断を提供する可能性がある．

引用・参考文献

1) SaposnikG, Barinagarrementeria F, Brown RD, et al: Diagnosis and management of cerebral venous thrombosis: a statement for healthcare professionals from the American Heart Association/American Stroke Association. Stroke 42: 1158-92, 2011

2) Zuurbier SM, Coutinho JM, Stam J, et al: Clinical Outcome of Anticoagulant Treatment in Head or Neck Infection-Associated Cerebral Venous Thrombosis. Stroke 47 : 1271-7, 2016

3) Ferro JM, Bousser MG, Canhão P, et al: European Stroke Organization guideline for the diagnosis and treatment of cerebral venous thrombosis - endorsed by the European Academy of Neurology. Eur J Neurol 24: 1203-13, 2017

4) Coutinho JM, Stam J, Canhão P, et al: Cerebral venous thrombosis in the absence of headache. Stroke 46: 245-7, 2015

5) Bousser MG, Ferro JM: Cerebral venous thrombosis: an update. Lancet Neurol 6: 162-70, 2007

6) Usman U, Wasay M: Mechanism of neuronal injury in cerebral venous thrombosis. J Pak Med Assoc 56: 509-12, 2006

7) Ferro JM, Canhao P, Stam J, et al: Prognosis of cerebral vein and dural sinus thrombosis : results of the International Study on Cerebral Vein and Dural Sinus Thrombosis (ISCVT). Stroke 35: 664-70, 2004

8) Virapongse C, Cazenave C, Quisling R, et al: The empty delta sign: frequency and significance in 76 cases of dural sinus thrombosis. Radiology 162: 779-85, 1987

9) Tsai FY, Wang AM, Matovich VB, et al: MR staging of acute dural sinus thrombosis : Correlation with venous pressure measurements and implications for treatment and prognosis. AJNR Am J Neuroradiol 16: 1021-9, 1995

10) Baumgartner RW, Studer A, Arnold M, et al: Recanalisation of cerebral venous thrombosis. J Neurol Neurosurg Psychiatry 74: 459-61, 2003

11) Dentali F, Gianni M, Crowther MA, et al: Review article Natural history of cerebral vein thrombosis: a systematic review. Blood 108: 1129-34, 2006

12) Strupp M, Covi M, Seelos K, et al: Cerebral venous thrombosis : correlation between recanalization and clinical outcome--a long-term follow-up of 40 patients. J Neurol 249: 1123-4, 2002

13) Bonneville F: Imaging of cerebral venous thrombosis. Diagn Interv Imaging 95: 1145-50, 2014

14) Thorell SE, Parry-Jones AR, Punter M, et al: Cerebral venous thrombosis-A primer for the haematologist. Blood Rev 29: 45-50, 2015

15) Renowden S: Cerebral venous sinus thrombosis. Eur Radiol 14: 215-26, 2004

16) Saindane AM, Mitchell BC, Kang J, et al: Performance of spin-echo and gradient-echo T1-weighted sequences for evaluation of dural venous sinus thrombosis and stenosis. AJR Am J Roentgenol 201: 162-9, 2013

17) Konakondla S, Schirmer CM, Li F, et al: New Developments in the Pathophysiology, Workup, and Diagnosis of Dural Venous Sinus Thrombosis (DVST) and a Systematic Review of Endovascular Treatments. Aging Dis 8: 136-48, 2017

18) Mullins ME, Grant PE, Wang B, et al: Parenchymal abnormalities associated with cerebral venous sinus thrombosis : assessment with diffusion-weighted MR imaging. AJNR Am J Neuroradiol 25: 1666-75, 2004

19) Morris TA, Marsh JJ, Chiles PG, et al: Single photon emission computed tomography of pulmonary emboli and venous thrombi using anti-D-dimer. Am J Respir Crit Care Med 169: 987-93,2004

20) Starmans LW, van Duijnhoven SM, Rossin R, et al: SPECT imaging of fibrin using fibrin-binding peptides. Contrast Media Mol Imaging 8: 229-37, 2013

2 疾患別：SPECTの特徴と使い方

脳血管障害

⑦ 硬膜動静脈瘻（dAVF）

石井 一弘 *Kazuhiro ISHII* 筑波大学医学医療系神経内科学

I．症状：臨床現場で見る硬膜動静脈瘻

　脳動静脈シャントをきたす疾患は脳動静脈奇形（arteriovenous malformation：AVM）と硬膜動静脈瘻（dural arteriovenous fistula：dAVF）で，前者は脳実質内にシャントがあり，通常は異常血管塊（ナイダス）が存在し，血流が多く，異常血管や動脈瘤からの出血で発症することが多い．後者は硬膜動脈が流入動脈で，硬膜上にシャントがある点で大きく異なる．原因はAVMでは先天的と考えられているが，dAVFは生理的硬膜動静脈吻合部が拡張し，シャント形成する後天的成因が推察されている（表1)[1]．

①発生頻度

　日常診療で遭遇することは比較的まれな疾患である．脳動静脈奇形の発生頻度が10万人当たり年間1.0人程度で[2]，硬膜動静脈瘻はその1/10と言われており，10万人当たり約0.1人が推定されている．最近の研究では10万人当たり0.29人との報告もある．50〜70歳代に好発し，重度の神経症状は男性例に多い[3]．

②硬膜動静脈瘻の分類

　dAVFの症状，治療や予後は静脈側（drainage）によって決まるため，静脈側形態による分類法であるCognard分類，

表1　脳動静脈奇形と硬膜動静脈瘻の比較

	脳動静脈奇形	硬膜動静脈瘻
シャントの部位	軟膜下シャント	硬膜内シャント
主要な栄養血管	軟膜動脈	硬膜動脈
異常血管塊	あり	なし
流出方向	順方向	順方向／逆方向
静脈圧／流速	低圧／高流速	高圧／低流速
疾患病態	破裂	静脈圧上昇

（文献1をもとに作成）

表2　dAVFのおもな分類

Type		Cognard 分類	Borden 分類
Ⅰ		順行性の硬膜静脈洞への流出	順行性の硬膜静脈洞への流出
	Ⅰa		
	Ⅰb		
Ⅱ		逆行性の硬膜静脈洞への流出	硬膜静脈洞（順行性）と脳静脈（逆行性）の流出
	Ⅱa	硬膜静脈洞への逆流のみ	
	Ⅱb	脳静脈への流出のみ	
	Ⅱc	硬膜静脈洞と脳静脈への流出	
Ⅲ		拡張のない脳静脈のみへの流出	逆行性の脳静脈への流出のみ
Ⅳ		拡張した脳静脈のみへの流出	
Ⅴ		延髄静脈への流出	

（文献7をもとに作成）

Borden 分類がよく用いられる (表2)[4]．また，シャントと静脈洞との関連で sinus type と non-sinus type が分類されるが，静脈洞と関連がない non-sinus type は血液が脳表静脈を逆流し，うっ血が強く，重症化しやすい．Sinus type と non-sinus type は治療法が異なることがある[1, 5]．

　病変部位によって dAVF は海綿静脈洞部（cavernous sinus：CS）43.6%，横・S状静脈洞部（transverse-sigmoid sinus：TSS），上矢状静脈洞（superior sagittal sinus：SSS），テント部（tentorium），前頭蓋窩（anterior cranial fossa：ACF），上錐体静脈洞（superior petrosal sinus：SPS），頭蓋・頚椎移行部（cranio-cervical junction：CCJ），顆・辺縁静脈洞（condylar marginal sinus：CMS）に分けられる．各部位の発生率は CS 43.6%，TSS 33.4%，SSS 4.7%，CMS 3.7%，tentorium 2.9%，ACF 1.2%，SPS 0.9% である[3]．発生学的

分類では腹側の軟骨性骨組織を覆う硬膜に出現する ventral group of endochondral bone（VE group）は，海綿静脈洞，S状静脈洞が属し，女性に多く，皮質静脈逆流が少なく経過良好であることが多い．背側の膜性骨組織を覆う硬膜に出現する dorsal group of membranous bone（DM group）は横静脈洞，静脈交会，上矢状静脈洞が含まれる．また，前頭蓋底，大脳鎌，テント部は falco-tentorial group（FT group）に属し，皮質静脈逆流（cortical venous reflux：CVR）を伴い重症例が多い傾向がある[6]．これに Borden 分類や Cognard 分類を参考にし，治療法を選択する[3]．

③臨床症状

　臨床症状は頭蓋内静脈圧亢進による症状と，局所のうっ血や出血による脳部位固有の症状に分けられるが，両病態が同時に関与している場合も多い．頭蓋内静脈圧亢進症状には，頭痛，視力障害，けいれん，認

知機能障害，構音障害，パーキンソニズムなどがあり，治療により改善する．一方脳部位に起因するうっ血や静脈性逆流による症状は，例えば海綿静脈洞部dAVFでは眼球突出，結膜充血，拍動性耳鳴であり，横・S状静脈洞部や上矢状静脈洞部のdAVFは側頭葉，頭頂葉の巣症状がみられ，テント部では小脳症状，構音・嚥下障害などが報告されている[7]．

Ⅱ．鑑別／診断と SPECT

①診断・検査

dAVFのスクリーニングには脳CTや脳MRIが有用である．症候性dAVFの検出はMRIで感度90%，特異度94%で，CTで感度80%，特異度87%である．脳MRIでは脳出血に伴うT2強調画像での低信号病変や静脈性浮腫によるT2強調画像，FLAIR画像上でシャント部周囲の高信号病変が見られることがあり，診断に有用である．MRIの撮像法のなかでも磁化率強調画像（susceptibility-weighted imaging：SWI）や脳血流灌流画像（dynamic susceptibility contrast imaging）は皮質静脈逆流や静脈拡張を感度良く描出する[6, 9]．またMR-DSA（MR digital subtraction angiography）では動脈相早期に流出静脈が描出され，dAVFのスクリーニングに有用である．

確定診断，分類，治療方針を決定するためには，血管造影は必須である[7]．脳血管撮影装置の開発が進み，cone beam CTによるMIP画像，MPR画像，3D-DSA画像を駆使し，シャント部位が明瞭に描出できるようになった．これら画像技術の進歩は血管内治療に多大な貢献をもたらしている[6]．

②脳血流に影響を与える因子

dAVFで局所脳血流低下（静脈性虚血）発生に関連する因子は，① leptomeningeal venous drainage（LMVD）の存在，②静脈洞閉塞（血栓）の合併，③ dAVFがhigh flowを示すことの3因子が重要である[8]．dAVFがLMVDを有する場合は静脈性高血圧を示す例が多く，静脈還流が阻害され静脈うっ滞，すなわち画像上では静脈拡張（venous ectasia）や脳表静脈逆流（CVR）をきたし，出血リスクとなり，重症化する．特に症状を有するCVRは出血リスクになるので，すみやかな治療が必要である[4, 9]．結果として，脳血流SPECTでは同部位の局所脳血流は低下する．静脈洞閉塞を伴っていない症例やシャント量が少ない症例，副側路（accessory route）が見られる症例は局所脳血流低下をきたしにくい[10]．

③脳血流 SPECT の報告例

dAVFで脳血流SPECTを行っている症例報告を調べてみると，dAVF付近で静

表3　動静脈瘻と脳血流 SPECT（症例報告）

症例報告	年齢性	症状	AVFの部位	SPECT核種	治療前の血流増加・低下	治療	症状予後	治療後の血流変化	分類
Togawa J 2014 [19]	61 W	GAWH（麻痺のない全失語）	左横静脈洞 dAVF	IMP	増加（左側頭葉）	TVE	不変	未検	Borden Ⅲ
Satow T 2017 [20]	73 M	けいれん，頭痛	右側頭葉 Pial AVF	ECD	増加（右側頭-頭頂葉）	血管造影で自然閉鎖	改善	正常化	
	69 M	言語障害，頭痛	左頭頂葉 Pial AVF		増加	血管造影で自然閉鎖	改善	正常化	
Katz JM 2003 [11]	61 M	錯乱，異常行動，一過性全失語	上矢状静脈洞 dAVF	HMPAO	左前頭-頭頂部低下	TVE+TAE	改善	改善	
Tamamoto F 2003 [12]	67 W	失禁，異常行動	上矢状静脈洞 dAVF	ECD	低下（両側視床）	TAE	改善	未検	
Fujii H 2014 [13]	69 W	Parkinsonism 認知機能障害	上矢状静脈洞 dAVF	IMP	両側前頭葉低下	TVE	改善	正常化	
Kai Y 2003 [14]	63 M	精神障害，認知機能障害	右横-S状静脈洞 dAVF	IMP	左側頭-後頭部低下	TAE	―	頭頂葉増加→低下	Borden Ⅱ Cognard Ⅱ a+b
Yoshihara T 2014 [15]	73 W	頭痛，耳鳴認知機能障害	右横-S状静脈洞 dAVF	ECD	両側後部帯状回，楔前部，左頭頂-後頭葉低下	TVE	改善	正常化	Borden Ⅱ
Kawaguchi T 2003 [16]	55 M	頭痛，視覚異常	右前頭蓋窩 dAVF	IMP	左後頭葉血流低下	開頭術	改善	改善	
Yamaguchi S 2005 [17]	69 M	頭痛，拍動性雑音	左前頭蓋窩 dAVF	IMP	左前頭-側頭葉血流低下	開頭術	改善	改善	
Abe E 2012 [18]	60 M	頭痛，けいれん	左後頭部円蓋部 dAVF	IMP	左後頭葉，頭頂-側頭葉血流低下	開頭術	増悪→改善	血流増加→正常化	Cognard Ⅳ

GAWH: Global Aphasia without Hemiparesis, dAVF: dural arteriovenous fistula, IMP: N-Isopropyl-p-[^{123}I] Iodoamphetamine（^{123}I-IMP），ECD: ^{99m}Tc-ethyl cysteinate dimer, HMPAO: ^{99m}Tc- hexamethylpropyleneamine oxime, TVE: transvenous embolization, TAE: transarterial embolization

脈うっ滞がみられる部位，すなわち，脳 MRI で脳表静脈拡張や浮腫性変化がみられる部位に一致して，脳血流低下を認めることが多い．過去15年間の dAVF の症例で，脳血流 SPECT が施行されている報告を表にまとめた．ほとんどの症例は dAVF 付近の血流低下を認めるが[11-18]，一部，血流増加を示す場合もある[19, 20]．治療後はほとんどの症例で血流が正常化し，症状も消失するが，術後に一過性に過灌流となり症状が増悪する例も少数ながら存在するので，注意する必要がある（表3）．まれにみられる dAVF での血流増加機序として，山田らはラットを用いた実験で静脈の圧上昇により IMP の取り込みが脳内で増加することから，dAVF の血流増加は静脈うっ滞による循環遅延により，IMP の初回通過時の wash-out が減少したために見かけ上

の血流増加になると考察している[19]。

Ⅲ. 治療（手術）と SPECT

①治療目標

dAVF の治療は，症状の改善と脳出血などの重篤な症状出現を未然に防ぐことが目標である．無症候性で，脳血管撮影にて脳皮質静脈への逆流を認めない dAVF では経過観察する．症候性もしくは脳血管撮影にて静脈うっ血（venous congestion）や脳皮質静脈への逆流を認める症例では，部位や血行動態に応じて外科的治療，血管内治療，定位放射線治療を単独または組み合わせて行う．海綿静脈洞，横・S状静脈洞部 dAVF に対しては血管内治療を，前頭蓋底，テント部，頭蓋頚椎移行部 dAVF に対しては外科治療を第一選択とする[21]。

②外科的治療

罹患静脈を外科的に切離離断または摘出する．血管内治療による根治が困難で，頭蓋内逆流による脳出血や静脈性梗塞の危険が高い場合に適応になる．

③血管内治療

dAVF の第一選択治療である．流出静脈が標的血管である．経静脈的塞栓術（TVE）と経動脈的塞栓術（TAE）があるが，一般的にコイルを用いた TVE のほうが根治性と安全性が高いため，経静脈的アプローチが容易な sinus type（海綿静脈洞，横・S状静脈洞，上矢状洞など）ではまず考慮されるべきである．経動脈的塞栓はコイルや粒子によるシャント手前での流入動脈を塞栓するが，根治性に乏しいので，液体塞栓物質（NBCA，Onyx[TM]）を用いることが多い．こちらは non-sinus type（テント部，前頭蓋窩，円蓋部など）で施行される[1, 4, 5, 9]。

④ガンマナイフによる定位放射線治療（stereotactic radiosurgery：SRS）

血管内治療が困難な症例や出血，静脈性梗塞のリスクが低い症例は保存的治療かガンマナイフが考慮される．TVE や TAE と組み合わせて施行されることが多い[7]。

Ⅳ. 症例提示

①亜急性に進行する認知機能障害で発症した多発 dAVF の症例

症例 76 歳男性．

主訴 物忘れ，尿失禁．

現病歴 5 カ月前から話のつじつまが合わなくなり，注意力低下を認めた．4 カ月前から近所の道順がわからなくなり，迷うようになった．3 カ月前から食事したことを忘れるなど物忘れが目立ち，尿・便失禁，動揺性歩行，転倒傾向が出現した．近医で，脳 MRI 上異常所見が見られ，当院を紹介された．既往歴・家族歴は特記事項な

し．喫煙歴，飲酒歴なし．

身体所見で右後頭部に血管雑音を聴取した．側頭部表在静脈の拡張を認めた．神経学的所見では失見当識を認め，HDS-R 5点であった．

脳神経障害なし．手掌頤反射は両側陽性で，腱反射は全般性に亢進し，四肢で筋緊張が亢進し，両側に足クローヌスを認めた．パーキンソン症状，協調運動障害はなく，感覚障害や髄膜刺激症状も見られなかった．尿失禁，便失禁を認めた．

検査所見 血算・凝固系異常なし．肝機能・腎機能異常なし．電解質・耐糖能異常なし．甲状腺機能，ビタミンは正常であった．自己抗体，腫瘍マーカー感染症はすべて陰性であった．

脳 MRI （治療前）両側後頭動脈，テント動脈等から多数の栄養血管を介して，静脈洞交会〜右S状静脈洞および上矢状静脈洞の広い範囲にシャントがみられた．静脈洞から皮質静脈への逆流を伴っており，側脳室周囲および皮質下白質に散在する T2 強調高信号域が見られた．静脈圧の亢進による顕著な浮腫性変化や出血を認めなかった **(図1)**．

脳血管造影 両側後頭動脈から横静脈洞，両側中硬膜動脈・浅側頭動脈から上矢状静脈洞へのシャントや，両側後頭動脈，両側テント動脈や右後耳介動脈から両側横静脈洞

へのシャントを認めた．内頚動脈は静脈圧の上昇により灌流低下を認め，静脈相の描出の遅延を認め，両側大脳の静脈うっ滞を認めた **(図2)**．

脳血流 SPECT （治療前）シャント部位の血流増加と両側前頭葉，頭頂葉，側頭葉に血流低下を認めた．特に両側前頭葉は静脈うっ滞と機能的な血流低下が加わり，顕著な血流低下を認めた．**(図3A)**．（治療後）TAE または TAE + TVE を4回施行後．症候の改善，機能改善が得られず，脳血流の改善は得られなかった **(図3B)**．

診 断 両側横静脈洞部，両側上矢状洞部の複数のdAVF（Borden Type Ⅲ，Cognard 分類 Ⅳ）．

治 療 TAE または TAE + TVE を4回施行したが，症候の改善，機能改善が得られず，リハビリテーション，長期療養目的に転院した．

②小脳失調で発症したテント部 dAVF の症例

症 例 72歳女性．

主 訴 めまい，ふらつき．

現病歴 約2カ月前に急性発症の回転性めまい，ふらつきによる歩行障害が出現した．近医受診し，小脳失調による歩行障害と脳MRIでの左小脳半球に T2 高信号病変を認めたため，当院へ入院した．

身体所見上，認知機能は正常（HDS-R

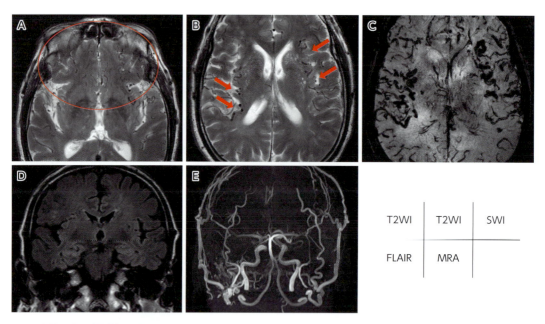

図1　症例1（76歳男性）の脳MRI
T2強調画像では，大脳の脳表に拡張した静脈を認めた．特に前頭葉眼窩面や島皮質では静脈うっ血が見られた．磁化率強調画像（SWI）では拡張した血管が低信号として強調され，分布からは皮質静脈のびまん性拡張と考えられた．

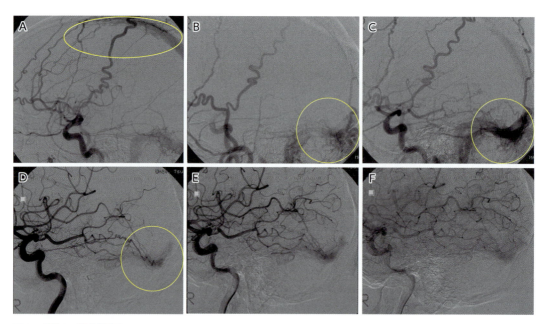

図2　症例1の脳血管造影
A〜C　右総頸動脈右後頭動脈，テント動脈，後耳介動脈から横静脈洞へのシャントを複数認めた．また，右中硬膜動脈，浅側頭動脈が頭頂部で上矢状静脈洞とシャントを形成していた．右横静脈洞から上矢状静脈洞へはシャント血流の逆流を認めた．

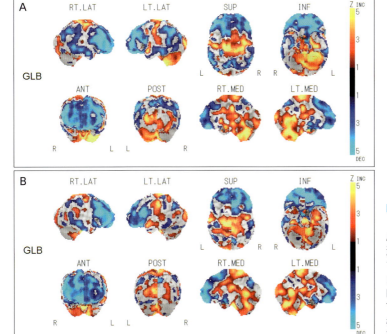

図3 症例1の脳血流SPECT 3D-SSP画像2 tail view

A：治療前．脳MRIで静脈うっ滞が見られていた両側前頭葉にて，著明な血流低下が認められた．

B：治療後．TAEまたはTAE＋TVEを4回施行後．症候の改善，機能改善が得られず，脳血流の改善は得られなかった．

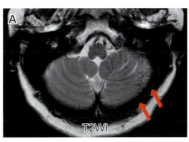

左小脳脚はT2WI，DWIで高信号を示す．

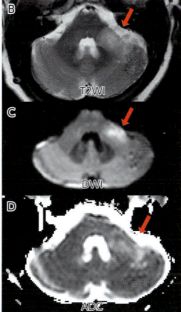

図4 症例2（72歳女性）の脳MRI

T2強調画像で小脳半球外側に拡張した静脈を認め，左中小脳脚を中心に高信号病変を認めた．この病変は拡散強調画像（DWI）ならびにADC-mapで高信号であることから，血管性浮腫と考えられた．

28点，MMSE 29点）で，軽度小脳性構音障害がみられたが，脳神経障害なし．下顎反射，四肢腱反射は軽度亢進し，病的反射はなかった．左優位の軽度協調運動障害，測定異常，体幹失調とそれによる開脚での立位保持，独歩不能があり，失立失歩（astasia abasia）と考えられた．錐体外路障害，不随意運動，感覚障害はなかった．

<u>検査所見</u> 血算，凝固能異常なし．腎機能・肝機能・電解質異常なし．ビタミン，耐糖能異常，甲状腺機能異常なし．自己抗体は陰性であった．

<u>脳 MRI</u> 左中小脳脚から左小脳半球にかけて，T2強調画像で高信号病変を認めた．MRAでは上錐体静脈洞，静脈洞交会が拡張して描出されており，動静脈瘻が疑われた．後頭動脈のjugular branchの拡張があり，栄養血管と考えられた．左上錐体静脈洞（SPS）分岐部に静脈血栓を認めた．

右側頭葉，左小脳半球に微小出血を認めた（図4）．

<u>脳血管造影</u> 左総頸動脈造影にて動脈相早期より上錐体静脈洞（SPS）から錐体静脈の描出がみられ，テント上動静脈瘻の所見であった．後頭動脈の頸静脈分枝，中硬膜動脈錐体枝が栄養血管であった．左錐体静脈から橋中脳横断静脈を介して対側錐体静脈へ抜けるルート，外側中脳静脈から脳底静脈へ抜けるルートが確認された．錐体静脈を介した静脈逆流を認め，上錐体静脈洞は血栓閉塞しisolated sinusになっていた（図5A）．

<u>脳血流SPECT</u> 左小脳半球で血流低下を認め，小脳虫部や対側の右小脳半球は血流増加がみられた（図6）．

<u>診断</u> 左テントdAVF（Borden Ⅲ，Cognard Ⅳ）．

<u>入院中経過</u> 全身麻酔下でのTVEを行い，右頸静脈経由で上錐体静脈洞へ，さらに血

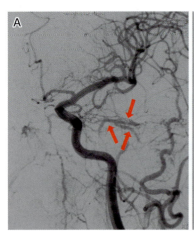
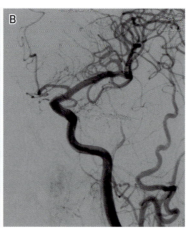

図5 症例2の左総頸動脈血管造影
A：TVE前．動脈相早期から左上錐体静脈洞（SPS）から錐体静脈が描出された．
B：TVE後．錐体静脈から上錐体静脈洞をコイル塞栓し，根治した．

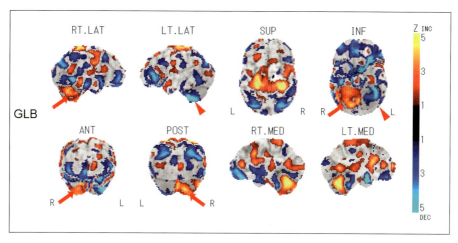

図6 症例2の脳血流SPECT 3D-SSP画像
左小脳半球のシャント部位周辺で血流低下（矢頭）が見られるが，右小脳半球は代償性に血流増加（矢印）していた．

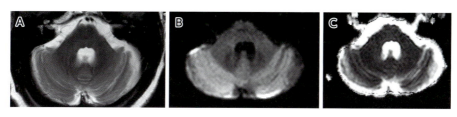

図7 症例2：TVE後の脳MRI
T2強調画像（A），拡散強調画像（B），ADC-map（C）での高信号病変は消失した．

栓を超えてシャント部へ到達した．静脈逆流している錐体静脈から isolated sinus にTVEを施行し，脳血管造影上は根治した（図5B）．術後は経過良好で合併症なし．左小脳半球浮腫の改善を認めた（図7）．体幹失調が軽度残存したが，リハビリにて歩行訓練を行い，歩行器歩行レベルでリハビリ転院した．半年後には杖歩行が可能になった．

> **診断時のピットフォール**
>
> 脳MRIでT2強調画像，FLAIR画像で脳表静脈の拡張とその周辺の高信号病変を認めた場合，dAVFを疑う．

> **治療時のピットフォール**
>
> 海綿静脈洞部，横・S状静脈洞，上矢状洞では血管内治療による塞栓術を，前頭蓋底，テント部では外科治療を第一選択とする．

まとめ

① dAVF は後天的に出現し，臨床症状は頭蓋内静脈圧亢進による症状と，出血や局所うっ血による局所症状に分けられる．

② 脳血流 SPECT では，一般的に dAVF シャント部およびその周囲は血流低下するが，血流増加する例もある．

③ 海綿静脈洞部，横・S状静脈洞，上矢状洞 dAVF では血管内治療による塞栓術を，前頭蓋底，テント部，頭蓋頚椎移行部 dAVF に対しては外科治療を第一選択とするが，根治が得られない場合はこれらに定位放射線治療などを組み合わせた集学的治療を試みる．

引用・参考文献

1) 松丸祐司：脳動静脈奇形と硬膜動静脈瘻の血管内治療．脳外誌 22: 911-6, 2013

2) Berman MF, Sciacca RR, Pile-Spellman J, et al: The epidemiology of brain arteriovenous malformations. Neurosurgery 47: 389-96, 2000

3) Hiramatsu M, Sugiu K, Hishikawa T, et al: Epidemiology of Dural Arteriovenous Fistula in Japan: Analysis of Japanese Registry of Neuroendovascular Therapy (JR-NET2). Neurol Med Chir 54 (Suppl 2): 63-71, 2014

4) 杉生憲志，平松匡文，徳永浩司，他：頭蓋内硬膜動静脈瘻の分類と治療．脳外誌 22: 37-43, 2013

5) 桑山直也，秋岡直樹，柏崎大奈，他：硬膜動静脈瘻治療の最先端．脳外誌 26: 125-33, 2017

6) 菱川朋人，杉生憲志，伊達 勲：脳血管疾患 硬膜動静脈瘻．日本臨牀 75 (増刊 5): 715-8, 2017

7) 崎山快夫：特殊な脳出血 硬膜動静脈瘻．日本臨牀 72 (増刊 7): 408-12, 2014

8) 川口 務，河野輝昭，金子好郎，他：123I-IMP SPECT を用いた硬膜動静脈瘻における局所脳血流量の検討．脳と神経 52: 991-6, 2000

9) 里見淳一郎，永廣信治：硬膜動静脈瘻の病態把握 (判断) と治療 (行動)．脳外誌 25: 42-51, 2016

10) 中谷 充，川口 務，竹内 誠：Leptomeningeal venous drainage を有するが，局所脳血流検査で低灌流域を示さなかった硬膜動静脈瘻の検討．脳卒中の外科 35: 119-23, 2007

11) Katz JM, Shetty T, Gobin YP, et al: Transient aphasia and reversible major depression due to a giant sagittal sinus dural AV fistula. Neurology 61: 557-8, 2003

12) Tamamoto F, Nakanishi A, Takanashi T, et al: Unexpected accumulation of thallium-201 in bilateral thalamic venous infarction induced by arteriovenous fistula in the posterior fossa: report of a case. Ann Nucl Med 17: 239-43, 2003

13) Fujii H, Nagano Y, Hosomi N, et al: Dural arteriovenous fistula presenting with progressive dementia and parkinsonism. BMJ Case Rep Jun 2: 2014

14) Kai Y, Hamada J, Morioka M, et al: Postoperative hyperperfusion in a patient with a dural arteriovenous fistula with retrograde leptomeningeal venous drainage: case report. Neurosurgery 53: 228-32, 2003, discussion 232-3

15) Yoshihara T, Kanazawa R, Maeshima S, et al: A Case of Curable Dementia Treated by Effective Endovascular Embolization for Dural Arteriovenous Fistula. Case Rep Neurol 6: 116-21, 2014

16) 川口 務，河野輝昭，大浅貴朗，他：手術により局所脳血流量の改善を認めた前頭蓋窩硬膜動静脈瘻の1例．No Shinkei Geka 31: 209-14, 2003

17) 山口真太朗，竹内靖治，中山顕児，他：前頭蓋窩硬膜動静脈瘻の2手術例 病理組織学的所見からみた発症機序について．No Shinkei Geka 33: 1219-26, 2005

18) 阿部英治，田島 篤，中野俊久，他：術後過灌流症候群を来した出血発症の円蓋部硬膜動静脈瘻 (Cognard type IV) の1例．No Shinkei Geka 40: 887-94, 2012

19) Togawa J, Ohi T, Kawarazaki S: Global Aphasia without Hemiparesis Caused by a Dural Arteriovenous Fistula. Intern Med 53: 135-8, 2014

20) Satow T, Suzuki M, Komuro T, et al: Spontaneous Resolution of Cerebral Pial Arteriovenous Fistula After Angiography: Report of Two Cases. World Neurosurg 2017 Case Report

21) 高血圧以外の原因による脳出血の治療 6-2 硬膜動静脈瘻，227-31 (日本脳卒中学会 脳卒中ガイドライン委員会：脳卒中治療ガイドライン 2015．協和企画，東京，2015)

2 疾患別：SPECTの特徴と使い方

B 認知症

① アルツハイマー病（AD）

中馬越 清隆 *Kiyotaka NAKAMAGOE* 筑波大学医学医療系神経内科学

I. 症状：臨床現場で見るアルツハイマー病

アルツハイマー病（Alzheimer's disease：AD）は，認知症の約67.6％を占める代表的な疾患である[1-3]．ADの認知機能障害の特徴は，①近時記憶障害で発症することが多く，遠隔記憶は比較的保たれる，②緩徐な進行により見当識障害，遂行機能障害，視空間障害，言語障害などが加わる，ことである．

①では海馬や海馬傍回を含む側頭葉内側の障害を反映し，エピソード記憶障害が特徴的である．例えば同じ話を繰り返す，物の置き場所を忘れるといった症状が出現するため，物忘れを主訴にした受診が多い．診察では記憶検査の遅延再生課題が最も鋭敏で，健常者との鑑別にも有用とされている[1,2]．また病識の低下や取りつくろいも高率に認める[4]．

②において遂行機能障害は比較的初期から認められやすく，仕事や家事など支障を生じる．変性が側頭葉・頭頂葉へ進展する[5]に従い，対応するように語健忘，語性錯語，計算障害，視空間失認（例えば，立方体などの図形の模写が困難）などの症状が出現する[6]．

行動・心理症状（behavioral and psychological symptom of dementia：BPSD）に関しては，物盗られ妄想などの被害妄想や幻視出現よりも，比較的早期から自発性低下や無関心等のアパシー，うつ状態の感情障害が認められる．

ミオクローヌス，パーキンソニズムなどの局所神経症候は病初期に認められることはまれであるが，進行により認められるようになり，最終的には臥床状態となる．

アルツハイマー病の臨床診断は，米国精神医学会による精神疾患の診断・統計マニュアル第5版（DSM-5，**表1**）[2,7]と2010年アルツハイマー病国際会議で新しく改訂された米国国立老化研究所（National Institute on Aging：NIA）とア

脳SPECTパーフェクトガイド **101**

表1　DSM-5 における Alzheimer 型認知症（major neurocognitive disorder due to Alzheimer's disease）の診断基準

A. 認知症の診断基準に一致
B. 少なくとも 2 つ以上の認知機能領域で障害が潜行状に発症し緩徐に進行する
C. ほぼ確実な Alzheimer 型認知症：1 か 2 のどちらかを満たす
　　1. 家族歴または遺伝学的検査から Alzheimer 病の原因遺伝子変異がある
　　2. 以下の 3 つすべてがある
　　　a. 記憶・学習の低下および他の認知機能領域の 1 つ以上の低下
　　　b. 着実に進行性で緩徐な認知機能低下で，進行が止まることはない
　　　c. 混合性の原因がない（他の神経変性疾患や脳血管障害，他の神経疾患，精神疾患，全身疾患など）
　　疑いのある Alzheimer 型認知症：1 か 2 を満たさない場合
D. 脳血管障害，他の神経変性疾患，物質の影響，その他の精神・神経疾患または全身疾患ではうまく説明できない．

（文献 7 より引用）

ルツハイマー協会（Alzheimer's Association：AA）による診断基準 NIA-AA（表2）[2, 8] が広く用いられている．これに従い，3 つの病期，①発症前段階（preclinical Alzheimer's disease）[9]，②アルツハイマー病による軽度認知障害（MCI due to Alzheimer's disease）[10]，③アルツハイマー病による認知症（アルツハイマー型認知症〔Alzheimer's disease dementia〕）[8] に分類される．

典型例のほか，非典型的な症候をきたす非定型アルツハイマー型認知症も存在する．視覚性注意障害で発症する後部大脳皮質萎縮症（posterior cortical atrophy）や，失語で発症するロゴペニック型失語（logopenic aphasia），行動異常や遂行機能障害が目立つといった前頭葉症状を主徴とする前頭葉型（frontal variant）などがこれに含まれ，診断に苦慮する場合もある．

Ⅱ. 鑑別／診断と SPECT

NIA-AA による臨床診断基準では，脳脊髄液中の A β 42 の低下と総タウやリン酸化タウ増加といった脳脊髄液バイオマーカー所見が採用され，これに MRI による進行性脳萎縮，アミロイド PET，FDG-PET（わが国ではいずれも保険適応外検査）所見が加わる．脳血流 SPECT は診断基準に採用されてはいない．脳脊髄液バイオマーカー所見や FDG-PET と比較すると診断感度は低いが，MRI 所見と比較すると脳機能低下を検出する診断感度は高く，わが国で広く普及している検査であり，他疾患との鑑別や MRI 画像の補助診断としても有用な検査であることには変わりない[1, 2, 11, 12]．

典型的なアルツハイマー病の SPECT 画像では，後部帯状回から楔前部と頭頂側頭連合野の血流低下を認める（図1）．進行す

表2 NIA-AAによる診断ガイドライン

ほぼ確実なAlzheimer型認知症
1. 認知症があり
    A. 数カ月から年余に緩徐進行
    B. 認知機能低下の客観的病歴
    C. 以下の1つ以上の項で病歴と検査で明らかに低下
        a. 健忘症状. b. 非健忘症状：失語. 視空間機能. 進行機能
    D. 以下の所見がない場合
        a. 脳血管障害. b. Lewy小体型認知症. c. behavioral variant FTD.
        d. 進行性失語症 semantic dementia. non-fluent/agrammatic PPA
        e. 他の内科・神経疾患の存在. 薬剤性認知機能障害

ほぼ確実性の高いProbable Alzheimer型認知症
    認知機能検査の進行性低下例. 原因遺伝子変異キャリアー

疑いのあるAlzheimer型認知症
    非定型な臨床経過
    他疾患の合併例
        a. 脳血管障害. b. Lewy小体型認知症. c. 他の神経疾患や内科疾患. 薬剤性

Alzheimer病病理が存在するほぼ確実なAlzheimer型認知症
    脳Aβ蓄積のバイオマーカー：CSF Aβ42低下. アミロイドPET陽性
    2次性神経変性や障害のバイオマーカー：
        脳脊髄液総タウ／リン酸化タウ増加. 側頭・頭頂葉の糖代謝低下（FDG-PET）
        側頭・頭頂葉の萎縮（MRI統計画像処理）

Alzheimer病病理が存在する疑いのあるAlzheimer型認知症
    非Alzheimer型認知症の臨床診断. バイオマーカー陽性かADの脳病理診断

注：アミロイドPET. EDG-PETおよび脳脊髄液Aβ42測定はわが国では保健適応外検査である.
（文献8をもとに作成）

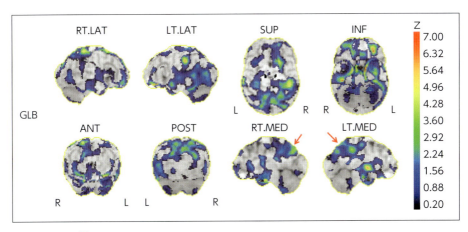

図1 初診時の¹²³I-IMP SPECT（3D-SSP）
両側頭頂葉・側頭葉，後部帯状回・楔前部（矢印）の血流低下を認める．

れば前頭連合野の血流低下を合併するが，橋，線条体，視床，小脳，一次視覚野，一次感覚運動野は比較的保たれる[11, 13]．MCI（mild cognitive impairment，軽度認知障害）レベルのアルツハイマー病や若年性アルツハイマー病ではMRI画像で海馬の萎縮を検出することが時に困難であり[14]，SPECT検査を併用することによって診断につながる．

アルツハイマー病と鑑別すべき疾患には，内側側頭葉萎縮を呈するレビー小体型認知症，進行性核上性麻痺，嗜銀顆粒性認知症などがある．鑑別診断で特に重要なレビー小体型認知症では，SPECT画像所見で後頭葉，後部帯状回，楔前部の血流低下を認め，アルツハイマー病と共通する．

鑑別のポイントとして，①アルツハイマー病では海馬の血流が低下する一方，レビー小体型認知症では比較的保たれる点，②レビー小体型認知症ではアルツハイマー病と比較して早期から一次視覚野の血流低下を認める[15]点が挙げられる．後頭葉の血流低下に関しては，レビー小体型認知症の約20％には認めない場合もあり[16]，MIBG心筋シンチグラフィでの取り込み低下所見[17]，ドパミントランスポータシンチグラフィでの線条体の取り込み低下，あるいは睡眠ポリグラフによるレム期睡眠時の筋緊張異常を診断に組み合わせることで，

診断精度を上げることが可能である．

非定型アルツハイマー病の一臨床型である後部大脳皮質萎縮症は早期から後頭葉の血流低下を認めるため，SPECT所見のみではレビー小体型認知症との鑑別は困難な場合がある．レビー小体型認知症に特徴的な臨床症状（錯視や人物像などの鮮明な幻視，パーキンソニズム）や各種バイオマーカー所見を画像所見と組み合わせて鑑別診断する必要がある．

> **鑑別／診断時のポイント**
> ・典型的アルツハイマー病では，後部帯状回から楔前部と頭頂側頭連合野の血流低下を認める．
> ・レビー小体型認知症との鑑別が重要．
> 1) レビー小体型認知症では海馬の血流が比較的保たれる．
> 2) レビー小体型認知症では早期から一次視覚野の血流低下を認める．

Ⅲ. 治療とSPECT[1, 2]

アルツハイマー病のうち，アルツハイマー病型認知症と診断した患者は病気に応じて薬物療法が行われる．治療効果判定には通常臨床で脳血流SPECT検査を用いることはないが，病期進行や鑑別診断において適宜施行されている．

> **治療時のピットフォール**
> アルツハイマー病では，レビー小体型認知症の鑑別診断を脳血流SPECT検査などで進めながら，並行して薬物治療の開始を検討する．

IV. 症例提示

①典型例：アルツハイマー型認知症

78歳男性．6年前に記銘力障害で受診した．MMSE（mini-mental state examination）26点，FAB（frontal assessment battery at bedside）16点であった（図1）．アルツハイマー病による軽度認知障害と診断した．徐々に進行し，3年前から被害妄想などのBPSDが顕在化した．現在はMMSE 17点（見当識 -7，注意と計算 -3，記憶の再生 -3）（図2, 3）．

②非典型例：後部大脳皮質萎縮症

63歳男性．左視野の見えにくさが出現し，車庫入れの際に車をぶつけるようになった．1年後には物忘れ，服を上手に着られない，文字が書けない，時計が読めないといった症状が出現し，改訂 長谷川式簡易知能評価スケール（HDS-R）は17点と低下した．その後も徐々に進行し，7年後の時点で基本的日常生活動作も困難となり，全介助となった．現在，HDS-Rは3点，MMSEは5点．病識は欠如し，取りつくろい反応を認めた．肢節運動失行，観念運動失行，観念失行あり左右失認，手指失認といった身体失認を認めた（Gerstmann

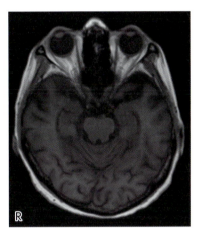

図3　現在の頭部 MRI
海馬などの側頭葉内側の萎縮を認める．

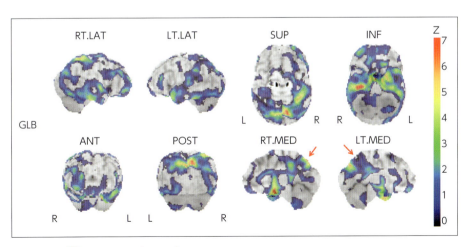

図2　現在の ^{123}I-IMP SPECT（3D-SSP）
両側頭頂葉・側頭葉，後部帯状回・楔前部（矢印）の血流低下が顕著となった．

症候群).¹²³I-FP-CIT SPECT,MIBG 心筋シンチグラフィは正常であった (図 4, 5, 6).

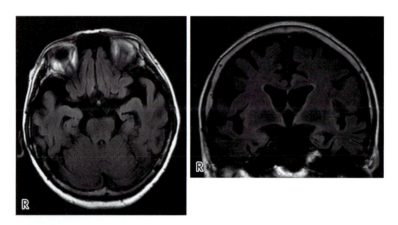

図 4　頭部 MRI
海馬などの側頭葉内側の萎縮を認める.

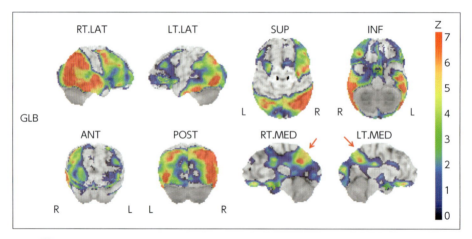

図 5　¹²³I-IMP SPECT（3D-SSP）
両側頭頂葉・後頭葉,後部帯状回・楔前部（矢印）の血流低下を認める.

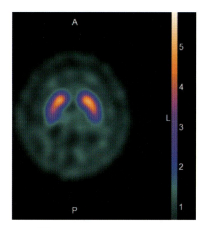

図6 ¹²³I-FP-CIT SPECT
SBR (Specific binding ratio) R/L 5.13/5.97と正常範囲であった.

臨床 MEMO

　アルツハイマー病の治療はおもに薬物治療であるが，疾患修飾薬といった根治治療薬は存在せず，認知機能改善のためにコリンエステラーゼ阻害薬のドネペジル，ガランタミン，リバスチグミンの3種類とNMDA受容体拮抗薬メマンチンの薬剤が使用可能である．いずれの薬剤も副作用に注意しながら病期に従って選択し，漸増する．

　例えばドネペジルは適用量5 mgであるが，3 mgで開始して漸増し，重度のアルツハイマー病には10 mgまでの増量可能が認められている．効果がない，効果減弱や不十分などの場合はほかのコリンエステラーゼ阻害薬への変更や，メマンチンとの併用を考慮する．リバスチグミンはパッチ製剤であり，経口摂取困難時にも使用可能である．メマンチンは中等度から重度のアルツハイマー病に適応があり，コリンエステラーゼ阻害薬と併用が可能である．

　アルツハイマー病では薬剤の中断により急速に認知機能低下が進行する症例もあり，投与中止の判断は慎重に行う必要がある．ドネペジルはレビー小体型認知症においても保険適応があり，鑑別診断を進めながら治療を開始することが可能となっている．

　環境変化によって病期進行を悪化させ[18]，また病期進行によって中枢性の前庭障害をきたし[19]，転倒や骨折といったさらなる悪化因子が生じるため，環境へのケアも重要となる．

まとめ

① 典型的なアルツハイマー病の脳血流SPECT画像では，後部帯状回から楔前部と頭頂側頭連合野の血流低下を認める．

② 海馬の血流低下と第一次視覚野の血流低下に注意し，レビー小体型認知症の鑑別が必要である．

③ 現在用いられている臨床診断基準に採用されてはいないが，MRIと組み合わせて施行することで脳萎縮の判定や鑑別診断においても有用である．

引用・参考文献

1) "第5章 Alzheimer 病"，219-50（「認知症疾患診療ガイドライン」作成合同委員会編：認知症疾患診療ガイドライン 2010. 日本神経学会監修）
https：//www.neurology-jp.org/guidelinem/degl/sinkei_degl_2010_06.pdf

2) 認知症疾患診療ガイドライン」作成委員会編：認知症疾患診療ガイドライン 2017. 日本神経学会監修. 医学書院，東京，2017

3) 厚生労働科学研究費補助金認知症対策総合研究事業. 都市部における認知症有病率と認知症の生活機能障害への対応. 平成 23 年度～平成 24 年度総合研究報告書：2013

4) Bäckman L, Jones S, Berger AK, et al. Cognitive impairment in preclinical Alzheimer's disease: a meta-analysis. Neuropsychology 19: 520-31, 2005

5) Braak H, Braak E: Neuropathological stageing of Alzheimer-related changes. Acta Neuropathol 82: 239-59, 1991

6) Cummings JL, Benson DF: "Cortical dementias in the extrapyramidal disorders",45-64 (Cummings JL, Benson DF, editors, Dementia: A clinical approach. 2nd ed. Butterworth-Heinemann Medical, Boston, 1992)

7) "DSM-5 における Alzheimer 型認知症（major neurocognitive disorder due to Alzheimer's disease）の診断基準"，602-3（日本精神神経学会日本語版用語監修，髙橋三郎，大野 裕監訳：DSM-5 精神疾患の診断・統計マニュアル. 医学書院，東京，2014）

8) McKhann GM, Knopman DS, Chertkow H, et al: The diagnosis of dementia due to Alzheimer's disease : recommendations from the National Institute on Aging-Alzheimer's Association workgroups on diagnostic guidelines for Alzheimer's disease. Alzheimers Dement 7: 263-9, 2011

9) Sperling RA, Aisen PS, Beckett LA, et al: Toward defining the preclinical stages of Alzheimer's disease: recommendations from the National Institute on Aging-Alzheimer's Association workgroups on diagnostic guidelines for Alzheimer's disease. Alzheimers Dement 7: 280-92, 2011

10) Albert MS, DeKosky ST, Dickson D, et al: The diagnosis of mild cognitive impairment due to Alzheimer's disease : recommendations from the National Institute on Aging-Alzheimer's Association workgroups on diagnostic guidelines for Alzheimer's disease. Alzheimers Dement 7: 270-9, 2011

11) 石井一成：特集 認知症の画像診断：Alzheimer 病から稀な疾患まで ―機能画像診断 1. 核医学. 画像診断 30: 1466-76, 2010

12) Morinaga A, Ono K, Ikeda T, et al: A comparison of the diagnostic sensitivity of MRI, CBF-SPECT, FDG-PET and cerebrospinal fluid biomarkers for detecting Alzheimer's disease in a memory clinic. Dement Geriatr Cogn Disord 30: 285-92, 2010

13) 高橋竜一，石井一成：特集アルツハイマー病の画像診断 脳血流 SPECT による診断：Brain perfusion SPECT for Alzheimer disease. Pharma Medica 32: 29-32, 2014

14) Ishii K, Kawachi T, Sasaki H, et al: Voxel-based morphometric comparison between early- and late-onset mild Alzheimer's disease and assessment of diagnostic performance of z score images. AJNR Am J Neuroradiol 26: 333-40, 2005

15) Fujishiro H, Iseki E, Kasanuki K, et al: A follow up study of non-demented patients with primary visual cortical hypometabolism: prodromal dementia with Lewy bodies. J Neurol Sci 334: 48-54, 2013

16) Tateno M, Kobayashi S, Shirasaka T, et al: Comparison of the usefulness of brain perfusion SPECT and MIBG myocardial scintigraphy for the diagnosis of dementia with Lewy bodies. Dement Geriatr Cogn Disord 26: 453-7, 2008

17) Hanyu H, Shimizu S, Hirao K, et al: Comparative value of brain perfusion SPECT and [(123)I] MIBG myocardial scintigraphy in distinguishing between dementia with Lewy bodies and Alzheimer's disease. Eur J Nucl Med Mol Imaging 33: 248-53, 2006

18) Buchner DM, Larson EB: Falls and fractures in patients with Alzheimer-type dementia. JAMA 257: 1492-5, 1987

19) Nakamagoe K, Fujimiya S, Koganezawa T, et al: Vestibular Function Impairment in Alzheimer's Disease. J Alzheimers Dis 47: 185-96, 2015

2 疾患別：SPECTの特徴と使い方

B 認知症

② レビー小体型認知症（DLB）

冨所 康志 *Yasushi TOMIDOKORO* 筑波大学医学医療系神経内科学

I．症状：臨床現場で見るレビー小体型認知症

レビー小体型認知症（dementia with Lewy bodies：DLB）は視覚認知機能障害，幻視，変形視，幻聴，実体意識性，体感幻覚，注意力や記銘力の低下と遂行機能障害，動作緩慢，仮面様顔貌，小声，嚥下障害，歩行障害などを呈し，転倒を繰り返しやすい．精神・運動症状は変動性であることが特徴的である．アルツハイマー病（Alzheimer's disease：AD）に比較して，記銘力の低下は相対的には軽度である．抑うつ，嗅覚低下，不眠，レム睡眠行動異常症（REM sleep behavior disorder：RBD），便秘，頻尿，失神などが認知機能低下や運動症状に先行することがあり，最近では特にRBDの意義が注目されている．

II．鑑別／診断

認知症を呈する疾患の代表であるAD，認知機能低下に加えてパーキンソニズムをきたす進行性核上性麻痺（progressive supranuclear palsy：PSP），大脳皮質基底核変性症候群（corticobasal syndrome：CBS），多系統萎縮症（multiple system atrophy：MSA），血管性認知症（vascular dementia：VaD），特発性正常圧水頭症（idiopathic normal pressure hydrocephalus：iNPH），薬剤性パーキンソニズム，せん妄などが鑑別の対象となる．せん妄の患者が幻視と症状の変動を示す場合に，その患者をDLBと誤診しないように注意が必要である．

2017年にDLBの国際診断基準が改訂された **(表1)**[1]．進行性の認知機能低下は前提条件として必須である．臨床上の中核的症状にRBDが追加された．抗精神病薬に対する過敏性は，抗精神病薬処方機会が減少していることから臨床上の支持的特徴へ格下げされた．指標的バイオマーカーとして，線条体でのドパミントランスポータ（dopamine transporter：DAT）密度低下，

表1　DLB の改訂国際診断基準の要旨

認知症は必須．加えて，他疾患を除外できること．

臨床上の中核的特徴：動揺性の認知機能，繰り返し出現する幻視，特発性パーキンソニズム，RBD
臨床上の支持的特徴：抗精神病薬への強い感受性，不安定性，繰り返す転倒，失神，高度の自律神経障害（便秘，起立性低血圧，排尿障害），過眠，嗅覚低下，視覚以外の幻覚，系統的な妄想，アパシー，不安，抑うつ
指標的バイオマーカー：基底核での DAT 取り込み低下，MIBG 心筋シンチグラフィによる取り込み低下，PSG における筋活動抑制を伴わない REM 睡眠の確認
示唆的バイオマーカー：CT/MRI で内側側頭葉の萎縮が比較的軽度，SPECT/PET で後頭葉の血流／代謝低下を伴う全般性の血流／代謝低下（CIS の有無は問わない），脳波での後方優位の徐波化

Probable DLB：以下の a ないし b の場合に診断可
a. 臨床上の中核的特徴を 2 つ以上
b. 臨床上の中核的特徴は 1 つだが，指標的バイオマーカーが 1 つ以上該当
Possible DLB：以下の a ないし b の場合に診断可
a. 臨床上の中核的特徴が 1 つだけで，指標的バイオマーカーは 1 つも該当しない
b. 1 つ以上の指標的バイオマーカーが該当するが，臨床上の中核的特徴が 1 つもない

（文献 1 をもとに作成）

心筋へのメタヨードベンジルグアニジン（[123]I-MIBG）の取り込み低下，ポリソムノグラフィ（polysomnography：PSG）による "筋活動抑制を伴わない REM 睡眠" の確認が記載され，示唆的バイオマーカーとして，SPECT/PET における後頭葉の血流／代謝低下を伴う全般性の血流／代謝低下などが挙げられた．臨床的中核症状が一つにとどまっても，指標的バイオマーカーの異常を少なくとも一つ確認できれば，probable DLB と診断することが可能である．一方でバイオマーカーのみによる診断は行わないこととされた．

DAT シンチグラフィ（[123]I-FP-CIT SPECT）の有用性については，臨床診断された 151 例の DLB と対照認知症 147 例の検討で感度 78％，特異度 90％であった[2]．剖検で確認された 33 例の DLB と 22 例の AD についての検討では，感度 80％，特異度 92％と報告された[3]．線条体での DAT 密度低下の程度はパーキンソニズムの重症度のよい指標となるが，認知機能低下や変動性，幻視，RBD とは関連しない[4]．また，認知症とパーキンソニズムを呈する症例を診た際に，線条体での DAT 密度低下を認めても，DLB の診断を下すためにはさらに PSP や CBS，MSA など，認知症とパーキンソニズムをきたす疾患を除外する必要があることに注意が必要である．

鑑別時のピットフォール

認知症とパーキンソニズムを呈する症例で DAT シンチグラフィでの取り込み低下があっても，それだけでは進行性核上性麻痺や大脳皮質基底核変性症，多系統萎縮症は除外されない．

110　脳 SPECT パーフェクトガイド

MIBG 心筋シンチグラフィは心筋交感神経節後線維の密度を反映する．87 例の DLB と 46 例の AD に対する検討で，心縦隔比（heart-to-mediastinum ratio：HM 比）は早期像と後期像ともに感度 69％，特異度 89％であった[5]．HM 比の低下は，虚血性心疾患や心不全，糖尿病，末梢神経障害，三環系抗うつ薬やレゼルピンなどの薬剤によっても生じることに注意が必要である．

> **診断のポイント**
>
> DLB の国際診断基準が改訂され，MIBG 心筋シンチグラフィによる取り込み低下が指標的バイオマーカーに格上げされた．

後頭葉の代謝・血流低下については，23 例の DLB，50 例の AD，正常対照 20 例における HMPAO SPECT での検討で，感度 65％，特異度 87％であった[6]．Lim らは DLB 14 例と AD 10 例に対して FDG-PET を行い，代謝が後頭葉内側および側頭部で低下する一方で，中・後部帯状回では相対的には保たれていた場合に特異度 100％，感度 62〜86％であることから，DLB の診断に有用であるとし，その特徴的所見を cingulate island sign（CIS）とよんだ[7]．CIS の意義は SPECT でも検討され，感度・特異度ともに 85％であった[8]．

RBD は，その出現率が剖検で確認された DLB では非 DLB に比して著明に高く（76％ vs 4％）[9]，パーキンソン病（Parkinson's disease：PD）や DLB の非運動症状の一つとされる．DLB 患者では RBD が前駆症状として認知症発症に何年も先駆けて生じることがあり，近年注目されている．認知症患者では RBD と紛らわしい睡眠障害を呈することがあり，RBD の診断に PSG を要することがある．

Ⅲ．症例提示

①典型例：73 歳男性

主訴 睡眠中に暴れる．

現病歴 X-5〜6 年ごろから夜間の中途覚醒があり，睡眠中に大声を上げることがあった．X-2〜3 年ごろから便秘になり，嗅覚や味覚の低下，物忘れなどを自覚し，自動車のキーなどをなくすようになった．

X-1 年から睡眠中にときどき手足を大きく動かすようになった．症状の程度には変動があったが，X 年，睡眠中に暴れるようになり，認知症を心配して受診した．

初診時，抑うつ感，幻視や実体意識性なし．歩行や日常生活動作などに支障なく，最近の転倒歴や，パーキンソニズムならびに認知機能低下をきたす薬剤の服用歴はなかった．

神経学的には軽度の記銘力と注意力の低下を認め，MMSE は 26/30 点（計算 -1，遅延再生 -1，口頭指示 -1，自発書字 -1），

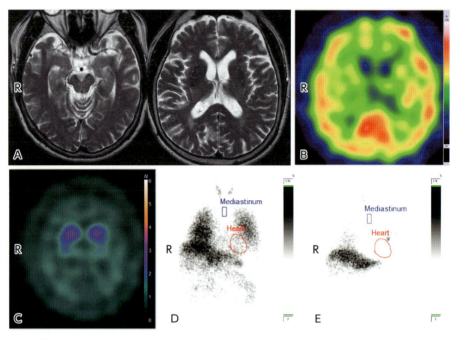

図1 症例

手指によるキツネの逆さ組み合わせ模倣動作や立方体模写は不能であった．軽度のパーキンソニズムがあり，四肢の軽度の無動と両手指の軽度の姿勢時振戦を認め，手関節に筋強剛が誘発された．安静時振戦や仮面様顔貌，眼球運動障害は認めなかった．立位での前傾姿勢や姿勢反射障害はなかったが，歩行時の腕ふりが減少していた．小脳失調や構音障害，感覚障害はなく，深部腱反射も正常範囲であった．便秘があったが排尿困難感や頻尿，失神の訴えはなかった．

頭部MRIでは，中脳や大脳基底核，大脳半球深部白質の虚血性変化，側頭葉内側の萎縮は軽度であり，くも膜下腔の不均衡な拡大や，中脳被蓋や橋・小脳の萎縮，大脳基底核や脳幹の異常信号は認めなかった（図1A）．IMP SPECTでは，血流が両側側頭葉ならびに後頭葉内側および側頭部で低下する一方で中・後部帯状回では相対的には保たれ，CISに相当する所見であった（図1B）．DATシンチグラフィにおけるspecific binding ratioは右3.11，左2.66と低下していた（図1C）．MIBG心筋シンチグラフィではHM比は前期相1.38（図1D），後期相1.19（図1E）と低下し，wash-out ratioは31.6％と亢進していた．甲状腺機能を含めて血液・生化学検査等に異常はな

かった.

　外来通院中にも症状の程度に若干の変動が見られた. 一連の画像検査終了時に施行した Montreal Cognitive Assessment-J では 26/30 点（言語 -1, 遅延再生 -3, 立方体模写可, カットオフ 25/26 点）であり, 初診時と同様に立方体模写が障害されていれば正常範囲未満となっていた得点であった. 以上から, 前臨床期から軽度認知障害の段階へ移行しつつある DLB（probable DLB）と診断した. 内服薬の使用には同意が得られず, 経過観察とした.

Ⅳ. 治　療

　認知機能障害に対してドネペジルが[10], 運動症状に対してはゾニサミドが有効である[11]. 運動症状に対して L-dopa 製剤などを用いる場合があるが, 精神症状の増悪に注意する. RBD に対しては, 一般的にはクロナゼパムが使用されることが多いが, DLB に伴う場合はドネペジルも有効である[12]. 抑肝散や抑肝散化陳皮半夏が不眠や幻視などに対して用いられる[13]. 抑うつには抗うつ薬, 便秘には緩下薬や消化管機能改善薬, 起立性低血圧による失神には昇圧薬などが用いられる. 薬剤過敏性が DLB に特徴的であることから, 薬物治療の際には十分な注意を要する.

　概日リズムや運動機能, 社会性の維持などを目的としてリハビリテーションやデイケアが行われる.

まとめ

① DLB の早期診断は, 薬剤過敏性への対応などの点からも重要である.

②パーキンソニズムと認知症を併発する PSP, CBS, MSA や iNPH のほか, せん妄を DLB と診断しないよう注意する.

③ DLB の非運動症状についての聴取と, DAT シンチグラフィや MIBG 心筋シンチグラフィなどの指標的バイオマーカーが診断に有用である.

引用・参考文献

1) McKeith IG, Boeve BF, Dickson DW, et al: Diagnosis and management of dementia with Lewy bodies: Fourth consensus report of the DLB Consortium. Neurology 89: 88-100, 2017

2) McKeith I, O'Brien J, Walker Z, et al: Sensitivity and specificity of dopamine transporter imaging with 123I-FP-CIT SPECT in dementia with Lewy bodies: a phase III, multicentre study. Lancet Neurol 6: 305-13, 2007

3) Thomas AJ, Attems J, Colloby SJ, et al: Autopsy validation of 123I-FP-CIT dopaminergic neuroimaging for the diagnosis of DLB. Neurology 88: 276-83, 2017

4) Shimizu S, Hirose D, Namioka N, et al: Correlation between clinical symptoms and striatal DAT uptake in patients with DLB. Ann Nucl Med 31: 390-8, 2017.

5) Yoshita M, Arai H, Arai H, et al: Diagnostic accuracy of 123I-meta-iodobenzylguanidine myocardial scintigraphy in dementia with Lewy bodies: a multicenter study. PloS one 10: e0120540, 2015

6) Lobotesis K, Fenwick JD, Phipps A, et al: Occipital hypoperfusion on SPECT in dementia with Lewy bodies but not AD. Neurology 56: 643-9, 2001

7) Lim SM, Katsifis A, Villemagne VL, et al: The 18F-FDG PET cingulate island sign and comparison to 123I-beta-CIT SPECT for diagnosis of dementia with Lewy bodies. J Nucl Med 50: 1638-45, 2009

8) Imabayashi E, Soma T, Sone D, et al: Validation of the cingulate island sign with optimized ratios for discriminating dementia with Lewy bodies from Alzheimer's disease using brain perfusion SPECT. Ann Nucl Med 31: 536-43, 2017

9) Ferman TJ, Boeve BF, Smith GE, et al: Inclusion of RBD improves the diagnostic classification of dementia with Lewy bodies. Neurology 77: 875-82, 2011

10) Ikeda M, Mori E, Matsuo K, et al: Donepezil for dementia with Lewy bodies: a randomized, placebo-controlled, confirmatory phase III trial. Alzheimers Res Ther 7: 4, 2015

11) Stinton C, McKeith I, Taylor JP, et al: Pharmacological Management of Lewy Body Dementia: A Systematic Review and Meta-Analysis. Am J Psychiatry 172: 731-42, 2015

12) Kazui H, Adachi H, Kanemoto H, et al: Effects of donepezil on sleep disturbances in patients with dementia with Lewy bodies: An open-label study with actigraphy. Psychiatry Res 251: 312-8, 2017

13) Okamoto H, Iyo M, Ueda K, et al: Yokukan-san: a review of the evidence for use of this Kampo herbal formula in dementia and psychiatric conditions. Neuropsychiatric Dis Treat 10: 1727-42, 2014

2 疾患別：SPECT の特徴と使い方

B 認知症

③ 血管性認知症（VaD）

冨所 康志 *Yasushi TOMIDOKORO* 筑波大学医学医療系神経内科学

I．症状：臨床現場で見る血管性認知症

血管性認知症（vascular dementia：VaD）は，脳血管障害によって引き起こされる認知症の総称である．NINDS-AIREN 診断基準では，VaD は皮質性（多発梗塞性認知症），認知症発現に戦略的な部位の単一病変によるもの，小血管病変性，低還流性，脳出血性に大別される．その多様性を反映して VaD の臨床症状も多様であり，発症や進行の仕方も，突発性，緩徐進行性，階段状などさまざまで，血管障害の再発による症状の変動を示す場合がある．多発性皮質梗塞ではいわゆるまだら認知症を，白質病変では皮質下認知症を呈する．アパシー，情動不安定，脱抑制，妄想，易刺激性などが目立つ場合がある．情動失禁，局所神経症候，パーキンソニズム，排尿障害などが出現しやすい．

II．鑑別／診断

認知症の代表的疾患であるアルツハイマー病（Alzheimer's disease：AD），加えてパーキンソニズムを伴うレビー小体型認知症（dementia with Lewy bodies：DLB），進行性核上性麻痺（progressive supranuclear palsy：PSP），大脳皮質基底核変性症候群（corticobasal syndrome：CBS），多系統萎縮症（multiple system atrophy：MSA），特発性正常圧水頭症（idiopathic normal pressure hydrocephalus：iNPH）などが鑑別の対象となる．

Hachinski の虚血スコアは，VaD と AD の鑑別の目安として用いられる．

診断基準にはさまざまなものが提唱されており，ICD-10 や DSM-5，アルツハイマー病診断・治療センター（Alzheimer's Disease Diagnostic and Treatment Centers：ADDTC）による虚血性血管性認知症の診断基準，NINDS-AIREN 診断基

準などがある．各基準での診断の一致率は，DSM-Ⅲ と ICD-10 と で 100%，ICD-10 と NINDS-AIREN 診断基準，ADDTC 診断基準と DSM-Ⅳで 85.0% と 87.3% であるが，その他の診断基準間では必ずしも高くない[1]．いずれの診断基準を用いるにせよ，臨床的な認知症の診断と，頭部 MRI などで得られた脳血管障害の分布と程度が認知症の性格と程度に一致しているか判断する必要がある．

VaD の病態の多様性を反映し，脳血流 SPECT の所見はさまざまである．皮質性の VaD では，血管障害の分布に一致した血流低下がみられる．Binswanger 病や多発性ラクナ梗塞による小血管病変性 VaD では，前頭葉での血流低下が早期から見出される[2, 3]．Binswanger 病ではラクナ梗塞に加えて大脳白質に広範な脱髄を生じるが，多発性ラクナ梗塞や Binswanger 病のいずれにおいても，穿通枝領域の循環不全によって白質線維が障害されるために前頭前野や視床皮質路が障害され，認知症が出現すると考えられている．戦略的な部位の単一病変によるものでは，角回，後大脳動脈領域，中大脳動脈領域，視床，前脳基底部，海馬，帯状回，脳弓，尾状核，淡蒼球，内包膝部・前脚などの梗塞等で認知症が出現する．このうち内包膝部の梗塞では，視床と前・側頭葉，島回などを連絡す

る回路が破壊されていることを反映し，同側の中・下前頭回ならびに内・外側側頭葉で血流低下がみられる[4]．

最近では，血管性パーキンソニズムを伴った VaD とパーキンソン病や DLB の鑑別について注目されている[5]．

Ⅲ．症例提示

①典型例：66 歳男性

主訴 もの忘れがあり歩きにくい．

現病歴 X-2 年ごろから階段昇降がしにくく，夜間の中途覚醒があり．X-1 年ごろから，歩きはじめに足が出にくくなり，歩き出しや方向転換時にふらつくようになった．

X 年に入って歩行が遅くなり，歩幅も狭くなる一方で歩隔も広がった．ろれつの回りにくさを自覚するようになった．人の名前が思い出せなくなり，家族から見て会話にワンテンポ遅れるようになった．転倒が目立つようになったため退職し，自宅で何もせず寝て過ごすことが多くなり，受診した．嗅覚障害や悪夢，幻視，実体意識性，抑うつ感，レム睡眠障害を思わせるエピソードの訴えはなかった．パーキンソニズムや認知機能低下をきたす薬剤の服用歴はなかった．

初診時，神経学的には軽度の記銘力と注意力の低下を認め，HDS-R は 13/30 点

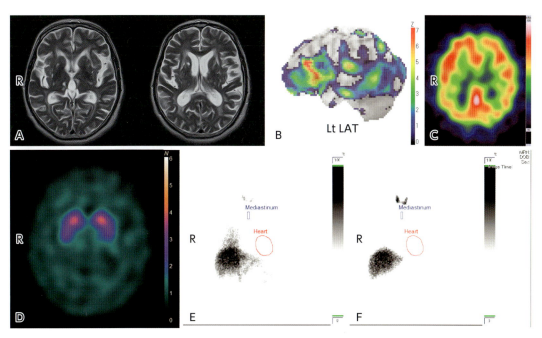

図1 症例

（場所 -1，計算 -1，逆唱 -1，遅延再生 -6，物品記銘 -3，言語流暢性 -5）．キツネ，鳩，逆さキツネの手指模倣動作は可能であった．仮面様顔貌なく眼球運動や声量は正常であったが，軽度の構音障害と嚥下障害，左上肢の軽度の筋強剛を認めた．振戦や感覚障害，失調はみられなかった．立位で軽度の前傾姿勢と姿勢反射障害を認め，歩行時には歩幅の減少と歩隔の拡大，腕ふりの減少と方向転換時に小刻み歩行の増悪を認めた．深部腱反射は両側で亢進し，手掌頤反射が陽性であったが，Babinski徴候は陰性であった．便秘と夜間頻尿，入浴後の立ちくらみの訴えがあった．

頭部 MRI では，両側大脳基底核の多発性梗塞と大脳半球深部白質の虚血性変化を認め，くも膜下腔の不均衡な拡大や中脳被蓋，橋・小脳の萎縮，MSA を示唆する大脳基底核や脳幹の異常信号はみられなかった (図1A)．IMP SPECT にて脳血流の評価を行ったところ，左前頭葉で低下が著明であったが右前頭葉，左側頭葉や両側後頭葉でも軽度に低下がみられ (図1B)，中・後部帯状回では相対的には保たれていた (図1C)．ドパミントランスポータ (dopamine transporter：DAT) シンチグラフィ (^{123}I-FP-CIT SPECT) における specific binding ratio は右 4.65，左 4.13 と比較的保たれていた (図1D)．メタヨードベンジルグアニジン (^{123}I-MIBG) 心筋シンチグラフィでは

心縦隔比（heart-to-mediastinum ratio：HM比）は前期相1.75（図1E），後期相1.29（図1F）と後期相で低下し，wash-out ratioは38.5％と亢進していた．Head up tilt試験では，臥位血圧126/78 mmHg，脈拍47/分が起立2分時の血圧87/52 mmHg，脈拍50/分となり，起立性低血圧を認めた．甲状腺機能を含めた血液・生化学検査や心臓超音波検査に異常はなかった．経過観察中に認知機能とパーキンソニズムに変動はみられなかった．

パーキンソニズムや認知機能障害は頭部MRIで認められた小血管病変性の血管障害で生じる得る範囲と考えられ，精神症状ではアパシーが比較的目立った．一方で，DLBの改訂国際診断基準[6]におけるDLBの臨床上の中核的症状は認めなかった．以上から，DLB（possible DLB）を混合病理として背景に有したVaDと診断した．

Ⅳ. 治療

認知機能障害に対してはドネペジルなどのコリンエステラーゼ阻害薬が有効であるとする報告があるが[7]，合併するADに対する効果との意見もあり，わが国ではVaDの認知機能障害に対する使用は保険適用にはなっていない．NMDA受容体阻害薬のメマンチンについても同様である．ニセルゴリンは認知機能障害の改善に有効

であり[8]，意欲低下についても有用である．アマンタジンは脳梗塞後遺症に対してわが国での保険適用があり，VaDにおける意欲や自発性の改善に使用される場合がある．釣藤散（ちょうとうさん）によって，自発性，全般的知的能力，夜間せん妄や睡眠障害，幻視，着衣動作などが改善したとの報告がある[9]．リスペリドンは低用量（平均0.95 mg/d）で認知症全般の攻撃性や易怒性，サイコーシスに有用であり，その反応性はADよりVaDでより良いとする報告がある[10]．パーキンソニズムの増悪や眠気，血糖上昇などに注意する．非定型抗精神病薬は高齢者のBPSD（behavioral and psychological symptom of dementia）の治療において軽度ながら死亡リスクの上昇に関連するため[10]，その使用に際しては量を必要最小限にとどめ，家族らとの十分な協議が必要である．

背景となった血管障害の再発抑制を目的としてその病態に応じて，抗血小板薬の使用や，高血圧症[11, 12]や脂質代謝異常[13]などに対する治療が考慮される．降圧による認知機能低下の進行抑制については複数の検討があるが[11, 12]，高齢者の検討で効果が明らかでなかったとする報告もあり，至適降圧目標値などはいまだ不明確である．スタチンによる認知機能低下抑制効果については評価が定まっていない[13]．

概日リズムや運動機能，社会性の維持な

どを目的としてリハビリテーションやデイ
ケアが行われる．運動や歩行によって，

VaD の発症リスクが減少したとの報告が
ある[14]．

■ まとめ ■

① VaD の病態はさまざまである．

② VaD の診断には，臨床症状と検査結果の対比が重要である．

③他の認知症性疾患との合併があり得，各種シンチグラフィが鑑別や診断に有用である場合がある．

引用・参考文献

1) Pohjasvaara T, Mantyla R, Ylikoski R, et al: Comparison of different clinical criteria (DSM-III, ADDTC, ICD-10, NINDS-AIREN, DSM-IV) for the diagnosis of vascular dementia. National Institute of Neurological Disorders and Stroke-Association Internationale pour la Recherche et l'Enseignement en Neurosciences. Stroke 31: 2952-7, 2000

2) Shyu WC, Lin JC, Shen CC, et al: Vascular dementia of Binswanger's type: clinical, neuroradiological and 99mTc-HMPAO SPET study. Eur J Nucl Med 23: 1338-44, 1996

3) Ishihara M, Kumita S, Hayashi H, et al: Loss of interhemispheric connectivity in patients with lacunar infarction reflected by diffusion-weighted MR imaging and single-photon emission CT. AJNR Am J Neuroradiol 20: 991-8, 1999

4) Tatemichi TK, Desmond DW, Prohovnik I: Strategic infarcts in vascular dementia. A clinical and brain imaging experience. Arzneimittel-Forschung 45: 371-85, 1995

5) Nuvoli S, Spanu A, Piras MR, et al: 123I-ioflupane brain SPECT and 123I-MIBG cardiac planar scintigraphy combined use in uncertain parkinsonian disorders. Medicine 96: e6967, 2017

6) McKeith IG, Boeve BF, Dickson DW, et al: Diagnosis and management of dementia with Lewy bodies: Fourth consensus report of the DLB Consortium. Neurology 89: 88-100, 2017

7) Wilkinson D, Doody R, Helme R, et al: Donepezil in vascular dementia: a randomized, placebo-controlled study. Neurology 61: 479-86, 2003

8) Herrmann WM, Stephan K, Gaede K, et al: A multicenter randomized double-blind study on the efficacy and safety of nicergoline in patients with multi-infarct dementia. Dement Geriatr Cogn Disord 8: 9-17, 1997

9) Terasawa K, Shimada Y, Kita T, et al: Choto-san in the treatment of vascular dementia: a double-blind, placebo-controlled study. Phytomedicine 4: 15-22, 1997

10) Brodaty H, Ames D, Snowdon J, et al: A randomized placebo-controlled trial of risperidone for the treatment of aggression, agitation, and psychosis of dementia. J Clin Psychiatry 64: 134-43, 2003

11) Forette F, Seux ML, Staessen JA, et al: The prevention of dementia with antihypertensive treatment: new evidence from the Systolic Hypertension in Europe (Syst-Eur) study. Arch Intern Med 162: 2046-52, 2002

12) Dufouil C, Chalmers J, Coskun O, et al: Effects of blood pressure lowering on cerebral white matter hyperintensities in patients with stroke: the PROGRESS (Perindopril Protection Against Recurrent Stroke Study) Magnetic Resonance Imaging Substudy. Circulation 112: 1644-50, 2005

13) Giannopoulos S, Katsanos AH, Kosmidou M, et al: Statins and vascular dementia: a review. J Alzheimers Dis 42 (Suppl 3) :S315-320, 2014

14) Ravaglia G, Forti P, Lucicesare A, et al: Physical activity and dementia risk in the elderly: findings from a prospective Italian study. Neurology 70: 1786-94, 2008

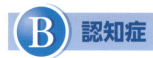

B 認知症

④ 運動ニューロン疾患を伴う前頭側頭型認知症（FTD-MND）

玉岡 晃　*Akira TAMAOKA*　筑波大学医学医療系神経内科学

Ⅰ．症状：臨床現場で見る FTD-MND

前頭側頭型認知症（frontotemporal dementia：FTD）は，従来ピック（Pick）病とよばれていた，特異な言語症状と精神症状を示す疾患群に対して提唱された概念であり，前頭・側頭葉の萎縮を呈する非アルツハイマー型の変性性認知症疾患である．FTDの神経病理学的背景は多彩であり，Lund-Manchester groupによると，①前頭葉変性症（frontal lobe degeneration：FLD）型，②Pick型，③運動ニューロン疾患（motor neuron disease：MND）型の3種の病変を示すとされている[1]．FTDは，変性部位（topography）に基づく症候群を示す解剖診断名である前頭側頭葉変性症（frontotemporal lobar degeneration：FTLD）と同義語として，広義に用いられることも近年多くなっている．

FTLDは，臨床的には，a）狭義のFTD＝行動異常型FTD（behavioral variant FTD：bvFTD）のほか，b）意味性認知症（semantic dementia：SD），c）進行性非流暢性失語（progressive non-fluent aphasia：PNFA）の3種の臨床病型に分類されている．FTLDの組織病理所見は，Lund-Manchester groupの提唱した①FLD型，②Pick型，③MND型であり，MND型は認知症を伴う筋萎縮性側索硬化症（ALS with dementia：ALSD）の病理そのものである．①，②，③のいずれの病理型であっても病変のtopographyに応じた臨床像が出現する[1]．また，発症時の症状がa），b），c）のいずれであっても，病変の進行によっては他の症候が重畳してくる．

ALSの約5％にFTLDの臨床病型がみられ，人格変化，過敏症，強迫観念や妄想，不十分な洞察力，遂行機能障害などが報告されている[2]．既述のように，FTLDは，最初に侵される脳領域の違いに対応して出現する臨床症状に基づいて，bvFTD，SD，PNFAの3亜型が分類されている．FTLDでは，特徴的な精神症状や行動異

常が記憶障害より早期に出現する．bvFTDは性格・行動異常が目立ち，SDやPNFAでは失語症状が先行する．

①精神症状，行動異常

病識は病初期より欠如している．多幸的，児戯的（モリア），易怒的な感情・性格変化が多く，焦燥感，不機嫌，情動鈍麻もしばしばみられる．進行すると意欲低下・無関心の状態となる．被影響性の亢進として，模倣行為，反響言語（おうむ返し），強迫的音読，強迫的言語応答などがみられる．脱抑制もしばしばみられ，万引き，無謀な運転，性的逸脱行為などの非社会的な行動，検査や質問に真剣に取り組まずに即答する考え不精，途中で中断し勝手に出てゆく立ち去り行動などとして現れる．「わが道を行く行動」ともよばれるが，自発性の低下が進むと目立たなくなる．

常同的食行動異常や常同的周遊（roaming），何を聞いても同じ語句で答える滞続言語，同じ内容のまとまった話をするオルゴール時計症状，時刻表的生活などの常同行動も特徴的であり，自発性低下や無関心が前景に立つ前にしばしば出現する．反復言語や反復書字のような反復行動としてみられる場合もある．注意や運動の維持困難（転導性の亢進）もみられる．食欲亢進，嗜好の変化，食習慣の変化など，食行動異常の頻度も高い．上記の諸症状により遂行機能障害が出現する．

②言語症状

bvFTDでも喚語困難や失名辞が認められる場合があるが，語頭音効果により改善する．左側優位の障害が進行する例では，自発語の減少，復唱困難，錯語などもみられる．反復言語，反響言語，滞続言語，オルゴール時計症候群などもみられ，次第に無言症を呈する．SDでは言語の意味的側面が重篤に障害され，語義失語を呈し，語想起障害と再認障害がみられ，語頭音を示しても改善しない．左（優位半球）側頭葉優位の萎縮例では初期から語義失語が目立つが，右側優位の萎縮例では，相貌失認や有名建造物の認知障害が多い．PNFAでは，呼称障害や語想起障害にて発症し，字性錯語，復唱障害，書字障害，計算障害なども出現してくる．努力性で途切れ途切れの発語を特徴とし，構音障害，錯語，失名辞，失文法，口部顔面失行を伴うことが多い．

③神経学的所見

FTDは病理学的に，前述のように前頭葉変性（FLD）型，Pick型，運動ニューロン疾患（MND）型の3型に分類されているが，MND型では行動異常，精神症状に加えてFLD型やPick型ではみられないMNDが併発する．嚥下障害などの球麻痺で発症することが多く，上肢の筋萎縮や筋線維束攣縮が目立つ．進行すると，手掌頤

反射や口とがらし反射などの原始反射が出現してくる．進行は急速で，生命予後は不良であり，ALSの病像をとることが多い．

Ⅱ．鑑別／診断

①臨床診断基準

FTLDの3亜型それぞれの臨床診断基準は，Nearyらにより提唱されている[3]．Pick病の特徴に基づく操作的診断基準であり，剖検例での検討では，感度85%，特異度99%であった．臨床診断にすべてが必要とされる中核となる診断的特徴のうち，「潜行性の発症と緩徐な進行」は変性疾患共通の特徴であるが，それ以外の「社会的人間関係を維持する能力が早期から低下」，「自己行動の統制が早期から障害」，「感情が早期から鈍化」，「病識が早期から喪失」はFTDに特徴的である．特に，性格変化と社会的行動の障害は全経過を通して優位であるとされ，記憶，視空間認知，構成行為が比較的良好に保たれる点がアルツハイマー病（Alzheimer's disease：AD）など，他の認知症性疾患との鑑別上重要である．Nearyらの基準は，行動異常の記載が曖昧であることや発症早期の患者に対する感度が低いことなどの欠点があり，2011年にInternational Behavioral Variant FTD Consortium（FTDC）による新たな診断基準が作成された[4]．

FTDC基準によるpossible bvFTDには，大項目として「早期からの行動上の脱抑制」，「早期からの無関心または無気力」，「早期からの共感性または感情移入の欠如」，「早期からの保続的，常同的，強迫的／儀式的行動」，「口唇傾向と食行動異常」，「エピソード記憶と視空間機能の相対的保持と，遂行機能／生産能の障害」が挙げられている．

脱抑制としては「社会的に不適切な行動」，「礼儀や礼節の欠如」，「衝動的，短絡的または不注意な行動」が含まれ，AD，レビー小体型認知症（dementia with Lewy bodies：DLB），血管性認知症（vascular dementia：VaD）との鑑別に有用である．無関心，無気力は他の認知症疾患と比較してより重篤で広範であり，ある時刻になると常同的周遊行動を繰り返すことがあり，症状の出現に一貫性が乏しい特徴がある．共感性や感情移入の欠如はADとの鑑別上重要であり，bvFTDではADでみられるような取り繕い行動がみられない．

また，立ち去り行動もこの障害と関係している．保続的，常同的，強迫的／儀式的行動は他の認知症疾患とよりよく鑑別できる症状であり，常同的周遊，常同的言語などの特徴がみられる．食嗜好の変化，過食，口唇探索，異食症などの口唇傾向と食行動変化はADとの鑑別に有用である．

遂行機能障害と比較して，相対的に記憶と視空間機能が保持される点は鑑別診断，特にADとの鑑別の補助となる．

②検　査

● 脳　波

ある程度進行するまでは徐波化が目立つことはなく，進行に伴い徐波化が目立ってくるADとの鑑別上有用である．

● 形態画像（CT・MRI）

前頭葉や側頭葉の限局性葉性萎縮が目立つことが特徴である．MRIではT2強調像やproton強調像にて，白質のグリオーシスを反映した高信号が前頭側頭部で認められる場合がある．

● 機能画像（SPECT・PET）

萎縮部位より広範な血流や代謝の低下が認められ，後方の血流・代謝はある程度保持される．FLD型では脳萎縮は目立たないが，著明な前頭部の血流・代謝低下がみられる．

以上，非社会的行動，常同行動，食行動異常，性格変化，意欲低下・無関心などのうちの幾つかの症状が認められれば，前頭側頭型認知症を疑って，画像検査にて前頭葉や側頭葉の萎縮の有無を確認し，診断する．

Ⅲ．症例提示

①典型例：67歳女性

66歳ごろから全身倦怠感，易疲労感が出現し，食欲低下はないものの体重減少がみられた．同じころから構音障害，記憶障害も出現した．

前医受診．HDS-R 23/30点．MMSE 22/30点．AD，DLBを疑われ，ガランタミンの内服開始．悪性腫瘍の精査されるも，腫瘍マーカー，gastrofiber，colonofiberはすべて正常．

その後，労作時呼吸困難が出現し，徐々に増悪した．67歳時，発熱，咳嗽とともに，Ⅱ型呼吸不全によるCO_2ナルコーシスをきたし，当院救急を受診し，緊急入院となった．挿管後人工呼吸器装着．その後，気管切開施行された．

身体所見上，著明な筋萎縮とるい痩，四肢遠位筋優位の筋力低下，四肢腱反射亢進，筋線維束収縮を認め，針筋電図検査では脳神経領域と上下肢で神経原性変化の所見がみられた．以上の神経学的所見を説明可能な他疾患が否定的であったため，ALSと診断した．また，頭部MRIでは，側頭葉内側に目立つ比較的びまん性の脳萎縮が認められ（図1）．IMP SPECTにて脳血流の評価を行ったところ，両側前頭側頭葉の血流低下がみられ，後頭葉や頭頂側頭連合野や楔前部・後部帯状回の血流は保たれて

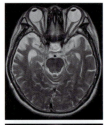
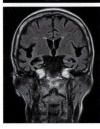
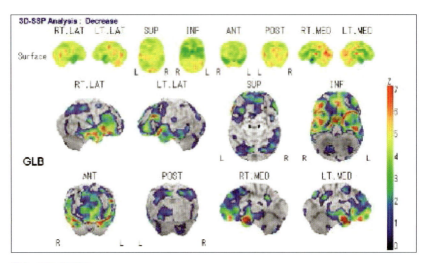

図1　頭部MRI　　　図2　IMP SPECT

いた(図2). DATシンチグラフィ(^{123}I-FP-CIT SPECT)におけるspecific binding ratioは右1.96, 左2.82と低下していたが(図3), MIBG心筋シンチグラフィではH/M比は前期相2.40, 後期相2.02, wash-out ratioは34.5%と軽微な変化を示すのみであった(図4). 認知症に関しては, 臨床的に症状の変動や幻覚がみられないこと, 頭部MRIでの側頭葉内側に目立つ脳萎縮, MIBGシンチグラフィでの軽微な変化などからDLBは否定的であり, 年齢から嗜銀顆粒性認知症も考えにくく, IMP SPECTからADも否定的であり, 総合的に鑑みてFTD, 特に神経学的所見にてALSを伴うことからFTD-MNDとするのが最も妥当であると考えられた. ダットスキャン®の変化はFTDでも報告されており, これをもってDLBと安易に診断することは慎む

べきである.

Ⅳ. 治療

①薬物療法

根本的な薬物療法はなく, すべて対症療法である. Swartzらによって, FTDの脱抑制, 抑うつ, 炭水化物の過食, 強迫症状に対して, 選択的セロトニン再取り込み阻害薬(SSRI)の有効性が示唆された[5]が, その後, FTDやSDの精神症状や行動異常に対するフルボキサミンの有効性と安全性が報告された[6]. また, FTDの興奮, 焦燥, 抑うつ, 食行動異常に対するトラゾドンの効果も明らかにされた[7]. 高度の精神症状や行動障害によって患者や介護者に危険が及ぶ場合には, 抗精神病薬の使用の前にフルボキサミンやトラゾドンの投与を検討すべきである. また, ADと診断され

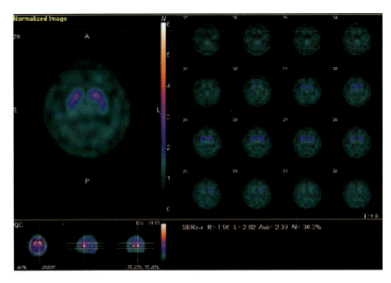

図3 ¹²³I-FP-CIT SPECT

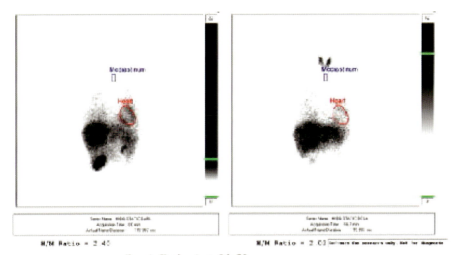

図4 MIBG心筋交感神経シンチグラフィ

てドネペジル塩酸塩などの抗コリンエステラーゼ阻害薬を投与された場合，行動・心理症状や介護負担を増悪させることがあるため，注意が必要である．

②ケ ア

　常同行動や被影響性の亢進を利用して，作業の導入，継続を図ることが重要である．非社会的な行動がみられる場合は，入院によって適切なパターン化された行動を形成させることが必要である．また，患者の興奮や行動異常を誘発させず，介護の負担を軽減するために，立ち去り行動や考え

不精，常同行動や周遊行動に対する理解の
もとにケアを行うことが肝要である．興奮

や暴力を招く可能性を配慮し，患者の常同
行動に逆らったケアを行うべきではない．

■ まとめ

① ALS に伴う認知症は，まず FTD を考慮する．また，認知症の病型が FTD 的であれば，ALS の所見の有無を詳細な神経学的診察によって調べる必要がある．

② FTD-MND の場合は認知症の進行よりも，神経症状の進展が生命予後を左右するため，できるだけ早期に ALS の診断を下して，適切な説明を行わなければならない．

③ FTD の診断には，非社会的行動，常同行動，食行動異常，性格変化，意欲低下・無関心など，特徴的な精神症状や行動異常に着目する．

④ 画像検査で，前頭葉や側頭葉の萎縮，血流・代謝低下を確認する．

⑤ フルボキサミンやトラゾドンを用いた薬物療法，常同行動や被影響性の亢進を利用したケアが有用な場合がある．

引用・参考文献

1) The Lund and Manchester groups. Clinical and neuropathological criteria for frontotemporal dementia. J Neurol Neurosurg Psychiatry 57: 416-8, 1994

2) Phukan J, Pender NP, Hardiman O. Cognitive impairment in amyotrophic lateral sclerosis. Lancet Neurol 6: 994-1003, 2007

3) Neary D, Snowden JS, Gustafson L, et al: Frontotemporal lobar degeneration; A consensus on clinical diagnostic criteria. Neurology 51: 1546-54, 1998

4) Rascovsky K, Hodges JR, Knopman D, et al: Sensitivity

of revised diagnostic criteria for the behavioural variant of frontotemporal dementia. Brain 134: 2456-77, 2011

5) Swartz JR, Miller BL, Lesser IM, et al: Frontotemporal dementia: treatment response to serotonin selective reuptake inhibitors. J Clin Psychiatry 58: 212-6, 1997

6) Ikeda M, Shigenobu K, Fukuhara R, et al: Efficacy of fluvoxamine as a treatment for behavioral symptoms in frontotemporal lobar degeneration patients. Dement Geriatr Cogn Disord 17: 117-21, 2004

7) Lebert F, Stekke W, Hasenbroekx C, et al: Frontotemporal dementia: a randomised, controlled trial with trazodone. Dement Geriatr Cogn Disord 17: 355-9, 2004

2 疾患別：SPECT の特徴と使い方

認知症

⑤ 行動障害型前頭側頭型認知症（bvFTD）

渡辺 亮平 *Ryohei WATANABE* 筑波大学附属病院精神神経科

Ⅰ．症状：臨床現場で見る行動障害型前頭側頭型認知症

　前頭側頭型認知症（frontotemporal dementia：FTD）のうち，脱抑制，無気力，共感の欠如，強迫的行動，口唇傾向，遂行機能障害といった多彩な前頭葉機能障害による精神・行動障害が主体であるものを，行動障害型前頭側頭型認知症（behavioral variant FTD：bvFTD）とよぶ．International Behavioral Variant FTD Criteria Consortium（FTDC）による現行診断基準[1]により，上記の症状の存在や緩徐進行性の経過，アルツハイマー型認知症（Alzheimer-type dementia：AD）等のほかの神経変性疾患ではみられる症状が目立たないといった臨床的特徴と，前頭・側頭葉の頭部画像所見を総合して診断する (表1)．遂行機能障害のため早期から日常生活能力が低下し，神経変性の進行にともなって失語や運動機能障害といった神経症状も現れる．現在の介入方法は個々の精神・行動障害や神経症状，合併症に対する対症療法のみであり，有効な介入方法に乏しい．生命予後はおおむね3〜5年と不良である[2]．

　これまでの臨床研究で，前帯状皮質（anterior cingulate cortex：ACC）を含む内側前頭前皮質（medial prefrontal cortex：MPFC）や前部島皮質（anterior insular cortex：AIC）などといった，新皮質や大脳辺縁系の早期からの変性が判明しており，精神症状との神経心理学的な相関が指摘されている (表2)[3,4]．なお，近年では microtubule-associated protein tau（MAPT），progranulin（GRN），chromosome 9 open reading frame 72（C9orf72）といった原因遺伝子や，TAR DNA binding protein-43（TDP-43），fused in sarcoma（FUS）といった蓄積タンパク質が同定された．今後，早期診断や新規治療法の開発に寄与すると期待されている[5]．

表 1　bvFTD 診断基準（文献 1 より簡略化して引用）

Ⅰ．行動障害や認知障害が緩徐に進行する神経変性疾患である.

Ⅱ．Possible bvFTD（以下の A〜F のうち 3 項目以上）
　　A．病初期からの脱抑制行動（以下の 1 項目以上）
　　　　1）社会的に不適切な行動
　　　　2）礼節の欠如
　　　　3）衝動的, 無分別, 不注意な行動
　　B．病初期からの無気力, またはアパシー
　　C．病初期からの共感や感情移入の欠如（以下の 1 項目以上）
　　　　1）周囲の人の求めや感情に対する反応の減少
　　　　2）社会的関心, 相互関係, 人間的温かさの減少
　　D．病初期からの保続的, 常同的, 強迫的・儀式的行動（以下の 1 項目以上）
　　　　1）単純な運動の反復
　　　　2）複雑な強迫的・儀式的行動
　　　　3）常同言語
　　E．口唇探索や食行動の変化（以下の 1 項目以上が存在）
　　　　1）食物の嗜好の変化
　　　　2）過食や飲酒・喫煙量の増加
　　　　3）口唇傾向や異食
　　F．神経心理学的特徴（以下のすべてが存在）
　　　　1）遂行機能障害の存在
　　　　2）エピソード記憶の相対的維持
　　　　3）視空間認知機能の相対的保持

Ⅲ．Probable bvFTD（以下の A〜C をすべて満たす）
　　A．Possible bvFTD に当てはまる.
　　B．著しい機能障害の存在.
　　C．画像所見（下記の 1 項目以上）.
　　　　1）MRI か CT での前頭葉もしくは側頭葉の萎縮.
　　　　2）PET か SPECT での前頭葉もしくは側頭葉の低代謝・低血流.

Ⅳ．Behavioral variant FTD with definite frontotemporal lobar degeneration
　　（FTLD）pathology（以下の A と, B または C の 1 項目を満たす）
　　A．possible または probable bvFTD に当てはまる.
　　B．生検もしくは剖検での FTLD の病理学的所見の存在.
　　C．既知の遺伝子突然変異の存在.

Ⅴ．除外項目
　　・他の非変性疾患や身体疾患によって説明される.
　　・行動障害が他の精神病性疾患によって説明される.
　　・バイオマーカーが他の神経変性疾患を示唆する.

Ⅱ. 鑑別／診断と SPECT

　本症の精神症状の多くは, 表1 に示したように非特異的である. このため, 特に病初期は精神病性障害（統合失調症や妄想性障害）, 気分障害（うつ病や双極性感情障害）, 不安障害（強迫性障害）などといった他疾患との鑑別診断に悩むことがしばしばある. 臨床現場では, 薬物的・非薬物的

表 2　bvFTD に関連するおもな脳部位

	脳領域	おもな機能	障害で現れる症状
外側前頭前皮質 (lateral prefrontal cortex：LPFC)	9, 10, 11, 46, 47	ワーキングメモリー，注意の切り替え，意思決定	遂行機能障害，自発性低下
内側前頭前皮質 (medial prefrontal cortex：MPFC) 前帯状皮質 (anterior cingulate cortex：ACC)	24, 25, 32	目標指向性の行動，意図から運動への変換	寡動，寡言
眼窩前頭皮質 (orbital frontal cortex：OFC)	11, 13, 14	報酬や結果の予測，衝動統制	脱抑制，興奮，焦燥，感情鈍麻，無関心
前部島皮質 (anterior insular cortex：AIC)	32, 33	一次味覚野	食行動の変化

治療への反応性や長期的な経過から後方視的に推察するか，死後の病理学的検討を待たなければならない場合もある[6]．

こうしたなか，器質的異常を非侵襲的に評価する頭部画像検査の有用性は高い．現行の診断基準では，「頭部 CT/MRI による萎縮の形態的評価」もしくは「PET/SPECT による低代謝・低血流の機能的評価」のいずれかが probable bvFTD とするための要件である．特に，SPECT，PET などの脳機能画像検査では，MRI などによる形態的変化が明らかでない病初期から異常所見を呈し得るため，初期診断の参考になる[1, 7]．実際に，現行診断基準内の各要素の信頼性を検証した研究において，頭部 CT/MRI 単独，PET/SPECT 単独の双方を比較したところ，診断感度は前者で 0.72，後者で 0.82 であり，機能画像群の成績がより良好とされている[8, 9]．

本症で特徴的である SPECT 所見は前頭・側頭葉における血流低下であり，同部位の形態的・機能的異常を反映する．具体的な血流低下部位としては両側内側・外側前頭前皮質，前帯状皮質，左側頭葉皮質，尾状核などがある[10]．個々の血流低下部位を神経心理学的に検討することで，精神症状との関連を推察できることがある．例えば，Miller BL らは，右前頭・側頭葉の脳血流低下と社会的機能障害の関連を指摘している[11]．また，Mendez MF らは，気分変動や不安，多幸症・ふざけ症などの情動障害，人格変化が右側頭葉血流低下と関連し，奇異な身ぶりといった非言語的行動が右前頭葉血流低下と関連することを報告している[12]．

なお，実臨床においては，ほかの神経変性疾患との鑑別診断も重要となる．McNeil R らは，FTD と AD の鑑別における SPECT の有用性について検討した[13]．それによると，両側前頭葉の脳血流低下が AD 群よりも FTD 群で優位に多く（感度 0.8，特異度 0.65），なかでも両側前頭葉脳

血流が低下し，両側頭頂葉脳血流が保持されている場合，より鑑別が正確となる（感度0.8，特異度0.81）．SPECT画像のみによる鑑別の精度は一般的な臨床診断よりも劣ったが，判断の補助的手段としては有用であることが示された．さらに，Valotassiou Vらは，bvFTDのSPECT所見の特徴について，ほかのFTD subtypeの所見との差異をNeuroGam™ softwareを用いて個々のブロードマン領域（Brodmann areas：BA）ごとに解析した[14]．それによると，左側ブロードマン28野（BA28L）と右側ブロードマン32野（BA32R）の血流低下によって，bvFTDをそれぞれ進行性非流暢性失語（progressive non-fluent aphasia：PNFA）と意味性認知症（semantic dementia：SD）と鑑別でき，また右側ブロードマン7野（BA7R）とBA32Rの血流低下によりbvFTDと大脳皮質基底核変性症（corticobasal degeneration：CBD）／進行性核上性麻痺（progressive supranuclear palsy：PSP）を鑑別できるという．これらのうちBA32Rは，本症で最も早期に萎縮しやすいとされる右前帯状皮質に含まれる[15]．詳細な定量的解析までは一般臨床ですぐに行うことが困難であるが，鑑別に悩む症例の検討で参考になるかもしれないため紹介した．

鑑別／診断時のポイント／ピットフォール

- 本症による精神症状の多くは，ほかのさまざまな精神疾患でも出現するため，鑑別診断が困難となりやすい．
- SPECTはほかの変性疾患（ADやほかのFTD subtype）との鑑別に有用である．

Ⅲ. 治療（手術）とSPECT

bvFTDに対する根本的治療法はなく，現行の治療はいずれも対症療法である．抗認知症薬による効果は明らかでない一方，常同的行動や衝動性，不安・焦燥感といった一部の精神症状にはSSRI（選択的セロトニン再取り込み阻害薬）や抗精神病薬が奏功しうる．SPECT所見が抗うつ薬治療によってわずかに改善したとの症例報告がある[16]が，このように治療前後での変化が確認された症例はいまだ少数であり，治療介入とSPECT所見の相関についてさらなる研究が待たれる．

Ⅳ. 症　例

①典型例：74歳男性

主　訴　特になし．

生活歴　元来，穏健，寡言な性格であった．理系大学院を卒業後，研究機関に勤めた．30歳代で結婚して2子をもうけた．60歳代後半で退職後，妻と2人暮らし．

現病歴　X-4年（70歳），特に契機なくそれまで行っていたパソコン操作や庭木の手

入れをしなくなり，趣味だったテニスに興味を示さなくなった．X-3年（71歳），約束事や買い物を忘れるようになり，言葉数が減った．X-2年（72歳），近医精神科でアルツハイマー型認知症と診断されて，ドネペジル塩酸塩を処方されたが明らかな効果はなく，車庫にある車の運転席に座らせるよう日に何度も訴えた．X-1年（73歳），孫の顔を忘れ，徘徊するようになった．X年，財布を持たずに外食し，名前を言わないため警察に保護された．画像的精査を勧められて当科を初診となった．

初診時現症 家族に付き添われて独歩で来院した．自発的には発語せず，終始他人事のように淡々としており，診察中はつねに座っている椅子の脚を片手で叩いていた．周囲の物音等に頻繁に気が取られて問診に注意を集中できず，会話内容の理解は不十分であった．また，質問についてよく考えずに的外れな内容を即答した．「か」で始まる言葉を挙げるよう求められた際には「かかかか…」というのみであった．明らかな幻覚や妄想，気分症状，希死念慮等の存在は否定的であった．神経学的に明らかな異常所見は認められなかった．

認知機能検査 HDS-R 9/30点，MMSE 15/30点と認知症水準であり，検査時の様子からは指示に適切に従えないことによる失点が疑われた．前頭葉機能検査は3/18

点で「自主性」以外の下位項目がすべて0点であり，高度の前頭葉機能障害が示唆された．

→老年期に社会的関心の減少や無気力で発症した．衝動性や注意障害，被影響性の亢進，常同言語，儀式的行動，単純運動の反復なども生じて，遂行機能が障害された．抗認知症薬による加療は無効であった．以上の経過から，possible bvFTDの基準を満たすと考えられた．

画像所見 頭部MRI（図1, 2）では，両側前頭葉穹隆部や両側側頭極（左優位）に限局した萎縮がみられ，海馬や頭頂葉，後頭葉といった他部位の萎縮や，深部白質の慢性虚血性変化は年齢を考慮すると比較的軽度であった．^{99m}Tc-ECD SPECTでは，定性画像（図3）にて両側前頭葉や側頭葉外側（左優位）の血流低下がみられ，前述した形態的変化を反映していると考えられた．eZIS（図4）による統計解析画像では，同部位の血流低下のほかに，両側帯状皮質を中心とした高度の選択的血流低下がみられ，機能的異常が示唆された．一方，後部帯状皮質や頭頂葉，後頭葉等の血流低下はみられなかった．

→前頭・側頭葉の選択的な形態的・機能的異常が認められた．ほかの変性疾患を積極的に示唆する所見は認められず，probable bvFTDの基準を満たした．

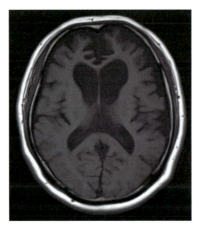 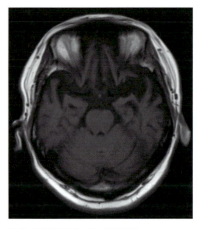

図1 症例の頭部MRI画像（T1WI，側脳室水平断）
両側前頭葉穹隆部と内側前頭皮質の強い萎縮がみられる．

図2 同（T1WI，海馬水平断）
側頭極の左優位の萎縮が目立ち，海馬の萎縮は比較的に軽度である．

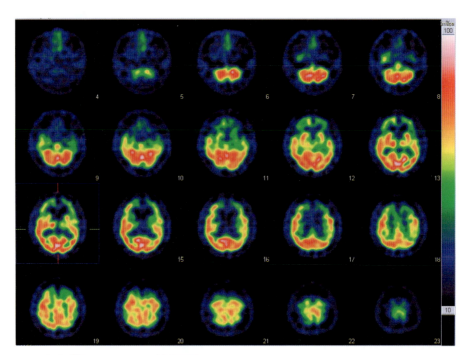

図3 症例の ^{99m}Tc-ECD SPECT（定性画像）
両側前頭葉や側頭葉外側（左優位）の血流低下がみられる．

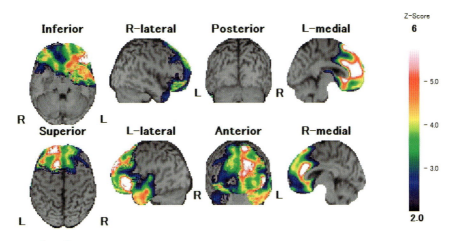

図4 同（eZIS）
両側帯状皮質や穹隆部を中心とした高度の選択的血流低下がみられる．後部帯状回や頭頂葉，後頭葉の血流低下はみられない．

臨床経過　当科通院やデイサービス通所を行った．衝動性に対して抑肝散を処方したが，徘徊やテーブルを叩くといった常同行為が持続した．脱抑制が強まる際にはペダル運動器を漕ぐなどの決まった活動に誘導するよう，介護者に助言した．X+1年より，徐々に「うん」しか言わなくなる運動性失語，強制把握，筋緊張亢進といった神経学的徴候や便失禁もみられるようになり，現在に至る．

> **治療時のポイント／ピットフォール**
> ・本症の根本的治療はいまだなく，対症的な薬剤加療による効果も限定的である．
> ・ルーティン作業に患者を誘導する構造化により，常同行動や強迫的行動がより適応的になり得る[17]．

まとめ

① bvFTD は多彩な前頭葉症状によって特徴付けられる，緩徐進行性の神経変性疾患である．
② 精神症状の神経心理学的基盤を，SPECT によって詳細に推定できる可能性がある．
③ 実臨床で重要となる他の精神・神経疾患との鑑別にも SPECT が有用である．

引用・参考文献

1) Rascovsky K, Hodges JR, Knopman D, et al: Sensitivity of revised diagnostic criteria for the behavioural variant of frontotemporal dementia. Brain 134: 2456-77, 2011

2) Hodges JR, Davies R, Xuereb J, et al: Survival in frontotemporal dementia. Neurology 61: 349-54, 2003

3) Liu W, Miller BL, Kramer JH, et al: Behavioral disorders in the frontal and temporal variants of frontotemporal dementia. Neurology 62: 742-8, 2004

4) Lanata SC, Miller BL: The behavioural variant frontotemporal dementia (bvFTD) syndrome in psychiatry. J Neurol Neurosurg Psychiatry 87: 501-11, 2016

5) Karageorgiou E, Miller BL: Frontotemporal Lobar Degeneration: A Clinical Approach. Semin Neurol 34: 189-201, 2014

6) Lanata SC, Miller BL: The behavioural variant frontotemporal dementia (bvFTD) syndrome in psychiatry. J Neurol Neurosurg Psychiatry 87: 501-11, 2016

7) Rascovsky K, Hodges JR, Kipps CM, et al: Diagnostic criteria for the behavioral variant of frontotemporal dementia (bvFTD) : current limitations and future directions. Alzheimer Dis Assoc Disord 21: S14-8, 2007

8) Solje E, Aaltokallio H, Koivumaa-Honkanen H, et al: The Phenotype of the C9ORF72 Expansion Carriers According to Revised Criteria for bvFTD. PLoS One 10: e0131817, 2015

9) Snowden JS, Rollinson S, Thompson JC, et al: Distinct clinical and pathological characteristics of frontotemporal dementia associated with C9ORF72

mutations. Brain 135 (Pt 3) : 693-708, 2012

10) Morbell S, Ferrara M, Fiz F, et al: Mapping brain morphological and functional conversion patterns in predementia late-onset bvFTD. Eur J Nucl Med Mol Imaging 43: 1337-47, 2016

11) Miller BL, Chang L, Mena I: Progressive right frontotemporal degeneration : clinical, neuropsychological and SPECT characteristics. Dementia 4: 204-13, 1993

12) Mendez MF, McMurtray A, Chen AK: Functional neuroimaging and presenting psychiaric features in frontotemporal dementia. J Neurol Neurosurg Psychiatry 77: 4-7, 2006

13) McNeil R, Sare GM, Manoharan M, et al: Accuracy of single-photon emission computed tomography in differentiating frontotemporal dementia from Alzheimer's disease. J Neurol Neurosurg Psychiatry 78: 350-5, 2007

14) Valotassiou V, Papatriantafyllou J, Sifakis N, et al: Brain Perfusion SPECT with Brodmann areas analysis in differentiating frontotemporal dementia subtypes. Curr Alzheimer Res 11: 941-54, 2014

15) Rosen HJ, Gorno-Tempini ML, Goldman WP: Patterns of brain atrophy in frontotemporal dementia and semantic dementia. Neurology 58: 198-208, 2002

16) Lin CP, Chu CP, Liu HC: Bupropion improved apathy in behavioral variant frontotemporal dementia : a case report. Neurocase 22: 466-8, 2016

17) Tanabe H, Ikeda M, Komori K: Behavioral symptomatology and care of patients with frontotemporal lobe degeneration-based on the aspects of the phylogenetic and ontogenetic processes. Dement Geriatr Cogn Disord 10: 50-4, 1999

2 疾患別：SPECTの特徴と使い方

Ⓑ 認知症

⑥ 進行性非流暢性失語（PNFA）

関根 彩 *Aya SEKINE* 筑波大学附属病院精神神経科

I. 症 状

　進行性非流暢性失語（progressive non-fluent aphasia：PNFA）は前頭側頭型認知症（frontotemporal dementia：FTD）に分類され，2011年に定められた原発性進行性失語（primary progressive aphasia：PPA）のサブタイプである非流暢性／失文法性失語症（non-fluent／agrammatic variant PPA：na-PPA）に相当する[1]。

　まず大分類としてのPPAの特徴を述べる。PPAは，病初期から潜行性に発症し，緩徐に進行する言語障害が認められる。認知機能障害や行動障害はあっても病初期の主要な問題とはならないが，発語を介した記憶検査では低値を出し得る。軽度の四肢失行や細かい手指運動の障害は存在してもよいが，明らかなパーキンソニズムは除外される。ただし，これは純粋例における除外要件であり，運動症状をきたす疾患の合併を否定するものではない。進行性非流暢性失語では，病状の進行に伴い，進行性核

上性麻痺（progressive supranuclear palsy：PSP）や大脳皮質基底核変性症（corticobasal degeneration：CBD）を合併する例もあり，背景病理とともに後述する。

　na-PPAの臨床診断基準を表1に示す[1]。言語産出の低下，努力性の会話，ためらい，たどたどしさといった発語失行がおもに認められる。物品や単語理解は保たれるため，道具を指示されればそれを選択し，また理解することが可能である。構音障害としての言語音の誤りは，不規則に出現する失調性の構音障害として認められ，音の歪みや欠損，挿入，置き換えなどが出現する。これは，誤りに一貫性のある麻痺性の構音障害とは異なる。また，助詞，前置詞，助動詞などを使えず，文の構造化ができないなどの失文法もみられる。

II. 鑑別／診断とSPECT

　画像所見としては，優位半球の下前頭回から島回にかけてのブローカ領域の萎縮あ

表 1　na-PPA の臨床的な診断基準

主要症状：少なくとも 1 つは存在しなければならない 1） 言語産出における失文法 2） 一貫性の乏しい語音の誤りや歪みを伴った，努力性のたどたどしい発話（発語失行） **他の症状：少なくとも 2 つが存在しなければならない** 1） 構文的に複雑な文章の理解の障害 2） 単語の理解は保たれる 3） 物品の知識は保たれる **画像所見：両者が存在しなければならない** 1） 上記臨床診断を満たす 2） 画像所見で下記の特徴を 1 つ以上示す a．MRI もしくは CT で左側の後部前頭葉－島回の著明な萎縮 b．SPECT または PET で左側の後部前頭葉－島回の著明な血流低下または代謝低下

（文献 1 をもとに作成）

るいは機能低下が特徴である．

　PNFA では，ブローカ野との関連を述べられることが多いが，ブローカ野の位置にも議論がある．当初は前頭葉の弁蓋部とされていた．しかし，この定義の機能低下にとどまらないブローカ失語が見出されるようになり，三角部や島回を含めるなど概念は広がっている[2]．

　近年の PPA 研究では，さらに詳細な脳部位の同定を試みている．以前のブローカ失語（Broca aphasia）は，非流暢性失語と失文法型失語を同義とし，同じ部位に基づいた疾患とされた[3]．しかし，非流暢性失語と失文法型失語は必ずしも同時に出現するとは限らず，その障害部位も完全には一致していない．失文法型失語は弁蓋部を含んだ下前頭回とその後部の感覚運動皮質，縁上回が関与しており，非流暢性失語

は下前頭溝，中前頭回後部が関与するとされる[4]．

　そして一般的には，PNFA は弁蓋部と島回を含んだ部位に萎縮があり，PSP や CBD などのタウオパチーに多い疾患と考えられている[5]．経過中に PSP や CBD を合併すれば，それぞれに特徴的な形態的・機能的な画像所見が認められるようになる．なお，PNFA の神経病理には FTLD（frontotemporal lobar degeneration）-tau が多いが，FTLD-TDP の場合もある．

　診断においては，臨床症状，神経所見，認知機能検査，画像所見だけでなく，言語検査も有用である．わが国では，標準失語症検査（standard language test of aphasia：SLTA），WAB（Western aphasia battery）失語症検査，SALA（Sophia analysis of language in aphasia）失語症検

査などが使用され，障害の重症度や失語の分類が評価される．たとえばSLTAでは，「聴く」「話す」「読む」「書く」について合計26の下位検査で評価される．PNFAでは，「聴く」「読む」の理解の障害は軽度であるものの，長文や複雑な構文では困難となり得る．「話す」では，発語失行によって，たどたどしく途切れがちに話す影響で，語列挙や長文の復唱が低下しやすい．「書く」では漢字よりも仮名のほうが低下しやすい．

> **鑑別／診断時のポイント**
>
> 　ブローカ領域の萎縮と機能低下が特徴的だが，進行に伴い，前頭葉の萎縮・機能低下を伴い得る．さらに，PSPやCBDの合併があれば，その所見も伴い得る．診断においては，臨床症状，神経所見，認知機能検査，失語症検査，画像所見などを総合し，長期的な予後にもかかわりのある背景疾患も含めて検討する．

Ⅲ. 治　療

　薬物療法，非薬物療法ともに確固たる治療指針は確立していない．言語障害のみが認められる場合は，本人や家族への疾患教育を行うと同時に，言語療法による介入も選択肢に挙がるかもしれない．これは単に，発語量を維持・改善するのみならず，嚥下機能低下といった二次性の口腔機能障害の予防も見据えたものである．しかしながら，具体的な言語訓練法も未確立である．

　初期には言語症状のみが認められること

が多いが，罹病期間が長期となると，認知機能障害や精神症状が出現し得る．背景病理にもよるが，脱抑制やアパシー，共感性の欠如，帯同性といったFTDに見られる症状が出現しやすい．頭部MRIによる形態的な評価，脳血流SPECTによる機能的評価を追っていくと，背景病理に特徴的な所見が現れることもあり，本人・家族にたどり得る経過を説明することができるかもしれない．なお，本疾患を対象とした薬物療法の有効性を検討した研究はなく，今後の研究課題である．

> **治療時のピットフォール**
>
> 　治療指針は未確立であるが，病状の進行に伴って認知機能障害や精神症状を合併する場合に，抗認知症薬や対症的な向精神薬の使用が検討される．また，非薬物療法として言語療法による本人・家族のコミュニケーションの支援，二次性の口腔機能障害の予防が検討される．

Ⅳ. 症例提示

①典型例（図1）

　80歳代男性．右利き．言葉が出にくくなり，趣味をやめて家に引きこもってしまい，食事もむせるようになった．診察では，休止，引き延ばし，平坦さ，音の歪みといった明らかな発語失行が認められ，発話速度と声量も低下していた．文法に明らかな問題はなかった．神経学的に特記所見はなく，MMSE 29点，ADAS J-cog（Alzheimer's disease assessment scale-cognitive component-Japanese version) 9.4 点 だった．SLTA では，聴覚的理解や呼称の失点はなかった．単語の復唱は保たれたが，語列挙と文の復唱が低下していた．頭部単純 MRI では，左優位に下前頭回と島回の萎縮が認められ，虚血性変化は目立たなかった．^{99m}Tc-ECD SPECT では，元画像で左優位に島回に合致する領域の機能低下が認められた．統計画像でも，同様に左の前頭葉弁蓋部，島回の機能低下が認められた（図1）．

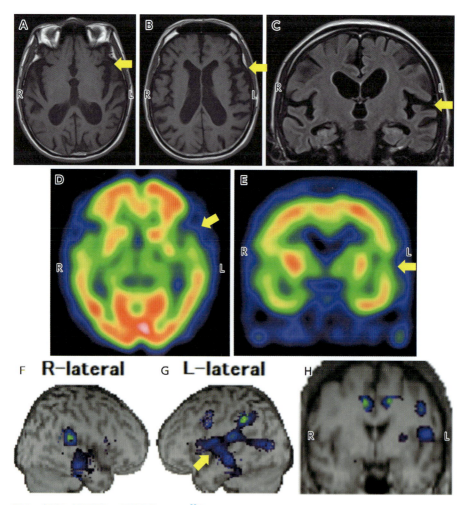

図1 症例1（典型例）の頭部単純 MRI と ^{99m}Tc-ECD SPECT
A～C：頭部単純 MRI では，左優位に下前頭回，島回の萎縮が認められる（矢印）．
D, E：^{99m}Tc-ECD SPECT では，元画像で左優位に下前頭回や島回に合致する領域の機能低下が認められる（矢印）．
F～H：統計画像では，左優位に弁蓋部や島回の機能低下が認められる（矢印）．

②非典型例（図2）

　70歳代女性．右利き．言葉が出にくくなり，電話が苦手になったが，経理業務や家事は続けていた．診察では，休止，引き延ばし，平坦さといった明らかな発語失行が認められるものの，音の歪みは目立たなかった．文法に明らかな問題はなかった．声量や嚥下機能は保たれた．神経学的に特記所見はなかった．初診時のMMSE 30点で，1年後にはMMSE 24点と低下し，ADAS J-cog 15点だった．SLTAでは，聴覚的理解は復唱や音読ができても単語の

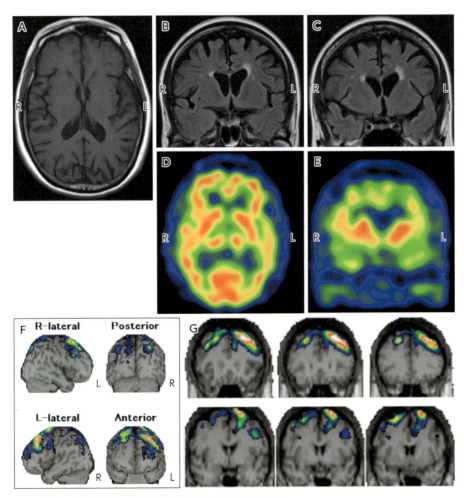

図2　症例2（非典型例）の頭部単純MRIと^{99m}Tc-ECD SPECT
A〜C：頭部単純MRIでは，両側前頭葉から頭頂葉弓隆面の軽度萎縮が認められるが，側頭葉領域の萎縮は目立たない．
D〜G：^{99m}Tc-ECD SPECTでは，元画像と統計画像で，左優位に両側前頭葉から頭頂葉弓隆面の機能低下が認められる．
MRIとSPECTいずれも，水平断と冠状断は紙面の向かって左が右側，右が左側である．

意味が分からないなど，軽度の意味理解障害が認められた．呼称は比較的良好だったが，「鹿」を「羊」と答えるなど，喚語困難や語性錯語が認められた．音韻性錯語は認められなかった．語列挙では，呼称に比べて明らかな低下が認められた．

検査結果には反映されなかったが，仮名の書字で誤りがあり，自己修正が認められ

た．次第に視空間認知障害を主体とした認知機能障害や記憶障害が進行し，抗認知症薬が追加された．頭部単純 MRI では，両側前頭葉から頭頂葉弓隆面の軽度萎縮が認められ，虚血性変化は目立たなかった．99mTc-ECD SPECT では，左優位に両側前頭葉から頭頂葉弓隆面の機能低下が認められた (図 2)．

■ まとめ

① PNFA の症候学的な診断基準では発語失行と失文法が主要症状とされ，どちらか一方が存在する必要がある．複雑な構文を使用した文章の理解力も低下する．

② 画像上は，優位半球の下前頭回から島回にかけてのブローカ領域の萎縮あるいは機能低下が特徴である．

③ 治療についてはエビデンスがないものの，二次性の口腔機能障害の予防として言語療法の導入も検討される．

④ 認知機能低下や BPSD（認知症周辺症状）によって予後は異なり，FTD，PSP，CBD も想定しながら診療することが望ましい．

引用・参考文献

1) Gorno-Tempini ML, Hillis AE, Weintraub S, et al: Classification of primary progressive aphasia and its variants. Neurology 76: 1006-14, 2011
2) Ardila A, Bernal B, Rosselli M: Why Broca's Area Damage Does Not Result in Classical Broca's Aphasia. Front Hum Neurosci 10: 249, 2016
3) Mesulam MM, Rogalski EJ, Wieneke C: Primary progressive aphasia and the evolving neurology of the language network. Nat Rev Neurol 10: 554-69, 2014
4) Rogalski E, Cobia D, Harrison TM, et al: Anatomy of language impairments in primary progressive aphasia. J Neurosci 31: 3344-50, 2011
5) Marshall CR, Hardy CJ, Rossor MN, et al: Teaching NeuroImages: Nonfluent variant primary progressive aphasia: A distinctive clinic-anatomical syndrome. Neurology 87: e283, 2016

2 疾患別：SPECTの特徴と使い方

B 認知症

⑦ 意味性認知症（SD）

東 晋二 *Shinji HIGASHI* 筑波大学医学医療系精神医学

I．症状：臨床現場でみる意味性認知症

　意味性認知症（semantic dementia：SD）とは，言語障害を主訴とする進行性の認知症である．アルツハイマー病（Alzheimer's disease：AD）とは異なり，病初期ではエピソード記憶や空間認知に障害が少ないのが特徴である．言語機能には，「話す」「理解する」「読み書き」などがあるが，SDでは発話自体は保たれ，文法障害もないため，患者によってはむしろ多弁にみえる場合もある．しかし，診断名が示すとおり単語の意味の理解が障害され，呼称障害も出現する．

　例えば「はさみ」と言われても，その言葉がはさみ自体を表す言葉であることが理解できず，また自分でも「はさみ」と言いたくてもその言葉が出てこないといった具合である．これが「はさみ」であると正答を伝えても，「そうですか，これがはさみですか」と言い，既知感が薄れてくる．しかし，はさみを道具として使用することができ，実際に目でみればその用途もわかる．この呼称障害は親密度の高いもの，つまり使用頻度の高いものでは保たれるが，親密度の低い単語ほど障害される傾向がある．動物であれば犬や猫よりもシマウマやカバなどが障害される．具体的な呼称が出てこないため，「あれ」「それ」などの代名詞の使用が多くなり，会話はしているもののその内容がわからないといった具合になる．また障害は読み書きにも現れる．英語圏では表層性失読・失書がみられ，日本語話者の場合は仮名よりも漢字がより障害されることが多い．

　この呼称障害を想起障害と捉えられ，単純に物忘れが出ていると判断されて来院し，認知症の神経心理検査を行うと失語のために失点をきたし，ADと誤診される場合もある．また，病気が進行すると神経変性が前頭葉にも及ぶ症例があるが，この前頭葉障害によるアパシーや人格変化が比較

表1　意味性認知症タイプの原発性進行性失語症の診断基準

主要症状：両者が存在しなければならない
1）呼称の障害
2）単語の理解の障害

他の症状：少なくとも3つが存在しなければならない：
1）物品（特に使用頻度の低い物あるいは見慣れない物）の知識の障害
2）表層性失読／失書が存在する
3）復唱は保たれる
4）発話能力（文法と発語）は保たれる

画像所見：両者が存在しなければならない
1）上記臨床診断を満たす
2）画像所見で下記の特徴を1つ以上示す
a. MRIもしくはCTで前部側頭葉の著明な萎縮
b. SPECTまたはPETで前部側頭葉の著明な血流低下または代謝低下

（文献5より作成）

的早い段階で出現すると，精神疾患と間違われる場合もある．診断をつけるうえで重要なことは，言語障害をしっかり捉えることである．

Ⅱ．鑑別／診断とSPECT

① SD 言語障害の特異点

SDでは，病初期に言語障害以外の認知機能が比較的保たれ，日常生活動作を妨げる臨床的特徴が言語障害のみであることが多い．SDを含めて，言語障害のみから発症する進行性の神経変性性認知症を総称して原発性進行性失語症（primary progressive aphasia：PPA）と呼ぶ[1]．PPAには下位分類があり，SDに加えて非流暢型・失文法型PPAとロゴペニック型PPAが存在する．PPAにおけるSDタイプの診断基準を表1に示す．主要症状として挙げられて

いる呼称障害と単語の理解の障害を診察現場で確認することが，診断のうえで重要である．脳血流SPECT検査，頭部MRI検査では，両側性かつ非対称性で側頭葉前方部の血流低下，萎縮が認められる（図1，2）．

メタ解析の結果では，萎縮は嗅周皮質と側頭葉前方部で始まり，徐々に扁桃体や海馬傍回などの側頭葉内側部，側頭極，中側頭回，尾状核へと広がっていくとされる[2]．側頭極，嗅周皮質，紡錘状回の前部といった側頭葉前方部の灰白質は50〜80％の容量減少が起きるとされている．このように側頭葉の萎縮の程度が吻側尾側で差があり，同じ側頭葉内側部に萎縮がみられるADとの鑑別点になる．

言語にかかわる脳領域は多くの場合左側にあるため，SD患者の多くは左側優位の血流低下，萎縮を示すことが多い．右側側

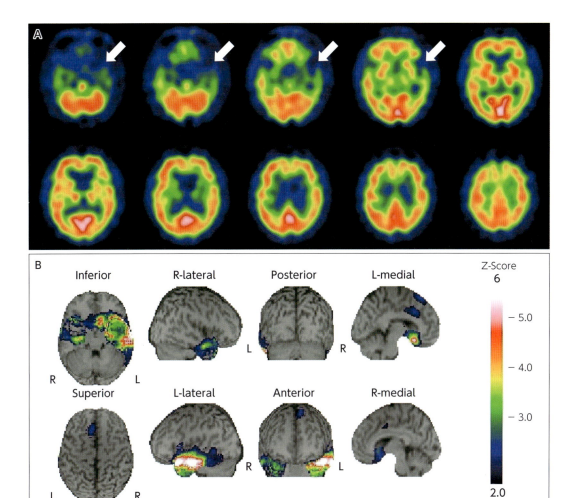

図1 意味性認知症の脳血流 SPECT（^{99m}Tc-ECD）
A：左側優位に側頭葉前方部の相対的血流低下がみられる（矢印）．
B：eZIS でも左側優位に側頭葉前方部の血流低下帯がみられる．

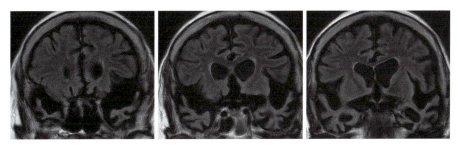

図2 意味性認知症の頭部 MRI
側頭葉の前方部と内側部に著明な萎縮がみられる．

頭葉萎縮も強い場合は相貌失認や地誌的失認が出現することがあり，特に右側優位の萎縮例では皮質脊髄路の変性を呈し，錐体路徴候が出現する場合がある．また進行とともに前頭葉にも障害が及ぶと，行動障害型前頭側頭型認知症（behavioral variant frontotemporal dementia：bvFTD）と同様の人格変化，行動障害，実行機能障害が出現する．左利きの人の一部で右側に言語野が存在する場合があるとされ，診察場面では利き腕の確認を行う．

②ロゴペニック型 PPA との鑑別

特徴的な言語障害と著明な限局性萎縮・血流低下のため，SD の診断はそれを疑えば比較的容易であるが，鑑別疾患として注意をしなければいけないのはロゴペニック型 PPA であろう（図3）．われわれの報告では，PPA の下位分類ではロゴペニック型が最も多く，半数を占めていた[3]．ロゴペニック型の場合も呼称障害がみられるが，SD と異なり意味そのものが消失しているわけではなく，単語の検索機能が障害されているために生じるとされる．そのため呼称想起が困難であった場合も，単語の語頭部分を教えると思い出すことができることも多く，単語理解は保持されている．このため，ロゴペニック型の典型例では単語を思い出そうと努力しながら会話をするので，たどたどしく，時に詰まりながら発話する傾向にあり（word finding pause），すらすら発話する SD との鑑別点になるとされる．

またロゴペニック型 PPA は，単語の一部の音を間違える音韻性錯語がみられることがある．たとえば「はさみ」を「はまみ」と言うといった具合である．

一方，単語の意味理解の障害が強い SD では「はさみ」を「包丁」と言い間違える語性錯語が出現することがあり，鑑別に有用とされる．ロゴペニック型は文章の復唱をさせると間違えることが多く，復唱障害のない SD と異なる．ロゴペニック型 PPA の多くは AD であるとの報告が多く，血流低下・萎縮部位は後部傍シルビウス裂と頭頂葉であり，多くの症例は左側優位の非対称性の障害を示す（図4）．頭頂葉の変性は頭部 MRI 画像では見逃されることも多いため，脳血流検査，特に eZIS などの統計画像解析がきわめて有用であろう．

典型的な AD と異なり，ロゴペニック型 PPA を呈する AD は神経病理学所見の出現部位や遺伝的背景が異なり，若年発症の傾向があるなどの報告があり[3]，必ずしもエピソード記憶障害や空間認知障害が病初期は目立たないため，注意を要する．ロゴペニック型 PPA でも病変部位が側頭葉の吻側寄りへと次第に広がる症例もあり，この場合は症状がより SD に類似してくるため注意が必要である．

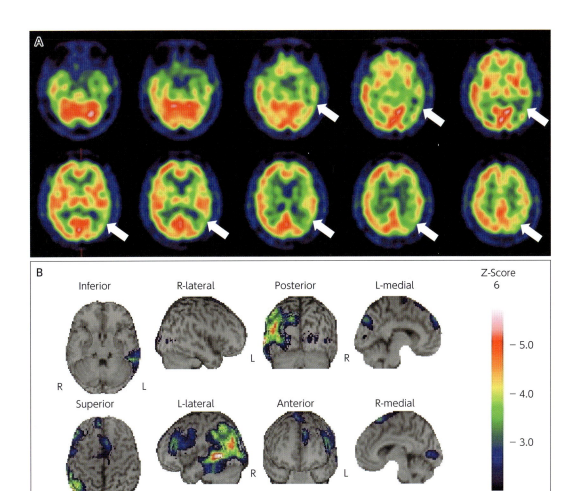

図3　ロゴペニック型原発性進行性失語症の脳血流SPECT（^{99m}Tc-ECD）
A：左側の頭頂葉と側頭葉後部の相対的血流低下がみられる（矢印）．
B：eZISでも左側の頭頂葉と上中側頭回後部の血流低下帯がみられる．

③前頭葉症状を合併するSD症例との鑑別

　SDは神経病理学的には，TDP-43陽性封入体をもつ前頭側頭葉変性症（frontotemporal lobar degeneration with TDP-43 positive inclusions：FTLD-TDP）のことが多い．PPAの下位分類における臨床診断と神経病理学的診断は必ずしも1対1対応を示さないが，SDはほとんどFTLD-TDPであり，神経病理学的におおむね均一な症候群である．SDのTDP-43陽性封入体は神経突起内封入体がほとんどであり，bvFTDの表現型を示すFTLD-TDPが神経細胞質内封入体を呈するのと

は異なる．そのため，前頭葉症状を合併するSD症例もいるものの，病態機序において両者は異なる可能性がある．

Ⅲ．治療

SDに限らず，これまでのところ前頭側頭型認知症に有効な治療法は確立されていない．そのため，ほかの失語症と同様に言語療法などのリハビリテーションが主体となる．SDは会話するだけで容易に障害に気付かれるため，日常生活動作が自立している患者でも社会的に孤立する傾向がある．そのため，残存機能の保持という側面だけでなく，リハビリテーションを通じて積極性の改善を図ることも必要となる．

またわれわれは家族会と通じて，家族に疾患のことを知ってもらい，コミュニケーション方法を工夫するように促している[3]．言語療法も積極的に家族の同伴を促し，綿密な支援体制を築くことが重要となる．

Ⅳ．症例提示

①典型例：75歳男性

物忘れを主訴に来院．初診時から物の名

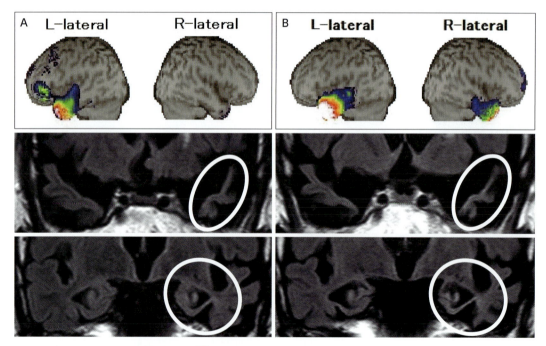

図4 意味性認知症の症例の脳血流SPECT（^{99m}Tc-ECD）および頭部MRI
A：発症時は左側側頭葉前方部・内側部の血流低下と脳萎縮（円で囲まれた部分）がみられる．
B：3年後は左側側頭葉前方部・内側部の血流低下と脳萎縮（円で囲まれた部分）が進行し，さらに右側の側頭葉前方部・内側部にも血流低下と脳萎縮が出現している．

前が出てこないと訴える．初診時のMMSEは26点とカットオフ値を上回るが，頭部MRI，脳血流SPECT検査で左側優位の側頭葉前方部と内側部の萎縮，血流低下が認められた （図4A）．標準失語症検査（SLTA）で単語の理解は10/10点であるが呼称は14/20点と低下が認められ，語頭ヒントは効果なく，ふすまを「かみど」と言うな

ど，新造語あり．3年後の画像では側頭葉前方部の血流低下，萎縮はさらに進行し （図4B），SLTAの呼称は11/20点，タケノコをカボチャと答えるなど語性錯語あり，正答を聞いても既知感がないことがある．しかし，自宅では身の回りのことや畑仕事などは行っている．

■ まとめ

① SDは言語障害，特に単語の理解と呼称障害を主要症状とする神経変性疾患である．

②脳画像検査では両側性，かつ非対称性に側頭葉前方部から内側部にかけての著しい萎縮・血流低下を示す．特にSDの臨床表現型を示す症例は，左側に障害を呈することが多い．

③神経病理ではFTLD-TDPのことが多い．

④現在有効な治療法は確立されておらず，家族も含めた疾患教育と言語療法などのリハビリテーションで対処する．

引用・参考文献

1) Gorno-Tempini ML, Hillis AE, Weintraub S, et al: Classification of primary progressive aphasia and its variants. Neurology 76: 1006-14, 2011

2) Yang J, Pan P, Song W, et al: Quantitative meta-analysis of gray matter abnormalities in semantic dementia. J Alzheimers Dis 31: 827-33, 2012

3) 東 晋二，越部裕子，江湖山さおり，他：原発性進行性失語症をとりまく現場と課題：家族会活動を通じて．精神医学 58: 847-54, 2016

4) Mesulam MM, Weintraub S, Rogaiski EJ, et al: Asymmetry and heterogeneity of Alzheimer's and frontotemporal pathology in primary progressive aphasia. Brain 137: 1176-92, 2014

5) 東 晋二，新井哲明：Alzheimer病以外の認知症病型：前頭側頭葉変性症．診断と治療 103: 935-8, 2015

2 疾患別：SPECTの特徴と使い方

B 認知症

⑧ 軽度認知障害（MCI）

塚田 恵鯉子 *Eriko TSUKADA* 筑波大学附属病院精神神経科

I. 症状：臨床現場で見る軽度認知障害（MCI）

ほとんどの人が，加齢によって記憶において認知機能の低下を認める．通常はわずかであるため，日常生活の能力を損なうようなものではない．軽度認知障害（mild cognitive impairment：MCI）とは，本人や家族などの周囲の人が認知機能の低下に気付いているものの，日常生活や社会生活がなんとか自立して過ごせており，正常な加齢と初期の認知症との間に位置する認知機能の状態である．通常の日常生活においては，他者の助けを必要としない程度の認知機能の障害と特徴付けられており，症候性の認知症の前段階として定義されている．

もともとは記憶障害を中心とする概念で，健忘型MCIと非健忘型MCIに分類される．健忘型MCIは記憶障害があり，非健忘型MCIは記憶障害以外の認知機能，つまり遂行，注意，言語，視空間認知などに障害がある．さらに，それぞれに認知機能の障害が，単一領域の障害か複数領域の障害かによって，single domainか，multiple domainかに分けられる．

典型的な健忘型MCIでは，患者は以前は覚えていたような予定，電話の会話，スポーツの試合の結果などを忘れ始める．家族など近い人からみれば物忘れは明らかであるが，他の機能はすべて保たれているため，ふだんの生活が垣間みえない医療者などには，はっきりわからないことも多い．

MCIは症状での診断であり，その病理学的背景はさまざまである．記憶障害がある健忘型MCIは，しばしばアルツハイマー病（Alzheimer's disease：AD）に進行しやすく，非健忘型MCIで単一領域の障害の場合は，前頭側頭型認知症（frontotemporal dementia：FTD）またはレビー小体型認知症（dementia with Lewy bodies：DLB）への進行，複数領域の障害のMCIにおいては血管病変への移行が起こりやすい．

このように，MCI を有する患者のなかでも，そのサブタイプによって神経病理学的背景および臨床的な経過が異なる可能性がある．MCI と診断された人のすべてが認知症に進行するわけではない．そのまま安定した状態を保つ人もいれば，神経学的に正常な状態に戻る人もいる．しかし，研究によって幅があるものの，65 歳以上の人々において MCI は 19% に発症し[1]，MCI 患者と同じ年齢における一般人口での認知症の発症率が 3% であることと比べて，MCI の患者が 3 年以内に認知症に進行する割合は 46% と高いとの報告があり[2]，MCI の時期に正確に診断を行い，認知症への進行の可能性を予測することは，本人の治療や今後のケアについて計画を立てるうえで，家族にとっても非常に重要である．

Ⅱ．鑑別／診断と SPECT

①初期の診断基準

1990 年代後半にメイヨークリニックのある研究者により，MCI の最初の臨床基準が提案され[3]，そこでは初期 AD の前駆症状とみなされた記憶の問題に焦点が当てられていた．その後，他の研究者の調査により，すべての MCI が AD に進行するわけではなく，他の原因が MCI につながる可能性があることが明らかとなり，より広い概念化が必要となった．

2011 年に米国国立老年研究所／アルツハイマー病協会合同ワーキンググループは，AD による MCI の診断基準を提案した[4]．AD は脳病理を反映する用語とされ，病期と臨床症状により，①無症候期（preclinical）AD，② AD による MCI（MCI due to AD），③認知症を発症した AD に分類された．MCI を認知症と区別する一番の鍵は，日常生活能力の自立性が保たれていることと，社会機能や職業的な機能に著しい障害を認めないこととされた．

まず，表1 の臨床および認知機能評価によって MCI を診断する．その後，MCI が AD の発症過程での前駆状態としての可能性については，A β（アミロイドβ）沈着のバイオマーカー（脳脊髄液 A β 42 の低下，アミロイド PET イメージング），神経損傷のバイオマーカー（脳脊髄液の総タウ／リン酸化タウの上昇，海馬や内側側頭葉の萎縮，脳萎縮の速度，FDG-PET や脳 SEPCT 検査での AD に一致する所見）の有無によって判断する．つまり，A β のバイマーカーと神経損傷のバイオマーカーが陽性の場合，MCI due to AD の可能性が高く，どちらか一方が陽性の場合には，MCI due to AD の可能性は中程度となる．両者とも陰性の場合には，MCI due to AD の可能性が低いと判断される．拡散テンソル画像，MR スペクトロスコピー，

表1 National Institute on Aging-Alzheimer's Association workgroup による AD による軽度認知障害の診断基準（2011 年）

臨床および認知機能の基準
- 以前と比べて認知機能の低下があり，それは患者本人，情報提供者，臨床医によって報告され得る.
- 1 つ以上の認知機能領域において客観的な障害を確認する（典型的には記憶領域）.
- 日常生活能力は自立性は保たれている.
- 認知症ではない.

AD の病態生理学的過程と一致する MCI の病因検査
- 可能な限り，血管性，外傷性または薬物誘発性による認知機能の低下を除外する.
- 可能ならば，縦断的な認知機能の低下を確認する.
- Alzheimer 病の遺伝的な要因に一致する病歴がある.

表2 DSM-5 による MCI の診断基準（2013 年）

A. 1 つ以上の認知領域（複雑性注意，遂行機能，学習および記憶，言語，知覚 - 運動，社会的認知）において，以前の行為水準から有意な認知の低下があるという証拠が以下に基づいている.
  (1) 本人，本人をよく知る情報提供者，または臨床家による，軽度の認知機能の低下があったという懸念，および
  (2) 可能であれば標準化された神経心理学的検査に記憶された，それがなければ他の定量化された臨床的評価によって実証された認知行為の軽度の障害

B. 毎日の活動において，認知欠損が自立を阻害しない（すなわち，請求書を支払う，内服薬を管理するなどの複雑な手段的日常生活動作は保たれるが，以前より大きな努力，代償的方略，または工夫が必要であるかもしれない）
C. その認知欠損は，せん妄の状況でのみ起こるものではない
D. その認知欠損は，他の精神疾患によってうまく説明されない（例：うつ病，統合失調症）

機能的 MRI（fMRI），安静時 BOLD の機能的結合性，MRI 灌流画像などの神経画像技術は，バイオマーカーとして含めることができるか，現時点では十分に検証されていない，としている.

②最近の診断基準

2013 年に米国精神医学協会は，「精神障害の診断と統計マニュアル第 5 版」（DSM-5）において MCI の新しい基準を発表した. 認知症は major neurocognitive disorder とされ，軽度認知機能障害は mild neurocognitive disorder とされた. 表2 のように，MCI の診断基準としては，1 つ以上の認知領域において低下があることを認知機能検査や情報提供者から確認できるものの，そのことで日常生活に支障をきたさないとなっている. さらに，AD，レビー小体型認知症，前頭側頭型認知症，脳血管認知障害，パーキンソン病，ハンチントン病，HIV／エイズ，外傷性脳傷害および薬物乱用などの病因においても，MCI の基準を満たした場合には，レビー小体型認知症による MCI のような診断が可能となっている.

ICD-10（国際疾病分類第 10 版）では MCI に該当する診断基準は，表3 のように mild cognitive disorder（MCD）として扱

表 3　ICD-10 の診断基準

1) 2週間以上のほとんどの間，認知機能の障害が存在し，その障害は下記の領域におけるいずれかの障害による．
①記憶（特に早期），あるいは新たなことを覚えること
②注意あるいは集中力
③思考〔例：問題解決や抽象化における緩徐化〕
④言語〔例：理解，換言〕
⑤視空間機能

2) 神経心理検査や精神状態検査などの定量化された認知評価において，遂行機能の異常あるいは低下が存在すること．

3) 認知症（F00-F03），器質的健忘症候群（F04），せん妄（F05），脳炎後症候群（F07.1），脳震盪後症候群（F07.2），
　精神作用物質使用による他の持続性認知障害（F1x.74）でないこと．

われている．

　International Working Group-2（IWG）が 2014 年に発表した AD の診断基準では，病理学的な背景のなかでは軽度認知障害も認知症も区別しないこととなり，preclinical AD と AD の 2 群に分けられた．つまり，何らかの臨床症状があれば AD と診断し，AD の病理学的所見に関連するバイオマーカーの異常がある MCI も AD に分類されることとなった．

③適切な診断の重要性

　うつ病や投薬による副作用，睡眠障害，甲状腺疾患やビタミン B_{12} や葉酸欠乏などにより一時的に MCI の状態となることもあるため，注意深く病歴の聴取，神経学的・精神学的診察および血液検査などを行い，治療によって回復可能性のある MCI を見逃さないようにしなければならない．MCI を適切に診断することは，患者と家族が認知症への進行の可能性も含めて

MCI の原因について十分に理解し，その後の対応を計画するために重要である．

　主観的な認知障害の訴えだけでは，MCI の過診断または過小診断が生じる可能性がある．認知症の評価を行う臨床医は，認知機能に関する情報を患者および情報提供者から十分に引き出すことに加えて，適切に認知評価ツールを使用すべきである．MCI の診断は，最終的には，特定の神経心理検査におけるスコアだけではなく，認知機能および機能状態を決定する臨床的な評価に基づいて行う必要がある．

④認知評価ツール

　神経心理検査は，明確なカットオフ値は推奨されていないが，正常の加齢性変化と MCI を区別するのに有用である．MMSE（mini-mental state examination）は広く利用されているが，早期の障害を診断するには感度は十分ではない．一方，MoCA は，MCI の検出のために特別に開発され

たスクリーニングツールである．MoCA-J（日本語版 Montreal Cognitive Assessment）は，記憶として5単語の想起を行い，また前頭葉機能の検査も含んでいる．MMSE 26点以上のMCIにおいては，MoCA-Jで30点満点中26点をカットオフとすると，感度93%，特異度87%であった[5]．

2017年の認知症疾患診療ガイドラインによれば，健忘型MCIの場合は，検出を目的とした日本で標準化されている短時間で施行可能な記憶検査はないため，ウェクスラー記憶検査（Wechsler Memory Scale-Revised〔日本文化科学社〕）やRey Auditory Verbal Learning Test[TM]（RAVLT[TM]）などの記憶検査を施行するのがよいとされている．非健忘型MCIの場合は，検出を目的とした特異的な検査はないため，視空間認知機能，遂行機能などの検査を加えるとよいとされている．時計描画検査はよく利用されているが，MCIの検出感度は低い．どの神経心理テストバッテリーを使用するかについて，ゴールドスタンダードはなく，すべての主要な認知領域を調べることが重要とされ，典型的には遂行機能，注意，言語，記憶および視覚空間機能が考慮されている．

⑤画像診断

健忘型MCIは年に10〜15%がADへ進行すると言われており[3]，神経画像により

ADの可能性を予測することは重要である．特に，アミロイドPETは，AD発症の危険性がある対象を同定するための有用なツールである．しかし，アミロイドPETの利用は限られており，実用的ではない．そのため，日本では日常診療におけるMCIの画像診断には，MRIや脳血流SPECTが主に用いられている．

頭部MRIでは，超早期ADにおいては，内側側頭葉，特に嗅内皮質の萎縮が起こるが，萎縮が軽微な場合には視覚的な評価が難しい．そのため，健常者との比較を画像統計解析であるZスコア解析を用いることで，嗅内皮質と海馬，扁桃体などのADでの萎縮領域において判別することができる[6]．

また，臨床的にADと診断される前の状態の超早期のADにおいては，脳血流SPECTやPETを用いて頭頂葉，後部帯状回および楔前部での局所の血流やグルコース代謝の低下が報告されている[7]．早期のADにおける同部位での病理学的神経変性も報告されていた．しかし，視覚的に同部位でのわずかな血流や代謝の低下を捉えることは事実上不可能である．そのため，脳血流SPECTではeZISなどの画像統計解析手法が有用である．3次元統計処理画像（3D-SSP）を用いて同部位でADを判別した場合，精度は74〜86%とする

報告もある[8].

III. 治療

ADの認知機能を改善する効果のあるコリンエステラーゼ阻害薬を含めて，MCIの認知症への進行を阻止するのに有効であると証明された薬剤はない[9]．しかし，それは対象とするMCIの病因がADのみでなかった可能性もある．非薬物的介入については，MCI患者に対して6カ月間の運動による介入では，認知機能を改善する可能性があるとされている[10]．認知リハビリテーションや認知のトレーニングの認知面での介入については，はっきりと効果が指摘されたものはない[10]．

IV. 症例提示

① 61歳女性

4年前から物忘れが出現し，徐々に進行したため，心配した夫に連れられ61歳で受診した．採血検査では問題なく，神経心理検査ではHDS-R 21点，MMSE 25点であった．エピソード記憶障害や作業記憶障害が主体であり，日常生活は自立できていたため，MCIと判断した．脳血流SPECTではADパターンであった (図1～3)．

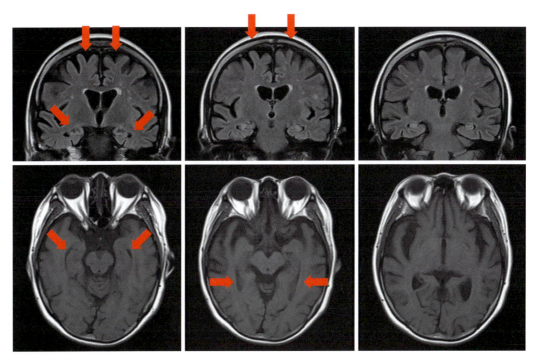

図1 頭部MRI
上段：冠状断像，下段：横断像．頭頂葉と海馬，海馬傍回に萎縮がみられる．

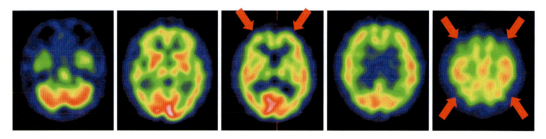

図2 ⁹⁹ᵐTc-ECD 脳血流 SPECT
両側の頭頂葉および前頭葉に血流低下がみられる.

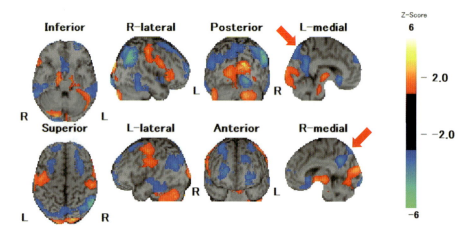

図3 ⁹⁹ᵐTc-ECD 脳血流 SPECT
eZIS 解析では, 両側の後部帯状回から楔前部, 左右頭頂葉に血流低下がみられる.

② 74 歳男性

数カ月前からお金の計算が弱くなったことを, 妻に指摘されるようになった. 眼鏡の置き場所を探すことがあることを心配し, 受診した. HDS-R 28 点, MMSE 28 点であり, 重なり合う五角形の模写は不良であった (図4). ハト模倣テストはできず, 視空間認知の障害を認め, 日常生活は自立していたため, MCI と判断した. 頭部 MRI では, 頭頂葉, 後頭葉の萎縮, 軽度の海馬萎縮を認めた. 脳血流 SPECT では, 後部帯状回から楔前部, 頭頂葉, 後頭葉に血流低下を認め, AD パターンであった (図5). 後頭葉の血流低下を認めたが, レビー小体型認知症の診断基準に含まれる, パーキンソニズムや幻視, 意識の変動, レム睡眠行動障害は認めなかった. また, MIBG シンチグラフィでも, 異常所見は認めなかった.

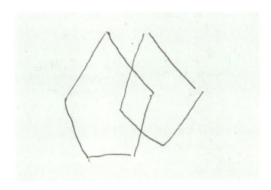

図4 重なり合う五角形の模写
右の正五角形が四角形になっている.

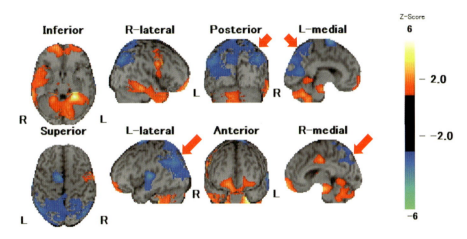

図5 ^{99m}Tc-ECD 脳血流 SPECT
eZIS 解析では，両側の後部帯状回から楔前部，左右頭頂葉，後頭葉に血流低下がみられる.

まとめ

① MCI の病理学的背景には，アルツハイマー病やレビー小体型認知症，前頭側頭葉変性症などが含まれる.

② 軽度認知障害の症状を呈する，うつ病や薬の副作用，内分泌疾患など可逆的な疾患を見逃してはならない.

③ アルツハイマー病による軽度認知障害における脳血流 SPECT では，後部帯状回から楔前部，頭頂葉における血流の低下が認められ，健常者と比較した画像統計解析が有用である.

引用・参考文献

1) Lopez OL, Kuller LH, Becker JT, et al: Incidence of dementia in mild cognitive impairment in the cardiovascular health study cognition study. Arch Neurol 64: 416-20, 2007

2) Tschanz JT, Welsh-Bohmer KA, Lyketsos CG, et al: Conversion to dementia from mild cognitive disorder: the Cache County Study. Neurology 67: 229-34, 2006

3) Petersen RC, Smith GE, Waring SC, et al: Mild cognitive impairment: clinical characterization and outcome. Arch Neurol 56: 303-8, 1999

4) Albert MS, DeKosky ST, Dickson D, et al: The diagnosis of mild cognitive impairment due to Alzheimer's disease: recommendations from the National Institute on Aging-Alzheimer's Association workgroups on diagnostic guidelines for Alzheimer's disease. Alzheimers Dement 7: 270-9, 2011

5) Fujiwara Y, Suzuki H, Yasunaga M, et al: Brief screening tool for mild cognitive impairment in older Japanese: validation of the Japanese version of the Montreal Cognitive Assessment. Geriatr Gerontol Int 10: 225-32, 2010

6) Matsuda H, Mizumura S, Nemoto K, et al: et al: Automatic voxel-based morphometry of structural MRI by SPM8 plus diffeomorphic anatomic registration through exponentiated lie algebra improves the diagnosis of probable Alzheimer Disease. AJNR Am J Neuroradiol 33: 1109-14, 2012

7) Minoshima S, Giordani B, Berent S, et al: Metabolic reduction in the posterior cingulate cortex in very early Alzheimer's disease. Ann Neurol 42: 85-94, 1997

8) Imabayashi E, Matsuda H, Asada T, et al: Superiority of 3-dimensional stereotactic surface projection analysis over visual inspection in discrimination of patients with very early Alzheimer's disease from controls using brain perfusion SPECT. J Nucl Med 45: 1450-7, 2004

9) Cooper C, Li R, Lyketsos C, et al: Treatment for mild cognitive impairment: systematic review. Br J Psychiatry 203: 255-64, 2013

10) Petersen RC, Lopez O, Armstrong MJ, et al: Practice guideline update summary: Mild cognitive impairment: Report of the Guideline Development, Dissemination, and Implementation Subcommittee of the American Academy of Neurology. Neurology, 2017

2 疾患別：SPECTの特徴と使い方

 神経変性疾患

① パーキンソン病（PD）

石井 亜紀子 *Akiko ISHII* 筑波大学医学医療系神経内科学

I．症状：臨床現場で見るパーキンソン病

- パーキンソン病（Parkinson's disease：PD）は中脳黒質のメラニン含有細胞が変性脱落することによって基底核の機能障害を生じ，特有の運動障害を生ずる神経変性疾患である[1]．
- 発症は50歳以降に多く，人口10万人あたり約100～150人の有病率がある．
- 5～10％は家族性であり，種々の遺伝子変異が明らかになってきている．
- 4大症状として安静時振戦，無動，筋固縮，姿勢保持障害があり，そのほか，仮面様顔貌，脂漏性顔貌，Myerson徴候，声量の小さく抑揚の少ない言語，すくみ足などを認める．
- 運動症状以外に嗅覚異常，自律神経障害（便秘，起立性低血圧，排尿障害など），睡眠障害（不眠，レム睡眠行動障害，むずむず脚症候群など），精神症状（抑うつ，幻覚，妄想など），認知機能障害（進行期に約2割）などがある．これらの非運動症状は，運動症状発症以前から認められることがある．

II．鑑別／診断

　パーキンソニズムをきたす，他の神経変性疾患，薬剤性，血管性，外傷性パーキンソニズムの鑑別が重要である．厚生労働省の診断基準（表1）や英国パーキンソン病協会ブレインバンク臨床診断クライテリアが用いられることがいまだに多いが，2015年にMovement Disorder Societyから新たにパーキンソン病臨床診断クライテリアが発表された[2]．パーキンソニズム（安静時振戦と筋強剛のうち，少なくとも1つを伴う寡動）の定義，支持基準，red flags，除外基準の4項目からなり，支持基準数とred flags数によってclinically probableもしくはclinically established，または除外診断される[2]．支持基準にMIBGシンチグラフィによる心臓交感神経の脱落所見が採

表1　パーキンソン病：厚生労働省診断基準

以下の診断基準を満たすものを対象とする.
1. パーキンソニズムがある[※1].
2. 脳 CT または MRI に特異的異常がない[※2].
3. パーキンソニズムを起こす薬物・毒物への曝露がない.
4. 抗パーキンソン病薬にてパーキンソニズムに改善がみられる[※3].
以上 4 項目を満たした場合，パーキンソン病と診断する（definite）.
なお，1，2，3 は満たすが，薬物反応を未検討の症例は，パーキンソン病疑い症例（probable）とする.

[※1] パーキンソニズムの定義は，次のいずれかに該当する場合とする.
(1) 典型的な左右差のある安静時振戦（4〜6Hz）がある.
(2) 歯車様強剛，動作緩慢，姿勢反射障害のうち 2 つ以上が存在する.
[※2] 脳 CT または MRI における特異的異常とは，多発脳梗塞，被殻萎縮，脳幹萎縮，著明な脳室拡大，著明な大脳萎縮など他の原因による
パーキンソニズムであることを明らかに示す所見の存在をいう.
[※3] 薬物に対する反応はできるだけドパミン受容体刺激薬または L DOPA 製剤により判定することが望ましい.

用され，鑑別のための単なる補助診断ツールとして扱われてきた神経画像検査の地位向上に寄与している[2].

Ⅲ. 症例提示

①典型例

　70 歳男性. 5 年前から左手の震えと，左半身の倦怠感を自覚した. 次第に更衣に時間がかかるようになり，受診. 神経学的所見では表情が乏しく，瞬目（しゅんもく）は減少し，会話は小声，腱反射は正常，筋力低下，感覚障害，小脳症状はない. 左手に約 4 Hz の pill-rolling tremor を認めた. 姿勢反射障害はない. ^{123}I-IMP SPECT（**図1**）では有意な血流低下はなく，[123]I-MIBG 心筋シンチグラフィ（**図2**）では H/M 比の低下，[123]I-FP-CIT SPECT（**図3**）では右に強いドット型の取り込み低下を認めた. L-DOPA 製剤が著効した.

鑑別／診断のポイント

① ^{123}I-FP-CIT SPECT

　早期パーキンソン病患者では被殻吻側腹側に限局して取り込まれ，その程度は運動障害と反対側で低い，いわゆる左右差のあるドット型を呈する. レビー小体型認知症（dementia with Lewy bodies：DLB）でも低下し，PD と区別できない. 本態性振戦では取り込みが保持されるので，鑑別に有用である. 血管性パーキンソン症候群では血管障害部位によってさまざまであるが，取り込みが低下している場合でも対称性，びまん性である. 多系統萎縮症（MSA），大脳皮質基底核変性症候群（corticobasal syndrome：CBS），進行性核上性麻痺（PSP）との鑑別は困難であるが，PSP では左右差がなく線条体全部でも障害がみられる. また CBS では左右差が大きいという特徴がある.

② ^{123}I-MIBG 心筋シンチグラフィ

　レビー小体が出現しない本態性振戦，血管性パーキンソン症候群，PSP，CBS では心臓の取り込みは低下しない. DLB では取り込みは低下する. MSA では低下する場合もあるが，軽度である. PD でも早期例は保たれる傾向があり，糖尿病，心疾患や三環系抗うつ薬服用でも低下し得るので注意が必要である.

③ ^{123}I-IMP SPECT

　PD では特徴的な血流変化はない. MSA では小脳脳幹の血流低下が認められる. DLB では後頭葉内側に血流低下が認められる.

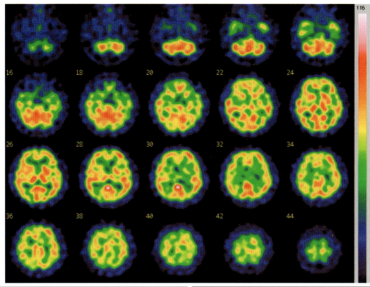

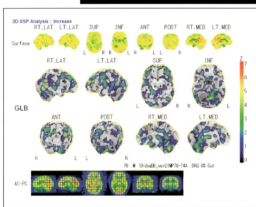
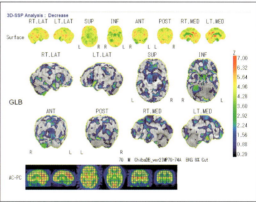

図1 症例（典型例）の ^{123}I-IMP SPECT
有意な血流低下はない．

②非典型例

81歳男性．4年前からの歩行障害で受診．寡動，筋固縮，軽度の眼球運動障害を認めた．姿勢反射障害や振戦はなく，MSA（multisystem atrophy，多系統萎縮症）やPSP（progressive supranuclear palsy，進行性核上性麻痺）が考えられた．しかし，3年後も進行は緩徐で，L-DOPA少量でコントロールでき，PDと診断した．^{123}I-IMP SPECT（図4A）では有意な血流低下はなく，^{123}I-MIBG心筋シンチグラフィ（図4B）ではH/M比の軽度低下，^{123}I-FP-CIT SPECT（図4C）ではドット型の取り込み低下を認めた．

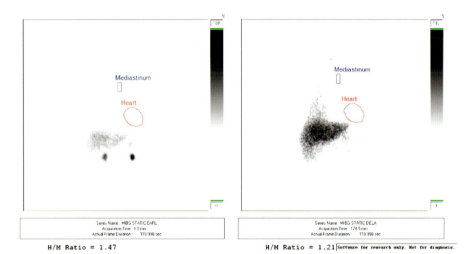

図2 症例（典型例）の ^{123}I-MIBG 心筋シンチグラフィ
H/M 比は低下している．

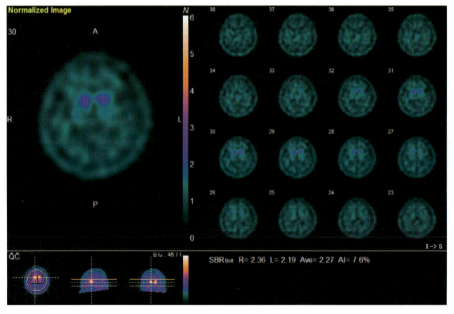

図3 症例（典型例）の ^{123}I-FP-CIT SPECT
右に強いドット型の取り込み低下を認める．

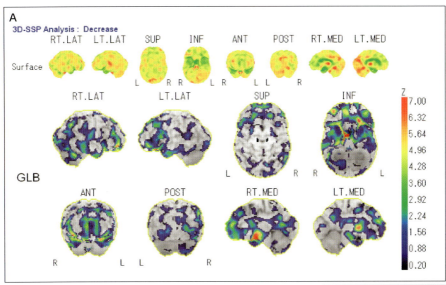

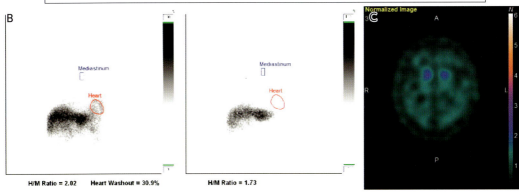

図4　症例（非典型例）
A：^{123}I-IMP SPECT では有意な血流低下はない．
B：^{123}I-MIBG 心筋シンチグラフィでは H/M 比の軽度低下．
C：^{123}I-FP-CIT SPECT ではドット型の取り込み低下を認めた．
SBR$_{Bolt}$ R = 1.35 L = 1.14 Ave = 1.38 AI = 4.6%

鑑別／診断のピットフォール

SWEDD (scans without evidence of dopaminergic deficit)
　ドパミン神経終末を機能画像で評価した大規模臨床試験において，パーキンソン病と診断された症例の約10%が正常画像所見であり，臨床診断と画像所見の乖離例があることが明らかにされた．

IV. 治　療

　薬物治療では，L-DOPA 製剤が主体となるが，長期間の使用により運動合併症を出現しやすくなるため，ドパミンアゴニストやドパミン分解抑制薬，非ドパミン系薬剤などを組み合わせた治療が行われる．外科的治療としては脳深部刺激療法（deep brain stimulation：DBS）が用いられる．最近，持続的ドパミン投与および受容体刺激を目的に，空腸投与用L-DOPA／カルビドパ水和物配合薬が使用可能となった．

非運動症状に対しては抗うつ薬など，認知機能障害にはアセチルコリンエステラーゼ阻害薬などを用いる．

日本神経学会『パーキンソン病治療ガイドライン』の薬物治療の指針[2]を参考にされたい．

最近の Topics

従来の薬物治療やDBSでは中脳黒質にあるドパミンニューロンの修復は行われない．今後，疾患特異的iPS細胞を動物モデルの代替とした新たな治療法の開発や，AAV（adeno-associated virus，アデノ随伴ウイルス）を用いた遺伝子細胞治療への期待が高まっている．実際に，AADC（L-DOPAをドパミンに代謝する酵素）遺伝子治療の第1相試験[3]が行われ，安全性および運動症状改善が確認されている．

臨床 MEMO

パーキンソン病治療にはガイドラインが作成されているが，個々の患者さんのニーズはさまざまであり，そのニーズに合わせた治療を行うことが重要である．ジスキネジアがあっても動ければよいと考える人もいるし，動けなくてもないほうがよいと考える人もいる．将来のウエアリングオフより，今動けないと職を失う可能性があり困るという人もいる．エビデンスは治療のバックボーンとして重要であるが，とらわれすぎず柔軟に運用すべきであろう．

まとめ

① MDS clinical diagnostic criteria に SPECT を組み合わせることで，診断精度を向上できる．

② ^{123}I-FP-CIT SPECT では，ドット型の非対称性の取り込みが早期に出現する．

③ ^{123}I-MIBG 心筋シンチグラフィの H/M 比の低下は，レビー小体と関連する．

引用・参考文献

1) Postuma RB, Berg D, Stern M, et al: MDS clinical diagnostic criteria for Parkinson's disease. Mov Disord 30: 1591-601, 2015
2) 「パーキンソン病治療ガイドライン」作成委員会編．パーキンソン病治療ガイドライン 2011. 日本神経学会監修．医学書院，東京，2011，220p
3) Muramatsu S, Fujimoto K, Kato S, et al: A phase I study of aromatic L-amino acid decarboxylase gene therapy for Parkinson's disease. Mol Ther 18: 1731-5, 2010

2 疾患別：SPECTの特徴と使い方

C 神経変性疾患

② 進行性核上性麻痺（PSP）

辻 浩史 Hiroshi TSUJI　筑波大学医学医療系神経内科学

I．症状：臨床現場でみる進行性核上性麻痺

　40歳以降，平均60歳で発症し，初発症状はパーキンソン病と似ているが，安静時振戦はあまり出現せず，歩行時の易転倒性，すくみ足，姿勢反射障害が目立つ[1]．さらに初期から人格変化，思考緩慢，無感情，会話迂遠などの認知機能障害も認められる．これらの認知機能障害は，前頭葉の障害によるものであり，同時に前頭葉徴候である把握反射，視覚性探索反応，模倣行動，使用行動などが初期から出現する[2]．進行すると頚部後屈と病名のもととなる垂直性核上性眼球運動障害，嚥下障害が明らかとなる．

　実臨床では，進行性核上性麻痺（progressive supranuclear palsy：PSP）の早期診断は困難で，診断医の熟練と経験を要し，典型的な症状がすべて出現してはじめて診断されることや，当初パーキンソン病と診断されており，末期になってから実はPSPであったと診断されることもある．

臨床MEMO

PSPの分類[3]

　剖検によって病理学的にPSPと診断された症例のなかには，臨床症状が典型的なPSPと異なる症例や，一方，病初期には脱抑制などの前頭側頭型認知症の症状を示し，後からPSPの典型的な運動障害が明らかになる症例が以前から知られている．2017年にMovement Disorder SocietyからPSPの新しい診断基準が発表され，このなかでPSPの亜型分類も以下のように明言されている．

- PSP with Richardson's syndrome（PSP-RS）
- PSP with progressive gait freezing（PSP-PGF）
- PSP with predominant parkinsonism（PSP-P）
- PSP with prefominant frontal presentation（PSP-F）
- PSP with predominant ocular motor dysfunction（PSP-OM）
- PSP with predominant speech/language disorder（PSP-SL）
- PSP with predominant CBS（PSP-CBS）
- PSP with predominant postural instability（PSP-PI）

　この分類のなかで，典型的なPSPはPSP-RSであり，認められる非典型的な症状により下位分類される．

表 1　PSP 診断基準（厚生労働省特定疾患治療研究事業）

1.　主要項目
（1）40 歳以降で発症することが多く，また緩徐進行性である．
（2）主要症候
①垂直性核上性眼球運動障害（初期には垂直性衝動性眼球運動の緩徐化であるが，進行するにつれ上下方向への注視麻痺が顕著になってくる）．
②発症早期（おおむね 1 ～ 2 年以内）から姿勢の不安定さや易転倒性（すくみ足，立直り反射障害，突進現象）が目立つ．
③無動あるいは筋強剛があり，四肢末梢よりも体幹部や頚部に目立つ．
（3）除外項目
①レボドパが著効（パーキンソン病の除外）
②初期から高度の自律神経障害の存在（多系統萎縮症の除外）
③顕著な多発ニューロパチー（末梢神経障害による運動障害や眼球運動障害の除外）
④肢節運動失行，皮質性感覚障害，他人の手徴候，神経症状の著しい左右差の存在（大脳皮質基底核変性症の除外）
⑤脳血管障害，脳炎，外傷など明らかな原因による疾患
（4）診断のカテゴリー
次の 3 条件を満たすものを進行性核上性麻痺と診断する．
②（1）を満たす．
②（2）の 2 項目以上がある．
③（3）を満たす（他の疾患を除外できる）．

また後述のように，PSP にはさまざまな臨床亜型がある[3]（臨床 MEMO 参照）．

II．鑑別／診断

　厚生労働省では，特定疾患治療研究事業の PSP 診断基準を設けている（表1）．鑑別すべき疾患として，パーキンソン病，大脳皮質基底核変性症，多系統萎縮症，レビー小体型認知症など，パーキンソニズムを呈する変性疾患が挙げられる[4]．後部後屈，垂直眼球運動障害などの PSP に典型的な症状を認めていれば診断は容易であるが，非典型例も多く，これらの疾患との鑑別が困難なこともある．

　画像検査としては，頭部 MRI 矢状断像が有用である．PSP では橋・中脳被蓋が萎縮するのに対し，橋底部が保たれるため萎縮した中脳被蓋部の吻側がハチドリの嘴のように見えるハミングバードサインを示す[5]（図1）．しかし，病初期や非典型例では所見を認めないこともある（図6, 後出）．脳血流 SPECT，^{123}I-MIBG 心筋シンチグラフィ，^{123}I-FP-CIT SPECT では PSP に特異的な所見はないが，パーキンソン病，レビー小体型認知症と鑑別するために行われる．脳血流 SPECT では，前頭葉の機能低下を反映して，比較的早期から前頭葉の血流低下を認めることがある[6]（図2, 8, 後出）．心筋 MIBG 検査では H/M 比の低下はないことが多く[7]，^{123}I-FP-CIT では線条体の取り込みが低下する[8]（図5, 10, 後出）ため，両検査で低下するパーキンソン病とレビー小体型認知症の鑑別において有用である．

III. 症例提示
①典型例

　67歳男性．主訴は転びやすくなったとのこと．5年前より，自宅に閉じこもりがちになった．3年前，立ち上がった際に後ろにひっくり返ることが多くなり，さらにろれつも回らなくなった．受診時，眼球運動が左右ともに上下方向で制限があり，後方への姿勢反射障害を認めた．さらに頸部を中心に筋強剛，構音障害を認めた．認知機能検査ではHDS-Rは20点，FAB（frontal assessment battery at bedside，前頭葉機能検査）は14点と低下していた．頭部MRIでは中脳被蓋の萎縮とハミングバードサインを認めた（図1）．脳血流SPECTでは，前頭部に血流低下を認め（図2），3D-SSPでも同部位の低下を認めた（図3）．^{123}I-MIBG心筋シンチグラフィでは心筋への集積は正常（図4），一方^{123}I-FP-CIT SPECTで左右線条体への集積は低下していた（図5）．以上より，典型的なPSP Richardson's syndromeと診断した．

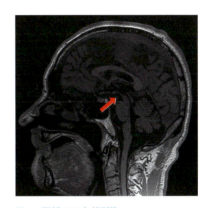

図1　頭部 MRI 矢状断像
中脳被蓋の萎縮とハミングバードサイン（矢印）を認める．

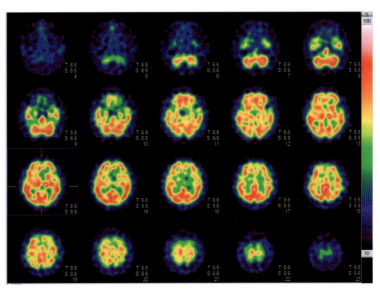

図2　脳血流 SEPCT
前頭部の血流低下を認める．

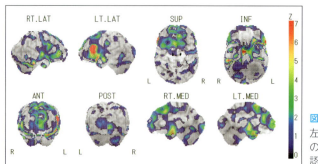

図3 3D-SSP
左優位に両側の血流低下が認められる.

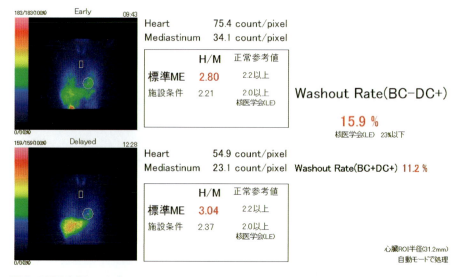

図4 MIBG心筋シンチグラフィ
心臓への集積は保たれている.

②非典型例

66歳女性.主訴は歩行障害.2年前からすくみ足が出現し,歩幅が小さくなった.また方向転換時に時間がかかるようになった.1年間,前のめりに転倒することが多くなった.前医にてメネシット®を300 mg/日を処方されたが,改善しなかった.受診時,仮面様顔貌,両側の垂直性眼球運動障害,頸部の筋強剛,姿勢反射障害,小刻

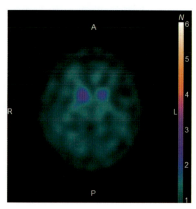

図5 ¹²³I-FP-CIT SPECT
線条体への取り込みの低下を認める.

み歩行，方向転換時のすくみ足を認めた．HDS-R 28 点，認知機能の低下は認めなかったが，手掌頤反射は陽性で，前頭葉徴候を認めた．頭部 MRI では中脳被蓋の萎縮はなかった(図6)．脳血流 SPECT では，はっきりした異常をとらえることはできなかった(図7)が，3D-SSP にて前頭部に血流低下を認めた(図8)．^{123}I-MIBG 心筋シンチグラフィで心筋への集積は正常(図9)であったが，^{123}I-FP-CIT SPECT で集積の低下を認めた(図10)．

以上より，頭部 MRI では典型的な PSP の所見は得られなかったが，すくみ足を主徴とした臨床症状，垂直性の眼球運動障害から，本例は PSP with progressive gait freezing と診断した．

IV. 治 療

現在のところ，PSP を根本的に治療する有効な薬物治療法は確立していない．症例報告，あるいは少数例の臨床研究で，個別の症状に対して効果を認めた薬剤が報告されている[9]．例えば，抗パーキンソン病薬であるレボドパ製剤，ドパミン受容体作

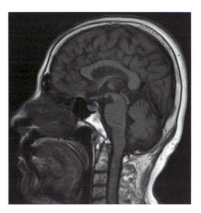

図6 頭部 MRI 矢状断
中脳被蓋の萎縮は認めない．

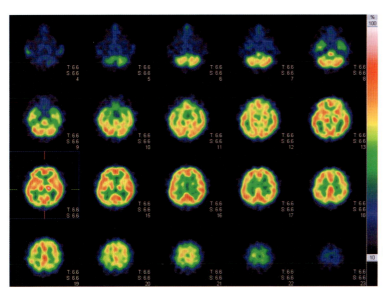

図7 脳血流 SEPCT
前頭部の血流低下ははっきりしない．

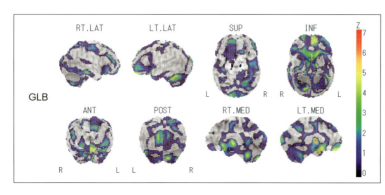

図8 3D-SSP
前頭部に軽度の血流低下を認める.

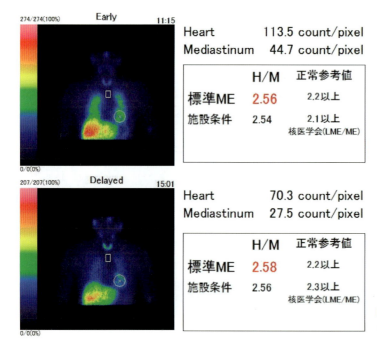

図9 MIBG心筋シンチグラフィ
心臓への集積は保たれている.

動薬やアマンタジンなどでは無動や筋強剛などの運動症状の緩和に効果的な場合がある．また一部の症例では，ドロキシドパが歩行障害や姿勢反射障害などに有効との報告がある．

抗パーキンソン病薬以外では，睡眠導入薬ゾルピデムが表情，言語障害，嚥下障害，無動，筋強剛，眼球運動障害に一時的に効果的であったという症例報告がある．抗不安薬タンドスピロン，抗うつ薬イミプラミンやアミトリプチンが，運動症状の改善をもたらしたとも報告されている．これらの薬剤は，現在のところ，多数症例での有効性は確認されていない．認知症症状に

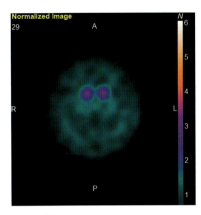

図10　^{123}I-FP-CIT SPECT
線条体への取り込みの低下を認める.

対しては，アルツハイマー病治療薬であるドネペジルやリバスチグミンの効果が報告されている．

内服以外には，PSPで時折認められる開瞼失行の症状に対して，ボツリヌス毒素の局所投与が有効な場合がある．しかし，これらの治療はあくまで対症療法であり，今後の根本治療のためには，PSPの原因であるリン酸化タウタンパクに対する治療薬の開発が望まれる．

まとめ

① PSPは垂直性眼球運動障害，姿勢反射障害などの典型的な症状が認められれば診断は比較的容易であるが，非典型例も多く存在するため，初期には診断がつかないことも多い．

② ^{123}I-MIBG心筋シンチグラフィと ^{123}I-FP-CIT SPECTにより，パーキンソン病との鑑別がつくことがある．

引用・参考文献

1) 饗場郁子, 齋藤由扶子, 奥田 聡, 他：剖検例からみた進行性核上性麻痺臨床像. 特集 進行性核上性麻痺 (PSP)：そのI. 神経内科 56: 143-9, 2002

2) Litvan I, Mangone CA, Mc Kee A, et al: Natural history of progressive supranuclear palsy (Steele-Richardson-Olszewski syndrome) and clinical predictors of survival: a clinicopathological study. J Neurol Neurosurg Psychiatry 60: 615-20, 1996

3) Höglinger GU, Respondek G, Stamelou M, et al: Clinical diagnosis of progressive supranuclear palsy: The movement disorder society criteria. Mov Disord 32: 853-64, 2017

4) 鈴木幹也, 川井 充：進行性核上性麻痺と鑑別すべき疾患. 医療 59: 482-5, 2005

5) 岩田 誠：神経変性疾患における中脳被蓋萎縮の意義. 厚生省特定疾患・神経変性疾患調査研究班 1993年度報告書. 48-50, 1994

6) D'Antona R, Baron JC, Samson Y, et al: Subcortical dementia. Frontal cortex hypometabolism detected by positron tomography in patients with progressive supranuclear palsy. BRAIN 108: 785-99, 1985

7) Yoshita M. Differentiation of idiopathic Parkinson's disease from striatonigral degeneration and progressive supranuclear palsy using iodine-123 meta-iodobenzylguanidine myocardial scintigraphy. J Neurol Sci 155: 60-7, 1998

8) Antonini A, Benti R, De Notaris R, et al: 123I-io-upane/SPECT binding to striatal dopamine transporter (DAT) uptake in patients with Parkinson's disease, multiple system atrophy, and progressive supranuclear palsy. Neurol Sci 24: 149-50, 2003

9) Lamb R, Rohrer JD, Lees AJ, et al: Progressive Supranuclear Palsy and Corticobasal Degeneration: Pathophysiology and Treatment Options. Curr Treat Options Neurol 18: 2-18, 2016

2 疾患別：SPECTの特徴と使い方

C 神経変性疾患

③ 多系統萎縮症（MSA）

石井 亜紀子 *Akiko ISHII* 筑波大学医学医療系神経内科学

I．症状：臨床現場でみる多系統萎縮症

多系統萎縮症（multisystem atrophy：MSA）は30歳以降の成年期に発症する進行性の細胞変性脱落をきたす疾患[1]で，組織学的には神経細胞とオリゴデンドログリアに不溶化したαシヌクレインが蓄積する．主要症候は小脳症状，パーキンソニズム，自律神経障害である．小脳症状は歩行失調（歩行障害）と声帯麻痺，構音障害，四肢の運動失調，または小脳性眼球運動障害である．パーキンソニズムは筋強剛を伴う寡動，姿勢保持障害が主で，振戦などの不随意運動は比較的きたしにくい．

とくに，パーキンソニズムはパーキンソン病（Parkinson's disease：PD）と比較して，レボドパへの反応に乏しく，進行が早いのが特徴である．発病後3年以内に姿勢保持障害，5年以内に嚥下障害をきたす場合は，MSAの可能性が高いとされる．自律神経障害では排尿障害，頑固な便秘，勃起障害（男性の場合），起立性低血圧，睡眠時障害（睡眠時喘鳴や無呼吸，REM睡眠行動異常〔REM sleep behavior disorder：RBD〕）などが認められる．

錐体路徴候として腱反射亢進と病的反射陽性，他人の手徴候や把握反射などが認められる．認知機能や精神症状も多く，幻覚（非薬剤性），失語，失認，失行，認知機能低下も生じる．

II．鑑別／診断

皮質性小脳萎縮症，遺伝性脊髄小脳変性症，傍腫瘍性小脳失調症，パーキンソン病（PD），大脳皮質基底核変性症候群（corticobasal syndrome：CBS），進行性核上性麻痺（progressive supranuclear palsy：PSP），レビー小体型認知症（dementia with Lewy bodies：DLB），薬剤性パーキンソニズム，純粋自律神経不全症，自律神経ニューロパチーなどが鑑別に挙がる．

MSAの疾患概念が確立する以前ではオ

リーブ橋小脳萎縮症，線条体黒質変性症，シャイ・ドレーガー症候群に分類されていたが，現在では国際的 Consensus criteria による分類（Gilman 分類）に基づき，以下の2つに分類されている[1]．

a）MSA-C：診察時に小脳性運動失調が主体であるもの

b）MSA-P：診察時にパーキンソニズムが主体であるもの

また，診断のカテゴリーとしては以下のように分類されている．

① Possible MSA

パーキンソニズム（筋強剛を伴う運動緩慢，振戦もしくは姿勢反射障害），または小脳症候（歩行失調，小脳性構音障害，小脳性眼球運動障害，四肢運動失調）に自律神経症候（②の基準に満たない程度の起立性低血圧や排尿障害，睡眠時喘鳴，睡眠時無呼吸もしくは勃起不全）を伴い，かつ錐体路徴候が陽性であるか，もしくは画像検査所見（MRI もしくは PET・SPECT）で異常を認めるもの．

② Probable MSA

レボドパに反応性の乏しいパーキンソニズム，もしくは小脳症候のいずれかに明瞭な自律神経障害を呈するもの（抑制困難な尿失禁，残尿などの排尿力低下，勃起障害，起立後3分以内において収縮期血圧が30 mmHg もしくは拡張期血圧が15 mmHg 以上の下降，のうちの1つを認める）．

③ Definite MSA

病理学的に確定診断されたもの．

Ⅲ．症例提示

① 典型例（MSA-P）

77 歳男性．4年前から前のめりに歩くようになり，歩幅が徐々に小さくなった．3年前には次第に長距離の歩行が不能になり，途中で休憩が必要になったため整形外科を受診し，脊椎管狭窄症と診断された．同時期より，歩行時のふらつき，右上下肢の震え，動かしづらさを自覚した．2年前からろれつが回らなくなり，神経内科を受診．パーキンソニズム，小脳失調，自律神経障害（便秘，起立性低血圧）を認めた．

頭部 MRI で小脳萎縮と橋十字サイン（図1），^{123}I-IMP SPECT（図2A）では小脳の血流低下，^{123}I-FP-CIT SPECT（図2B）では左に強い取り込み低下を認めた．^{123}I-MIBG 心筋シンチグラフィ（図3）では H/M 比正常で，多系統萎縮症（MSA-P）と診断した．L-DOPA 製剤の効果はなく，徐々に嚥下機能が低下し誤嚥性肺炎を併発し，気管切開，胃瘻造設を行い，療養型病棟に転院した．

② 典型例（MSA-C）

73 歳女性．1年前からの四肢の筋力低下，構音障害，ふらつきを主訴に受診．神

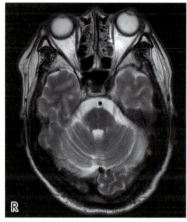
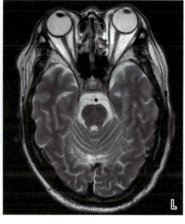

図1　症例1のbrain MRI T2WI
橋十字サインを認める.

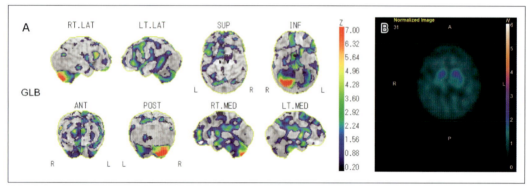

図2　症例1の画像検査
A：^{123}I-IMP SPECT. 小脳脳幹の血流低下が認められる.
B：^{123}I-FP-CIT SPECT. 線条体集積低下が認められる.
SBR$_{Bolt}$ R = 1.00 L = 1.63 Ave = 1.31 AI = 47.9%.

経学的に右優位の筋力低下，四肢腱反射亢進，構音障害，小脳失調を認めた．頭部MRIで小脳萎縮と橋十字サイン（図4A），^{123}I-IMP SPECT（図4B）では，小脳の血流低下を認めた．^{123}I-FP-CIT SPECT（図4C）では臨床的にパーキンソニズムは認めないにもかかわらず，左優位の取り込み低下を認めた．^{123}I-MIBG心筋シンチグラフィ（図5）ではH/M比の低下はなく，多系統萎縮症（MSA-C）と診断した．

鑑別／診断のピットフォール

MSAとPDは^{123}I-FP-CIT SPECTでは，鑑別困難である．

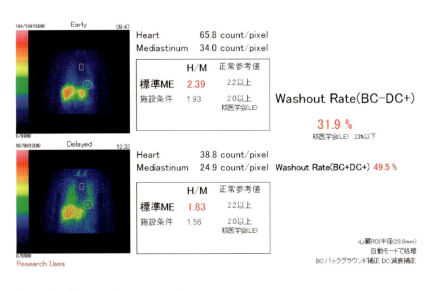

図3 症例1の ¹²³I-MIBG 心筋シンチグラフィ
H/M 比の低下はない．

鑑別／診断のポイント

① ¹²³I-MIBG 心筋シンチグラフィ
　MSA では低下する場合もあるが，軽度である．レビー小体が出現しない本態性振戦，血管性パーキンソン症候群，PSP，CBS では心臓の取り込みは低下しない．DLB，PD では取り込みは低下する．糖尿病，心疾患や三環系抗うつ薬服用でも低下し得るので，注意が必要である．

② ¹²³I-IMP SPECT
　MSA では小脳脳幹の血流低下が認められる．

③ ¹²³I-FP-CIT SPECT
　臨床的にパーキンソニズムを認めない症例でも線条体集積低下が認められることがあり，小脳失調の鑑別において重要な情報が得られることがある．

IV. 治　療

　現在のところ，根本的治療法はなく，対症療法が中心となる．小脳症状にはタルチレリン内服やプロチレリン点滴など，パーキンソニズムについては抗パーキンソン病薬，自律神経症状に対してはドロキシドパ，アメジニウム，フルドロコルチゾンなどを用いる．また，リハビリテーションも重要である．声帯麻痺や喉頭軟化症などには，気管切開などの外科的治療が必要となる．

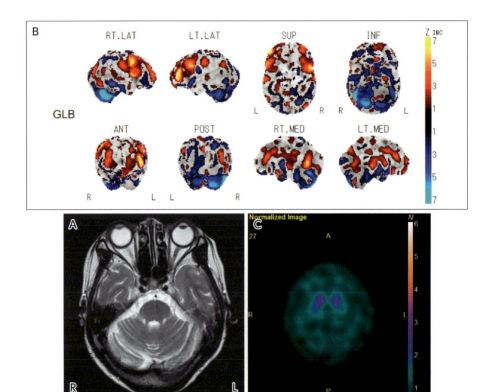

図4 症例2の画像検査
A：Brain MRI T2WI．橋十字サインを認める．
B：^{123}I-IMP SPECT．小脳脳幹の血流低下が認められる．
C：^{123}I-FP-CIT SPECT．線条体集積低下が認められる．
SBR$_{Bolt}$ R = 2.69 L = 2.10 Ave = 2.39 AI = 24.4%．

最近の Topics

　高用量 ubiquinol の投与によって家族性 MSA 患者の進行が抑制された報告[2]や，新たなモデル動物の開発の報告[3]がある．また，病原性 α-synuclein に対する自己抗体の欠損が PD や MSA 患者で認められたという報告[4]もあり，抗体治療の効果が期待される．

臨床 MEMO

　現在，根本的治療はないので，対症療法が中心となる．小脳症状，パーキンソニズム，自律神経症状，錐体路症状の各症状に対して治療を行う必要がある．

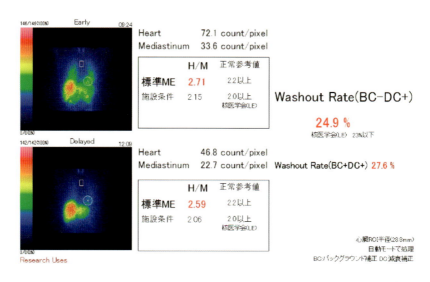

図5 症例2の ^{123}I-MIBG 心筋シンチグラフィ
H/M 比の低下はない．

> **まとめ**
>
> ① ^{123}I-IMP SPECT では小脳脳幹の血流低下が認められる．
>
> ② ^{123}I-MIBG 心筋シンチグラフィでは H/M 比の低下はない．
>
> ③ 臨床的にパーキンソニズムがなくても，^{123}I-FP-CIT SPECT で線条体集積低下が認められることがあり，小脳失調をきたす変性疾患の鑑別に有用である．

引用・参考文献

1) 渡辺宏之，陸 雄一，中村友彦，他：多系統萎縮症の病態と症候の広がり．臨床神経 56: 457-64, 2016
2) Mitsui J, Koguchi K, Momose T, et al: Three-Year Follow-Up of High-Dose Ubiquinol Supplementation in a Case of Familial Multiple System Atrophy with Compound Heterozygous COQ2 Mutations. Cerebellum 16: 664-72, 2017
3) Mandel RJ, Marmion DJ, Kirik D, et al: Novel oligodendroglial alpha synuclein viral vector models of multiple system atrophy: studies in rodents and nonhuman primates. Acta Neuropathol Commun 5: 47, 2017
4) Brudek T, Winge K, Folke J, et al: Autoimmune antibody decline in Parkinson's disease and Multiple System Atrophy: a step towards immunotherapeutic strategies. Mol Neurodegener 12: 44, 2017

2 疾患別：SPECTの特徴と使い方

C 神経変性疾患

④ 大脳皮質基底核変性症（CBD）

辻 浩史 *Hiroshi TSUJI* 筑波大学医学医療系神経内科学

I．症状：臨床現場でみる皮質基底核変性症

大脳皮質基底核変性症（corticobasal degene-ration：CBD）は，ニューロンやグリア細胞に4リピートタウタンパクが蓄積する特異的な病理所見を示す疾患であり，本当ならば病理解剖によってはじめて確定診断される[1]．一方，原著で報告されたCBDの臨床症状を呈した症例において，病理解剖を行うとAD（Alzheimer's disease）やFTLD-TDP（frontotemporal lobar degeneration with TDP-43 inclusions），PSP（progressive supranuclear palsy）など，他の疾患であったとの報告もあり，臨床診断を行う際には，大脳皮質基底核症候群（corticobasal syndrome：CBS）という名称が国際的には用いられるようになっている[2]．

しかし，わが国の保険医療や難病対策事業，医学教育ではCBDの名称が依然として使用されており，病理診断名であるCBDと臨床診断名であるCBSが混在している．さらに近年CBSとFTD（frontotemporal dementia，前頭側頭型認知症），失語症，PSP様症状も含め，AD様症状を除外したCBD臨床診断基準[3]も提唱されたため，疾患概念はまだまだ流動的で今後の検証も必要であると考える．

このため本稿では，CBSの臨床症状について述べる．

① 大脳皮質症状

CBS臨床症状は，神経学的には左右差のある大脳皮質症状と錐体外路症状を特徴とする．大脳皮質症状は障害される皮質の領域によって出現する症状はさまざまであるが，失行症状の頻度が多く，失語，半側空間無視，他人の手徴候，皮質性感覚障害，把握反射，認知機能障害，行動異常などがみられる．進行すると構音障害，嚥下障害もみられる．PSP様の眼球運動障害や錐体路徴候も出現することもある．

臨床 MEMO

CBD と CBS [2]

CBD は 1968 年に Rebeitz らによってはじめて報告され，1989 年に Gibb らに命名された．原著では進行性の左右非対称な筋強剛，失行，皮質性感覚障害，他人の手徴候，ミオクローヌス，ジストニアを認めている．病理学的には大脳皮質，線条体，黒質の神経細胞の脱落，大脳皮質神経細胞が変性し ballooned neuron を認め，神経細胞，アストロサイト，オリゴデンドログリアに 4 リピートタウタンパクが蓄積するタウオパチーである．

1992 年以降，CBD の臨床診断と背景病理について検討されるようになり，生前 CBD と臨床診断した疾患の背景病理が CBD 以外に AD，PSP，ピック病など，剖検すると他の疾患であることが明らかになった．このため 2003 年，Boeve らはこのような臨床症状を呈する疾患は CBS と称し，CBD を病理診断名と区別して使用することを提唱した．

逆に病理解剖によって CBD と診断された症例の生前臨床診断は，CBS 以外に PSP，AD，FTD，原発性進行性失語症，後頭皮質萎縮症（posterior cortical atrophy：PCA）など，多彩な臨床症状を呈することが明らかになっている．このため，2013 年，Armstrong らは PSP，FTD，失語症症状を含めた最新の CBD 臨床診断基準を提唱した．しかし，最新の臨床診断基準では AD 症状は除外されている [3]．

②錐体外路症状

錐体外路症状は片側優位の筋強剛の出現頻度が高く，無動，ジストニアが出現する．不随意運動では振戦も認められるが，皮質性のミオクローヌスが特徴的である．さらに進行すると姿勢保持障害も出現する．

表1　Armstrong らの CBS 診断基準

(a) 四肢の筋強剛もしくは無動，
(b) 四肢のジストニア，
(c) 四肢のミオクローヌス
のうち 2 つの症候と，
(d) 口頬あるいは四肢失行，
(e) 皮質性感覚障害，
(f) 他人の手徴候（単に手が挙上する以上のもの）
のうち 2 つが非対称性に認められる場合，probable CBS と診断する．

(a) 四肢の筋強剛もしくは無動，
(b) 四肢のジストニア，
(c) 四肢のミオクローヌス
のうち 1 つの症候と
(d) 口頬あるいは四肢失行，
(e) 皮質性感覚障害，
(f) 他人の手徴候（単に手が挙上する以上のもの）
のうち 1 つが非対称性に認められる場合を，possible CBS と診断するとしている．

（文献 3 より）

Armstrong らの診断基準は，表1 のとおりである．CBS では AD 様の認知機能低下も認められるが，本診断基準では偽陽性が増えるため，除外されてしまっている．

Ⅱ．鑑別／診断と SPECT

CBS は症状名であるため，臨床診断基準に記載されている臨床症状が出現していれば診断できる [3]．CBS の背景病理には，CBD の他に PSP，AD，FTLD-TDP が挙がる．その他に多数の疾患と遺伝子異常の報告例がある（表2）[4]．病理背景に応じて CBS-CBD，CBS-PSP，CBS-AD と表記されることがある．

しかし，これらの CBS の背景病理について生前に確実に診断することは，一般臨

床では困難である．一方 CBS を呈し，画像検査などで鑑別できる疾患としてはパーキンソン病，レビー小体型認知症，多系統萎縮症，脳血管障害，局所性の器質的疾患などが挙がる．脳血管障害や脳腫瘍などの局所性の器質的な疾患であれば，頭部 MRI にて鑑別が可能である．

CBS の頭部 MRI 所見では，臨床症状が優位である側の反対側の大脳皮質に萎縮がみられること (図1A, B) がある[2]．片側優位の萎縮を MRI で確認することにより，PD，MSA，PSP と鑑別できるが，萎縮の左右差がわかりにくいこともある．

脳血流 SPECT を行うと病側で血流低下が明確となり，頭部 MRI で認められる脳萎縮の分布よりも血流低下は広範囲に広がることが多い[5] (図2A, B)．

^{123}I-MIBG 心筋シンチグラフィでは，パーキンソン病と比較すると CBS では H/M の低下を認めず，健常者と同程度であることが多い (図3)[6]．[123]I-FP-CIT SPECT では，パーキンソン病と同様に線条体での低下を認めることがあるが，その左右差が大きく，症状優位の反対側で大きく低下するのが特徴的である (図4)[7]．一方，CBS においては錐体外路症状の重症度，罹患期間と線条体における ^{123}I-FP-CIT の低下は相関せず，正常なこともある[7]．脳血流 SPECT，心筋 MIBG，[123]I-FP-CIT SPECT を行うことによって，少なくともパーキンソン病，DLB（dementia with Lewy bodies）との鑑別は可能である．

表2　報告例のある CBS を呈する疾患および遺伝子異常

CBD	CJD
AD	ファール病
ピック病	神経梅毒
PSP	SCA8
DLB	CPM
非特異的な変性	FTDP-17
ニューロフィラメント	LRRK2 遺伝子変異
封入体病	脳腱黄色腫症
MAPT 遺伝子変異	頚動脈狭窄症，閉塞症
FTLD-TDP	C9orf72 遺伝子変異
Progranulin 遺伝子変異	
PML	
脳血管障害	

（文献4をもとに作成）

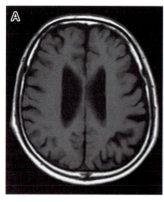
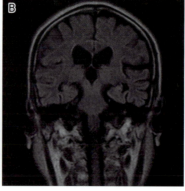

図1　CBS の頭部 MRI
A：軸位．
B：冠状断．びまん性に大脳皮質の萎縮を認めるが，比較的左側の萎縮のほうが強い．

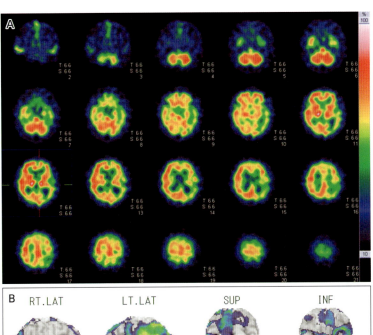
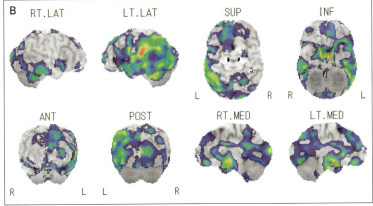

図2 脳血流SPECT
A：左大脳皮質の血流低下を認め、頭部MRIよりも左右差がはっきりする.
B：3D-SSPにおいても左側の血流低下が明らかである.

Ⅲ．治療（手術）とSPECT

　CBSの背景病理は多様であるため，根本治療薬を開発するうえではその原因を明らかにする必要である．しかし，生前の病理診断は困難であり，さらに原因がCBD，PSP，ADであったとしても，これらの疾患に対する根本的な治療法は現在のところない．今後，これらの疾患に対する治療法が開発され，臨床応用が可能になった際に，脳血流SPECTが治療効果の評価に利用できる可能性はある．

　現状では臨床症状に対して症状を緩和させる治療が行われているが，必ずしも効果があるとは限らない[8]．筋強剛，動作緩慢，ジストニアには，塩酸トリヘキシフェニジルが有効なことがあるが，認知機能低下の副作用がある．レボドパも頻用されるが，著効する場合はパーキンソン病の可能性も

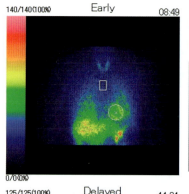

図3 ¹²³I-MIBG心筋シンチグラフィ
H/M比は正常範囲である.

最近のTopics

JALPAC (Japanese Longitudinal Biomarker Study in PSP and CBD)⁹⁾

現在のCBDの診断基準は後方視的な検討から作成されたものであり，さまざまなバイアスが含まれている可能性がある．わが国では前向きな研究として，多施設共同でCBDおよびPSP症例の臨床情報，生体試料を収集する研究が行われている．本研究によってCBDの精度の高い診断基準の作成や，バイオマーカーの開発に結びつくと期待できる．

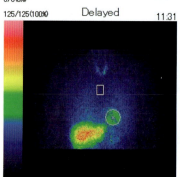

図4 ¹²³I-FP-CIT SPECT
左右ともに線条体での取り込み低下を認めるが，左側のほうが低下している．

あり，診断を再考する必要がある．またミオクローヌスに対しては，クロナゼパムやバルプロ酸が有効である．また四肢の痙縮に対し，バクロフェンやボトックス治療を行うことがある．

進行性の疾患であり，末期には寝たきり

や嚥下困難が著明となるが，残存機能を維持していくためにもリハビリテーションは重要である．また経口摂取ができなくなった場合は，胃瘻を造設することもある．

Ⅳ. 症例提示

①典型例：71歳男性

右利き．主訴は右手が使いにくい．

2年前から右手が使いにくくなり，さらにしゃべったり，歩いたりするのが遅くなったため受診した．神経所見としては右肘関節が屈曲しており，右上下肢に筋強剛を認めた．四肢の筋力低下はなかったが，右手で箸を使うことや，きつねの手真似ができないなど失行症状を認めた．独歩は可能であったが，歩行時に右手のふりが少なかった．L-DOPA製剤を内服したが，効果はなかった．

頭部MRIでは左右ともに大脳皮質の萎縮を認めるが，どちらかというと左側優位である．脳血流SPECTでは左大脳皮質，基底核の血流低下を認め（図2A），3D-SSPにおいても左大脳皮質での血流低下が明らかであった（図2B）．一方，心筋MIBGではH/M比の低下はなかった（図3）．[123]I-FP-CIT SPECTでは両側線条体で集積低下を認めたが，左側での低下が優位であった（図4）．以上より，本例はCBSと臨床診断した．

■ まとめ

① CBDは生前に診断することは困難であり，臨床診断にはCBSの病名を用いる．

② CBSでは臨床症状と反対側の大脳皮質，基底核の脳血流が低下することがあり，脳血流SPECT検査は診断に有用である．

引用・参考文献

1) Gibb WR, Luthert PJ, Marsden CD: Corticobasal degeneration. Brain 112: 1171-92, 1989

2) Boeve BF, Lang AE, Litvan I: Corticobasal degeneration and its relationship to progressive supranuclear palsy and frontotemporal dementia. Ann Neurol (suppl 5) 54: S15-9, 2003

3) Armstrong MJ, Litvan I, Lang AE, et al: Criteria for the diagnosis of corticobasal degeneration. Neurology 80: 496-503, 2013

4) Chahine LM, Rebeiz T, Rebeiz JJ, et al: Corticobasal syndrome: Five new things. Neurol Clin Pract 4: 304-12, 2014

5) 織茂智之：パーキンソン症状の画像診断：MIBG心筋シンチグラフィと脳血流シンチグラフィを中心に．内科 107: 865-9, 2011

6) Orimo S, Ozawa E, Nakade S, et al: [123I] meta-iodobenzylguanidine myocardial scintigraphy differentiates corticobasal degeneration from Parkinson's disease. Intern Med 42: 127-8, 2003

7) Cilia R, Rossi C, Frosini D, et al: Dopamine Transporter SPECT Imaging in Corticobasal Syndrome. PLoS One 6: e18301, 2011

8) Lamb R, Rohrer JD, Lees AJ, et al: Progressive Supranuclear Palsy and Corticobasal Degeneration：Pathophysiology and Treatment Options. Curr Treat Options Neurol 18: 42, 2016

9) 瀧川洋史：JALPAC (Japanease Longitudinal Biomarker Study in PSP and CBD)．神経治療 33: S95, 2016

2 疾患別：SPECTの特徴と使い方

C 神経変性疾患

⑤ 脊髄小脳変性症（SCD）

石井 一弘 *Kazuhiro ISHII* 筑波大学医学医療系神経内科学

I．症状：臨床現場で見る脊髄小脳変性症

① 脊髄小脳変性症の分類

わが国において脊髄小脳変性症（spinocerebellar degeneration：SCD）の約2/3が孤発性で，約1/3が家族性である[1]．家族性（遺伝性）脊髄小脳変性症のうち，優性遺伝性が約9割で，劣性遺伝性が約1割である[2]．遺伝性脊髄小脳変性症（312家系）の相対頻度の調査では，順にSCA3（29.5％），SCA6（18.3％），DRPLA（17.0％），SCA31（12.8％）であった（図1）[2]．

新潟大学SCA疾患構成はSCA3（28.4％），SCA6（27.7％），DRPLA（21.0％），SCA31（8.8％）であった[3]．また，東京医科歯科大学のSCA報告ではSCA31（27.4％），SCA6（22.6％），SCA3（18.7％），DRPLA（3.9％）であった[4]．これら調査の上位4疾患は，地域差はあるがほぼ同様であり，この4疾患で遺伝性SCAの7～8割を含むことから，これらを中心に述べる．

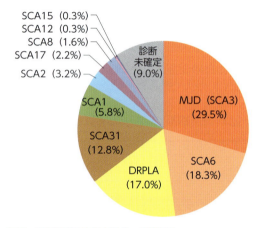

図1　遺伝性脊髄小脳変性症の相対頻度
東大病院の統計（312家系）より
（文献2，p78をもとに作成）

海外の疾患発生頻度と比べてみると，SCA3がわが国と海外との比較では同程度で最も多い．SCA6は海外と比べて，わが国で比較的多い疾患である．DRPLAはわが国で多く，欧米ではまれな疾患である．SCA31は大部分がわが国からの報告で，海外からほとんどない[5]．

II．鑑別・診断とSPECT

脊髄小脳変性症の診断に際して，ほかの

原因の精査（腫瘍性，傍腫瘍性，中毒性，代謝性，免疫介在性など）を実施し，鑑別しなければならない[2,5]．注意すべき点は，孤発性と考えていた家族歴のない症例で，約1割程度SCA6，SCA31の遺伝子変異が確認されているので，症候の確認（小脳症状のみの純粋小脳型か，小脳外症候を有する多系統障害型か？）を確実に行い，場合によっては遺伝子検査を行う．

鑑別診断時のポイント

純粋小脳型と多系統障害型
SCA6，SCA31は"純粋小脳型"でほぼ小脳失調のみの症状であり，SCA3，DRPLAは"多系統障害型"で小脳失調症状以外にも錐体路徴候，パーキンソニズム，末梢神経障害や筋萎縮（SCA3），認知症を呈する．SCA6は発作性，間欠性のめまい・小脳症状や下向き眼振が多いと言われている．

---

① SCD の 4 疾患

A) SCA6

常染色体優性遺伝疾患である．臨床症候は緩徐に進行する小脳失調，小脳性構音障害，眼振が特徴であり，平均43～52歳で発症する成人発症のSCAである．最終的に失調性歩行，上肢協調運動障害，企図振戦と構音障害がみられ，複視や嚥下障害を認める場合もある．眼振や頭位変換時めまい感，動揺視，下眼瞼向き眼振が特徴的症候とされている．

錐体路障害である腱反射亢進，Babinski徴候を半数以下で認める．ジストニアや眼瞼けいれんなどの錐体外路徴候は，多くても25%でみられる．脳MRIは小脳虫部上面に強い萎縮がみられ，小脳半球上面（前葉と後葉上部）にも萎縮を認める．脳幹や大脳は保たれる．確定診断は*CACNA1A*遺伝子でのCAGリピート数20～33回の異常伸長を証明することである[2,6,7]．

B) SCA31

わが国での頻度が高い，常染色体優性遺伝性の脊髄小脳変性症である．発症年齢は平均約60歳で，分布は30～83歳である．緩徐進行性の純粋小脳失調症状であり，SCA6との鑑別が重要である．水平性注視方向性眼振を認めることも多いが，まれに垂直方向性眼振を認める．腱反射亢進，軽度の感覚障害，振動覚低下，振戦を認めることもある．脳MRIはSCA6と同様の萎縮パターンを示し，小脳虫部上面や小脳半球上面（前葉と後葉上部）に萎縮を認め，脳幹や大脳の異常は見られない．確定診断は遺伝子診断で*BEAN1/TK2*遺伝子のイントロン内（TGGAA）nの異常な伸長を証明する[2,8,9]．

C) SCA3

Machado-Joseph disease（MJD）ともよばれている本疾患の症候は進行性の小脳失調症状に加え，輻輳障害，dystonic rigid syndrome，パーキンソン症候を含むさまざまな症候を示し，末梢神経障害もみられ

脳SPECTパーフェクトガイド **183**

る．これら症候は進行性である．遺伝は常染色体優性遺伝である．脳 MRI は小脳萎縮と脳幹，特に被蓋部の萎縮を認める．*ATXN3* に関連する CAG リピートが 52〜86 回の異常伸長を証明して，診断される．CAG リピート数によって発症年齢が若年から中年期，さらに老年期と幅広く，また臨床症候も異なるため，次の臨床病型に分けられている．

Ⅰ型：若年発症（10〜30 歳）．錐体路徴候（痙性，腱反射亢進）＋錐体外路徴候（ジストニアなど）が主徴．

Ⅱ型：中年発症（20〜50 歳）．小脳失調＋錐体路徴候が主徴，時に錐体外路徴候．

Ⅲ型：高齢発症（40〜70 歳）．小脳失調＋末梢神経障害が主徴．

Ⅳ型：全年齢．パーキンソニズム＋末梢神経障害が主徴．

そのほか，ビックリ眼，眼球運動障害，自律神経障害，まれに認知機能障害がみられる[2, 10, 11]．

D) DRPLA

わが国で多く，欧米ではまれな疾患である．臨床症状は発病年齢によって変わり，小児では進行性の小脳失調，ミオクローヌスてんかん，知的障害である．成人では小脳失調，アテトーゼ，舞踏症，認知症，性格変化である．発症は 1〜72 歳に至るまで広範囲で，平均発症年齢は 31.5 歳である．

脳 MRI は小脳，脳幹萎縮，さらに大脳萎縮もみられる．脳幹は被蓋部に萎縮が強い．成人発症例では大脳白質の広範な T2，FLAIR 高信号を示し，視床，橋底部，中脳にも高信号域がみられ，診断に有用な所見である．確定診断は特徴的な臨床症候と家族歴で疑い，発症者の遺伝子診断で *ATN1* 遺伝子の CAG リピート 48 以上の伸長を証明し，確定診断される[2, 12, 13]．

②脳血流 SPECT 画像の比較

当院当科で経験した SCA6，SCA31，SCA3，DRPLA の 4 疾患の罹病期間約 5 年の平均統計画像（3D-SSP）を作成した．SCA の脳血流低下の程度を比較するため，多系統萎縮症の小脳型（MSA-C），いわゆるオリーブ橋小脳萎縮症（olivopontocerebellar atrophy：OPCA）と供覧している．MSA-C では小脳，脳幹で高度の血流低下を認める（図 2）．

純粋小脳型の SCA6，SCA31 は小脳半球の血流低下を認めるが，小脳半球上部（前葉，後葉上部）が目立つ．SCA6 は SCA31 と比較すると虫部での血流低下が目立ち，半球の血流低下も SCA31 より強い印象である．小脳萎縮を反映した容積効果によるかもしれない．脳幹の血流低下はみられない[14, 15]．

一方，多系統障害型の SCA3，DRPLA は脳幹血流を認める．また，小脳半球の血

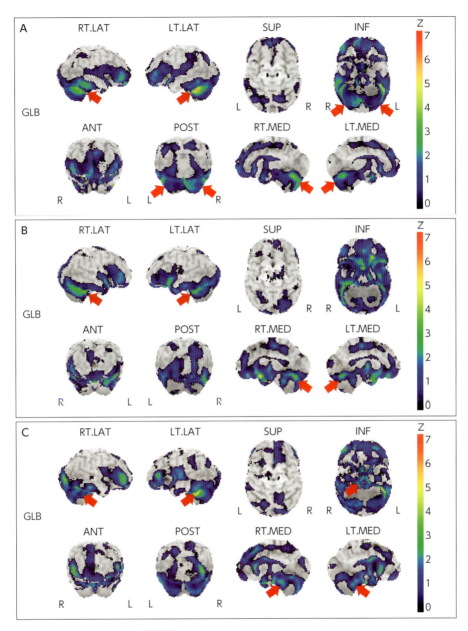

図2 各種 SCD と MSA-C の平均画像
A：SCA6 の平均統計画像（n = 13；平均罹病期間 5.0 年）．小脳半球全体に血流低下しているが特に小脳半球上面に強い血流低下を認める（矢印）．
B：SCA31 の平均統計画像（n = 8；平均罹病期間 5.0 年）．小脳半球上面に血流低下を認める（矢印）．
C：SCA3 の平均統計画像（n = 5；平均罹病期間 4.7 年）．脳幹および小脳半球上面の血流低下を認める（矢印）．

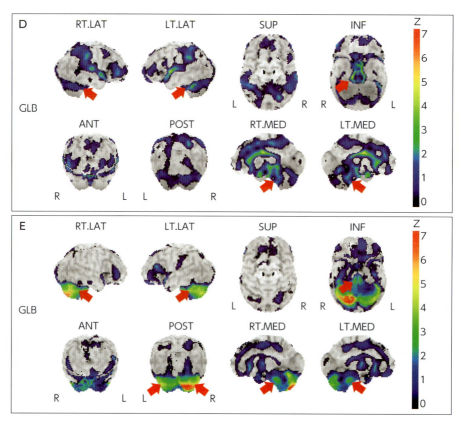

図2（続き）
D：DRPLAの平均統計画像（n＝6；平均罹病期間4.4年）．脳幹および小脳半球上面に軽度の血流低下を認める（矢印）．
E：MSA-Cの平均統計画像（n＝10；平均罹病期間1.9年）罹病期間が脊髄小脳変性症の5年前後に比べると2年程度と短いにもかかわらず，脳幹・小脳全体に高度の血流低下を認める（矢印）．

流低下もみられ，SCA6，SCA31と同程度に血流低下している．

^{123}I-FP-CIT SPECTで線条体取り込み低下を認めたSCA6の症例もあるので[16]，パーキンソニズムを示すSCAでは^{123}I-FP-CIT SPECTも実施すべきであろう．

III. 治療（手術）とSPECT

根本的治療法はなく，対症療法である．SCA3，SCA6，SCA31，DRPLAの小脳失調症状に対して，TRH製剤（プロチレリン）2 mg／日 14日間投与，またはTRHアナログ（タルチレリン水和物）10 mg／日が使用される．SCA3などのパーキンソン症状にレボドパが使用される．両下肢の痙縮，痙性歩行に抗痙縮薬が使用される．DRPLAのてんかんに対して，抗てんかん薬を使用する．SCA3では末梢神経障害に

伴うこむら返り（筋けいれん）の疼痛に塩酸メキシレチンやカルバマゼピンが有効な場合がある[11].

治療による脳血流変化を検討した報告では，SCD 10例（LCCA 5例，SCA6 2例，ADCA 3例）に対するTRH製剤2 mg 14日間投与で，小脳の血流が有意に増加した[17].

臨床 MEMO

表現促進現象（anticipation）

　表現促進現象とは同一家系内で代を追うごとに発症年齢が若年化し，症候が重症になることをいう．異常伸長した不安定なCAGリピートなどが生殖細胞の減数分裂の際にさらに伸びて，子の代に伝わることが原因とされている．SCA3やDRPLAでみられる．

Ⅳ. 症例提示

① SCA6：72歳女性

30年来の間欠的めまいがあり，約10年前から緩徐に進行する歩行障害，構音障害，協調運動障害を認めた．神経診察で失調性構音障害，広基性かつ動揺性歩行，左優位の両側協調運動障害，病的反射を伴う四肢腱反射亢進を認めた．母親および姉妹が同病で，遺伝性脊髄小脳変性症が疑われた．血中ビタミン，内分泌検査を含む血液検査は異常なく，腫瘍はみられなかった．髄液所見も正常であった．神経伝導検査は正常であった．脳MRI，[123]I-IMP SPECT，[123]I-FP-CIT SPECTを施行した（図3）．神経所見は錐体路障害があるが純粋小脳型と考え，SCA6，SCA31の遺伝子検査を行い，*CACNA1A*遺伝子のCAGリピート数22回を証明し，SCA6と確定診断した．治療としてタルチレリンを開始した．

② SCA31：53歳男性

約2年前から歩行障害，構音障害を認め，緩徐に進行した．神経診察では，左優位の小脳性運動失調，構音障害，衝動性眼球運動を認めた．腱反射正常で病的反射もなく，認知機能障害，パーキンソン症状，感覚障害，自律神経症状はなかった．緩徐進行性小脳失調の臨床経過，父方の叔父，祖父，兄が同病で，遺伝性脊髄小脳変性症が疑われた．血中ビタミン，内分泌検査を含む血液検査は異常なく，腫瘍はみられなかった．髄液所見も正常であった．神経伝導検査は正常であった．脳MRI，[123]I-IMP SPECT，[123]I-FP-CIT SPECTを施行した（図4）．遺伝子検査でSCA31と確定診断した．治療としてタルチレリンを開始した．

③ SCA3：72歳女性

約2年前から立位が不安定になり，歩行ふらつきが出現し，徐々に増悪し，1年前より杖歩行になった．書字や食事の際の手の振戦や構音障害も出現した．神経診察で，両上肢振戦，小脳性運動失調，構音障害，眼振，衝動性眼球運動を認めた．腱反射は両上肢で正常，両下肢で低下し，両下

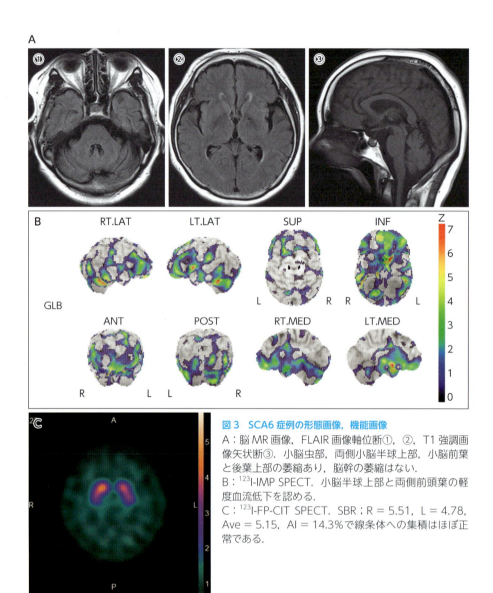

図3 SCA6症例の形態画像，機能画像
A：脳MR画像．FLAIR画像軸位断①，②，T1強調画像矢状断③．小脳虫部，両側小脳半球上部，小脳前葉と後葉上部の萎縮あり，脳幹の萎縮はない．
B：^{123}I-IMP SPECT．小脳半球上部と両側前頭葉の軽度血流低下を認める．
C：^{123}I-FP-CIT SPECT．SBR；R = 5.51，L = 4.78，Ave = 5.15，AI = 14.3%で線条体への集積はほぼ正常である．

肢で深部知覚障害，足底の異常感覚を認めた．歩行は広基性，動揺性歩行であった．認知機能障害，眼球運動制限，錐体外路徴候，自律神経症状はなかった．家族歴として母方祖父，母，姉が同様の症状．母は70歳代で発症，姉は50歳代後半で発症し，SCDと診断されていた．姉は末梢神経障害による筋萎縮があった．

血中ビタミン，内分泌検査を含む血液検査は異常なく，腫瘍はみられなかった．髄液所見も正常であった．神経伝導検査は感覚神経優位の軸索型末梢神経障害の所見，

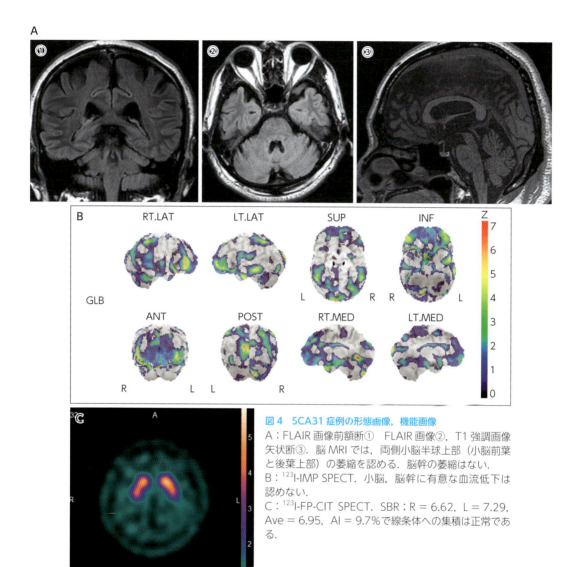

図4 SCA31症例の形態画像，機能画像
A：FLAIR画像前額断①　FLAIR画像②，T1強調画像矢状断③．脳MRIでは，両側小脳半球上部（小脳前葉と後葉上部）の萎縮を認める．脳幹の萎縮はない．
B：^{123}I-IMP SPECT．小脳，脳幹に有意な血流低下は認めない．
C：^{123}I-FP-CIT SPECT．SBR；R＝6.62，L＝7.29，Ave＝6.95，AI＝9.7％で線条体への集積は正常である．

一部下肢運動神経で軽度軸索障害を認めた．脳MRI，^{123}I-IMP SPECT，^{123}I-FP-CIT SPECTを施行した（図5）．SCA3を疑い遺伝子検査を実施し，ATXN3遺伝子ATXN3に関連するCAGリピート数が64回を証明し，SCA3と診断した．治療としてタルチレリンを開始した．

④ DRPLA：74歳男性

5年前から歩行障害，易転倒性が見られ，2年前から構音，嚥下障害が見られた．神経診察ではHDS-R 20点，MMSE 23点と軽度認知機能障害，眼球運動制限なし，衝

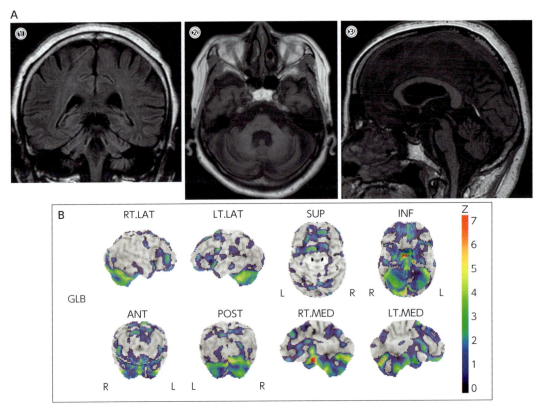

図5 SCA3症例の形態画像，機能画像
A：脳MR画像，FLAIR画像軸位断①，T1強調画像軸位断②，T1強調画像矢状断③．脳MRIでは両側小脳半球，虫部の萎縮を認め，中小脳脚の萎縮，橋の軽度萎縮もみられる．
B：^{123}I-IMP SPECT．両側小脳および脳幹の血流低下を認める．

動性眼球運動，垂直性眼振を認めた．四肢腱反射亢進，両下肢痙性，病的反射の出現など錐体路徴候，四肢および体幹の小脳失調を認めた．性格変化，舞踏症などの不随意運動や錐体外路症状，感覚障害，自律神経障害はなかった．実母が35年前に当院で脊髄小脳変性症と診断されていた．

血中ビタミン，内分泌検査を含む血液検査は異常なく，腫瘍はみられなかった．髄液所見も正常であった．脳MRI，^{123}I-IMP SPECT，ダットスキャンを施行した（図6）．神経伝導検査は上下肢で施行し，異常なかった．遺伝子診断を実施し，*ATN1*遺伝子のCAGリピート数が55回を証明し，DRPLAと診断し，タルチレリンを開始した．

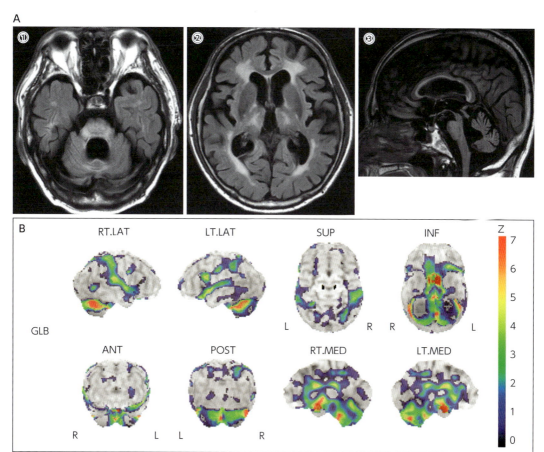

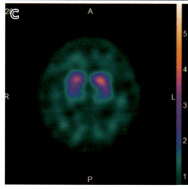

図6　DRPLAの形態画像，機能画像

A：脳MR画像，FLAIR画像軸位断①，②，T1強調画像矢状断③．中脳，橋，小脳に高度の萎縮を認め，第四脳室の拡大している．大脳，脳幹に白質病変を伴っている．

B：^{123}I-IMP SPECT．両側小脳半球，虫部，脳幹の血流低下を認める．特に小脳半球上部で低下が強い．

C：^{123}I-FP-CIT SPECT．SBR；R = 3.37，L = 3.49，Ave = 3.43，AI = 3.4%，両側線条体での軽度集積低下が見られた．

まとめ

① 頻度が多い脊髄小脳変性症は SCA6，SCA31，SCA3，DRPLA である．

② 純粋小脳型の SCA6，SCA31 は小脳失調症状に比べて，小脳の血流低下は見られないか，あっても軽度である．

③ 多系統障害型の SCA3，DRPLA は小脳の血流低下に加えて，脳幹部の血流低下を認める．しかし，MSA-C と比べると小脳の血流低下は軽度である．

④ パーキンソニズムを認める症例には ^{123}I-FP-CIT SPECT も施行する．

⑤ 遺伝子診断は必須であり，特に純粋小脳型は症候，形態画像，機能画像での鑑別が困難である．DRPLA は脳 MRI の白質病変などが，診断に有用である．

引用・参考文献

1) Tsuji S, Onodera O, Goto J, et al: Sporadic ataxias in Japan-a population-based epidemiological study. Cerebellum 7: 189-97, 2008

2) 小脳と運動失調 小脳はなにをしているか（アクチュアル脳神経疾患の臨床）：辻 省次，西澤正豊編．中山書店，東京，2013, 75-83, 166-91

3) Nozaki H, Ikeuchi T, Kawakami A, et al: Clinical and genetic characterizations of 16q-linked autosomal dominant spinocerebellar ataxia (AD-SCA) and frequency analysis of AD-SCA in the Japanese population.Mov Disord 22: 857-62, 2007

4) Obayashi M, Ishikawa K, Izumi Y, et al:Prevalence of inositol 1, 4, 5-triphosphate receptor type 1 gene deletion, the mutation for spinocerebellar ataxia type 15, in Japan screened by gene dosage.J Hum Genet 57: 202-6, 2012

5) 石川欽也，水澤英洋："Ⅲ変性疾患 3 脊髄小脳変性症（1）脊髄小脳変性症の分類"，330-5（日本臨牀／別冊神経症候群（第 2 版）Ⅱ：その他の神経疾患を含めて．日本臨牀社，東京，2014）

6) Gomez CM: Spinocerebellar Ataxia Type 6. GeneReviewsR [Internet]: 1998 Oct 23 [updated 2013 Jul 18]

7) 渡瀬 啓，水澤英洋："Ⅲ変性疾患 3 脊髄小脳変性症（3）常染色体優性遺伝性脊髄小脳失調症 1）ポリグルタミン病 ② Spinocerebellar ataxia type 6 病（SCA6）"，350-4（前掲書 5)

8) 石川欽也ほか：脊髄小脳失調症 31 型（SCA 31）．最新医学 43: 1089-95, 2012

9) 佐藤 望，石川欽也，水澤英洋："Ⅲ変性疾患 3 脊髄小脳変性症（3）常染色体優性遺伝性脊髄小脳失調症 2）非翻訳リピート異常伸長による脊髄小脳変性症 ① 16q-ADCA（SCA31）"，365-8（前掲書 5)

10) Paulson H: Spinocerebellar Ataxia Type 3. GeneReviewsR [Internet]: 1998 Oct 10 [updated 2015 Sep 24]

11) 金井数明，服部信孝："Ⅲ変性疾患 3 脊髄小脳変性症（3）常染色体優性遺伝性脊髄小脳失調症 1）ポリグルタミン病 ① Machado-Joseph 病（SCA3）"，345-9（前掲書 5)

12) Veneziano L, Frontali M: DRPLA. GeneReviewsR [Internet]. 1999 Aug 6 [updated 2016 Jun 9]

13) 市川弥生子，辻 省次：Ⅲ変性疾患 3 脊髄小脳変性症（3）常染色体優性遺伝性脊髄小脳失調 1）ポリグルタミン病 ③歯状核赤核・淡蒼球ルイ体萎縮症（内藤・小柳病）（DRPLA）"，355-9（前掲書 5)

14) 濱口浩敏，苅田典生，保坂加代，他：オリーブ橋小脳萎縮症および皮質小脳萎縮症における MRI と 3D-SSP の比較．臨床神経 44: 263-7, 2004

15) 渡邉裕文，杉原 浩，堀内正浩，他：脊髄小脳変性症の脳機能画像解析 "StaticalParametric Mapping (SPM), easy Z score imaging system (eZIS) を用いて"．核医学 42: 107-13, 2005

16) 竹島慎一，竹田育子，小畠敬太郎，他：運動失調はみとめずパーキンソン症状を呈した spinocerebellar ataxia type 6（SCA6）の 1 例．臨床神経 55: 243-7, 2015

17) Kimura N, Kumamoto T, Masuda T, et al: Evaluation of the effect of thyrotropin releasing hormone (TRH) on regional cerebral blood flow in spinocerebellar degeneration using 3DSRT. J Neurol Sci 281: 93-8, 2009

2 疾患別：SPECTの特徴と使い方

C 神経変性疾患

⑥ ハンチントン病（HD）

中馬越 清隆　*Kiyotaka NAKAMAGOE*　筑波大学医学医療系神経内科学

I．症状：臨床現場で見るハンチントン病

　ハンチントン病（Huntington's disease：HD）は舞踏運動を主体とする不随意運動と精神症状，認知機能低下を主症状とする常染色体優性遺伝様式の慢性進行性神経変性疾患である[1-3]．ハンチントン病の原因遺伝子は，4番染色体短腕（4q16.3）に局在するHuntingtin（HTT）遺伝子で，この遺伝子内のCAG反復配列が異常伸長することで発症するポリグルタミン病の一つである．またポリグルタミン病の特徴の一つとして，世代を経るごとに発症の若年化と重症化する傾向（表現促進現象）を認め，病因遺伝子が父親由来の際に著しい．浸透率が100％のため，多くは家族歴から診断が可能であるが，小児発症者の遺伝子診断が両親どちらかの発症前診断となってしまうこともあり，遺伝子検査を行う場合は注意が必要である．

　好発年齢は30歳代の成人発症が主であるが，小児期から老齢期までさまざまの年齢で発症し，約10％は20歳以下の若年型である．

　発症早期は軽微な不随意運動（四肢遠位部の舞踏運動など），巧緻障害，うつ症状や易刺激性などの感情の不安定さを認め，進行に従い全身性舞踏運動やジストニア，構音障害などの不随意運動が顕著となり，随意運動も障害される．運動の持続障害も進行し，手の把持障害や転倒につながり，立位保持も不能となる[1]．精神症状も進行期に性格変化やアパシー，人格障害が明らかとなってくる[2]．認知機能低下では，遂行機能障害を早期から認め，最終的には失外套状態となる[3]．また若年発症例では舞踏様運動をほとんど認めずに仮面様顔貌，筋強剛，無動などのパーキンソニズム症状を呈することがある．

II．鑑別／診断とSPECT

　診断は，厚生労働省の指定難病の診断基

表1　ハンチントン病の診断基準

1．遺伝性
　常染色体優性遺伝の家族歴
2．神経所見
(1) 舞踏運動（コレア）を中心とした不随意運動と運動持続障害．ただし，若年発症例では，仮面様顔貌，筋強剛，無動などのパーキンソニズム症状を呈することがある．
(2) 易怒性，無頓着，攻撃性などの性格変化・精神症状
(3) 記銘力低下，判断力低下などの知的障害（認知症）
3．臨床検査所見
　脳画像検査（CT，MRI）で尾状核萎縮を伴う両側の側脳室拡大
4．遺伝子診断
　DNA 解析によりハンチントン病遺伝子に CAG リピートの伸長がある．
5．鑑別診断
　(1) 症候性舞踏病
　　小舞踏病，妊娠性舞踏病，脳血管障害
　(2) 薬剤性舞踏病
　　抗精神病薬による遅発性ジスキネジア，その他の薬剤性ジスキネジア
　(3) 代謝性疾患
　　ウィルソン病，脂質症
　(4) ほかの神経変性疾患
　　歯状核赤核淡蒼球ルイ体萎縮症，有棘赤血球症を伴う舞踏病
6．診断のカテゴリー
次の①～⑤のすべてを満たすもの，あるいは③および遺伝子診断で確定診断されたものをハンチントン病と診断する．
①経過が進行性である．
②常染色体優性遺伝の家族歴がある．
③神経所見で，(1) ～ (3) のいずれか 1 つ以上が見られる．
④脳画像検査（CT，MRI）で尾状核萎縮を伴う両側の側脳室拡大が認められる．
⑤鑑別診断の全疾患が除外できる．

※参考事項
(1) 遺伝子診断を行う場合の注意
①発症者については，本人または保護者の同意を必要とする．
②未発症者の遺伝子診断に際しては，所属機関の倫理委員会の承認を得て行う．また，以下の条件を満たすことを必要とする．
a) 被検者の年齢が 20 歳以上である．
b) 確実にハンチントン病の家系の一員である．
c) 本人または保護者が，ハンチントン病の遺伝について正確で十分な知識を有する．
d) 本人の自発的な申出がある．
e) 結果の告知方法はあらかじめ取り決めておき，陽性であった場合のサポート体制の見通しを明らかにしておく．
(2) 歯状核赤核淡蒼球ルイ体萎縮症は，臨床事項がハンチントン病によく似る場合があるので，両者の鑑別は慎重に行わなければならない．なお，両疾患の遺伝子異常は異なり，その検査法は確立している．

(文献 1 をもとに作成)

準に基づいて行う (表1)[1]．診断基準において頭部 CT，MRI の脳画像検査で尾状核萎縮を伴う両側の側脳室拡大が記載されているが，発症早期では尾状核萎縮が明確ではないことがある．臨床症状の有無にかかわらず，脳血流 SPECT 検査は線条体，特に尾状核の血流低下を検出でき，特徴的な所見として臨床検査所見を補助する場合がある[4]．前頭葉などの皮質の血流低下を合併し，臨床症状と対応する所見を得られた

報告[5]や，発症後のハンチントン病の[123]I-FP-CIT SPECTで線条体での取り込み低下を認めた報告があり[6,7]，進行に伴い臨床症状と合致した検査所見を得られる．

　ハンチントン病の診断に有用なHTT遺伝子CAG反復配列解析の遺伝子検査は保険適応があり，コマーシャルベースで検査可能である．十分なインフォームドコンセントを行ったうえで，家族歴や経過が明らかでない患者においても，鑑別診断にも有用な点から遺伝子検査による確定診断が行われている[8,9]．

　鑑別診断では症候性舞踏病（小舞踏病，妊娠性舞踏病，脳血管障害），薬剤性舞踏病（抗精神病薬による遅発性ジスキネジアなど），代謝性疾患（ウィルソン病，脂質症）と神経変性疾患を除外する必要がある[1]．家族歴や薬剤使用歴の問診に加え，血液検査所見から多くが鑑別可能であるが，神経変性疾患のうち，歯状核赤核淡蒼球ルイ体萎縮症は臨床事項が類似する場合があり，HTT遺伝子診断で慎重に確定診断を行う必要がある．

> **鑑別／診断時のポイント**
> - 頭部画像検査で尾状核萎縮が明らかでない場合，尾状核の血流低下所見が診断の補助となる．
> - 病状の進行に伴い，臨床症状に対応したSPECT異常所見を認める．
> - 遺伝子検査による確定診断．

Ⅲ. 治療とSPECT

　現在根治治療はなく，不随意運動および精神症状に対する対症療法が行われる．病状の進行に伴い，臨床症状に対応した脳血流SPECTの異常所見が得られる．

Ⅳ. 症例提示

①典型例 （図1～3）

　35歳男性．実父がハンチントン病と診断されていた．10年前から緊張した際に顔面，四肢の舞踏運動が出現した．6年前より歩行が不安定となった．その後随意運動が舞踏運動によって障害され，仕事ができなくなった．MMSE 25点（時間の失見当識－1，計算－4），病識に乏しく，固執の傾向があった．遺伝子検査で診断が確定し，舞踏運動治療薬としてテトラベナジンを導入した．

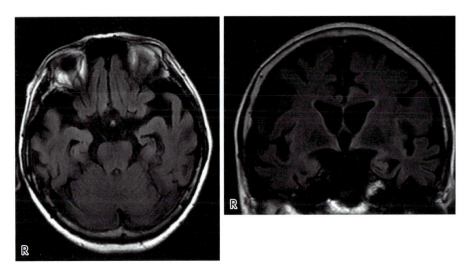

図 1 頭部 MRI
尾状核の萎縮，脳室拡大を認める．

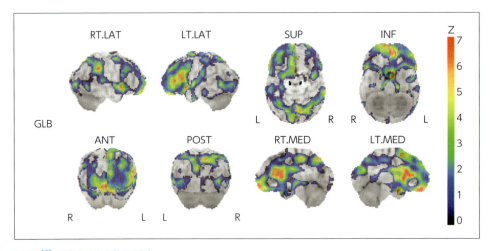

図 2　^{123}I-IMP SPECT（3D-SSP）
前頭葉，側頭葉の血流低下を認める．

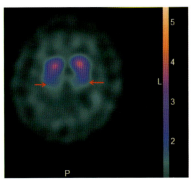

図3 ¹²³I-FP-CIT SPECT
両側線条体の軽度の取り込み低下を認める（矢印）．

臨床MEMO

舞踏運動治療薬として保険適応があるテトラベナジンが使用され，精神症状に対しドパミン受容体遮断作用を示す抗精神病薬が使用される．

まとめ

① ハンチントン舞踏病では，脳血流SPECTで尾状核の血流低下を認める．

② ハンチントン舞踏病の進行に伴い，臨床症状に対応する脳血流低下や¹²³I-FP-CITの異常所見を検出することがある．

引用・参考文献

1) 厚生労働省 平成27年1月1日施行の指定難病（新規更新）：ハンチントン病．
http://www.mhlw.go.jp/stf/seisakunitsuite/bunya/0000062437.html（2017年9月22日閲覧）
2) 「認知症疾患診療ガイドライン」作成委員会編：認知症疾患診療ガイドライン2017．日本神経学会監修．医学書院，東京，2017
3) Shannon KM. Huntington's disease-clinical signs, symptoms, presymptomatic diagnosis, and diagnosis. Handb Clin Neurol 100: 3-13, 2011
4) Reynolds NC Jr, Hellman RS, Tikofsky RS, et al: Single photon emission computerized tomography (SPECT) in detecting neurodegeneration in Huntington's disease. Nucl Med Commun 23: 13-8, 2002
5) Sax DS, Powsner R, Kim A, et al: Evidence of cortical metabolic dysfunction in early Huntington's disease by single-photon-emission computed tomography. Mov Disord 11: 671-7, 1996
6) Kiferle L, Mazzucchi S, Unti E, et al: Nigral involvement and nigrostriatal dysfunction in Huntington's disease: evidences from an MRI and SPECT study. Parkinsonism Relat Disord 19: 800-5, 2013
7) Hwang WJ, Yao WJ: SPECT study of the nigrostriatal dopaminergic system in Huntington's disease. J Neuroimaging 23: 192-6, 2013
8) Ross CA, Aylward EH, Wild EJ, et al: Huntington disease: natural history, biomarkers and prospects for therapeutics. Nat Rev Neurol 10: 204-16, 2014
9) Reilmann R, Leavitt BR, Ross CA: Diagnostic criteria for Huntington's disease based on natural history. Mov Disord 29: 1335-41, 2014

2 疾患別：SPECTの特徴と使い方

D 脳腫瘍

① ²⁰¹Tl SPECT

柴田 靖 Yasushi SHIBATA 筑波大学附属病院水戸地域医療教育センター／水戸協同病院脳神経外科

Ⅰ．脳腫瘍とは

　頭蓋内に発生する腫瘍性病変を総じて脳腫瘍と呼ぶ．脳から発生する神経膠腫，髄膜から発生する髄膜腫，下垂体から発生する下垂体腺腫，他の臓器からの転移性脳腫瘍が多いが，他にもさまざまな腫瘍が発生するため，脳腫瘍の分類は複雑である．WHO分類が世界標準となっているが，診断の進歩によりこの分類もたびたび改訂される．小児から高齢者まで発症し，悪性度もさまざまで，感染症，自己免疫疾患，血管病変など非腫瘍性病変との鑑別が困難なことも少なくない．正常神経に障害を及ぼせば，麻痺やけいれんなどの神経症状を呈するが，神経症状が軽度の場合はかなり増大してから頭蓋内圧亢進症状での発症も多い．脳ドックや他の精査により，無症状でたまたま発見されることもある．画像診断はCTとMRIが基本で，MRIによる脳腫瘍評価は1章Cを参照されたい．MRIは腫瘍の部位，サイズの評価には必須であるが，悪性度などの質的評価には制限があり，SPECTによる質的評価が期待される．

Ⅱ．Tl SPECTの基礎

　Thallium（Tl）はカリウム（K）のアナログとして，Na-K ATPaseによって細胞内に取り込まれるが，細胞膜の透過性はTlがKの3.5倍であり，Tlは細胞の活動性の指標として有用である[1,2]．よってNa-K ATPaseの活性が亢進している悪性腫瘍に多く取り込まれ，壊死組織や正常細胞にはほとんど取り込まれない．基礎研究ではcontact inhibitionによって腫瘍の成長が止まるとTl集積は低下し，また細胞外のK濃度が上昇するとNa-K ATPaseによる輸送が減少するので，Tl集積も減少する[1,2]．Tlは代謝が亢進した病変に取り込まれるため，脳膿瘍[3]，炎症性病変（図2，後出），手術や放射線治療後早期の炎症を伴った病変にも取り込まれる．よって必ずしも腫瘍の悪性度のみを反映しているわ

けではない．また正常の血液脳関門を通過しないため，正常脳には取り込まれない．

Ⅲ．脳腫瘍の組織診断における Tl SPECT

Tl SPECT は心筋シンチグラフィに使用されていたが，各種腫瘍に取り込まれることが明らかとなり，脳腫瘍でも多くの知見が集積されてきた．欧米でも広く使用され，日本でも早期から保険適用となった．世界中で多くの報告があり，有用性とともに限界として偽陽性，偽陰性も多く報告されてきた．しかし現時点で，PET に比較して SPECT の有用性は確立されており，最新の meta-analysis でも glioblastoma の再発診断には SPECT が推奨されており，PET は推奨されていない[4]．また SPECT は PET に比較してコストも安く，多数の施設で検査可能であり，患者と医療者の利便性においても，医療経済的にも，まず SPECT での精査が好ましい．

脳腫瘍診断に使用できる SPECT 核種は，わが国では Tl のみが保険適用である．一度に 74〜148 MBq の Tl chloride を bolus で静脈注射し，5〜30 分後の早期像と 3 時間後の後期像を撮像することが一般的である．SPECT における核種の取り込みは，①腫瘍の悪性度，②局所血流量，③血液脳関門の破壊，④局所の炎症反応などによっ

て決まる．早期像は局所血流量が強く反映されるため，早期像のみで腫瘍の悪性度は判断できない．施設によっては検査時間，診察時間の短縮，回転数，処理能力向上のために早期像しか撮像しない施設もあるが，脳腫瘍診断の観点からは後期像を撮像，評価すべきである．

初発グリオーマでは腫瘍の悪性度に応じて取り込まれ，対側の正常脳との取り込みの比が悪性度の指標であり，1.5 以下で良性，以上で悪性で，この所見はステロイド投与の影響を受けないと報告されている[5, 6]．ただし対側の正常脳との比をとる方法は簡便であるが，対象領域の選択法により値は異なる．また異なる施設では定量評価の値も異なる．よって一つの施設の結果を，他の施設でもそのまま適応することはできない．Tl SPECT の早期像は血流量を反映するため，血流量の多い髄膜腫，転移性脳腫瘍，悪性リンパ腫などは悪性グリオーマよりも強い取り込みを示す．悪性グリオーマは特に壊死を含んだ不均一な組織であり，正常脳を含まない腫瘍性病変ほどは取り込みは上昇しないと考えられる．一般に髄膜腫や神経鞘腫では後期像で wash out を認め，他の悪性腫瘍と鑑別が可能である．髄膜腫でも組織型の違いにより，早期の Tl SPECT 所見に差があるとの報告もある[7]．Central neurocytoma と ganglioglioma は

ともに良性腫瘍であるが，Tl SPECT後期像でも高い取り込みが報告されており[8-10]，悪性度ではなく高い細胞密度と代謝活性を反映していると考えられている．Central neurocytomaの自験例でも，Tl SPECTでの取り込みを認めた（図3，後出）．Pilocytic astrocytomaも良性であるが，Tl SPECTの取り込みは一定していない[11]．腫瘍の悪性度ではなく，細胞密度などを反映していると考えられる．

一般には早期像1回と後期像1回が撮像されるが，早期画像を3分ごとに何枚も連続して撮像するdynamic Tl SPECTによって動態解析する方法が報告されている[12]．悪性腫瘍ではTlの取り込みは徐々に増加し，良性では変化がないか，減少する．撮像時間が短いとそれぞれの画像のsignal/noise比は悪くなるが，動態解析によってその欠点を補える．脳腫瘍患者では長時間の安静が困難なこともあり，後期像を省略する手法として有用とされている．

Tl SPECTでは，悪性であるが取り込みが少ない偽陰性の原因としては，①腫瘍サイズが小さい，②腫瘍内部の不均一性，③嚢胞性病変，④頭蓋底などの生理的なTl高取り込み部位の近傍，などである[13-15]．一般的にTl SPECTのmatrix sizeは64×64であり，pixel sizeは6.61 mm，slice厚も6.61 mmである．腫瘍サイズが2 cm以下だと，腫瘍内に含まれるpixelがわず

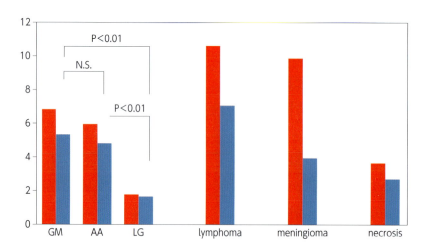

図1 筑波大学におけるglioblastoma（GM），anaplastic astrocytoma（AA），low grade astrocytoma（LG），malignant lymphoma, meningioma, radiation necrosisのearly（赤），delayed（青）Tl index

GMとAAのdelayed Tl indexに統計学的差はないが，GMとLG，AAとLGの間に有意差あり（p < 0.01）．Lymphoma, meningiomaではearly indexが特に高く，meningiomaではdelayed indexが顕著に低下した．Radiation necrosisではearly, delayedとも悪性腫瘍より低値を示した．（筑波大学　片山亘先生の研究）

かになるため，Tl SPECT で偽陰性になりやすい．悪性腫瘍はないが，取り込みが多い偽陽性は治療後に多く，その原因としては手術や放射線治療後の炎症反応などが考えられており，臨床症状と他の画像診断所見とを加味して判断する必要がある (図1) [16-19].

Ⅳ. Tl SPECT による放射線壊死と再発との鑑別

初発時には Tl SPECT は悪性度診断に有用であるが，治療後ではさまざまな要因が絡むため，再発の診断は容易ではない．特に放射線治療後の再発と放射線壊死との鑑別は通常の CT や MRI では困難であり，SPECT，PET，perfusion MRI，MR spectroscopy（MRS）などの画像診断法が研究されてきた．Tl SPECT においても，一般的には放射線壊死では取り込みがなく，再発腫瘍で取り込みがあり，両者の鑑別に Tl SPECT は PET と同様に有用と報告されている．腫瘍直径が 1.6 cm 以上あれば感度が高いが，1.6 cm 以下では偽陰性が増加するとされる [20].

放射線壊死で Tl の集積を認める場合は，血液脳関門の破壊や治療後の炎症の影響を受けており，早期像によく見られる．放射線壊死では後期像で Tl の洗い出しを認め，再発腫瘍では後期像でさらに集積する [21].近年，テモゾロマイドと放射線の同時治療

が悪性グリオーマの標準導入治療となり，治療後早期から臨床的にも画像所見でも再発を疑うが，治療しなくても自然に改善する pseudoprogression が報告されており，真の再発との鑑別が研究されている．これらの鑑別には解像度の高い MRI や FDG PET が感度が良いと報告されているが，特異性は MRI や FDG PET よりも Tl SPECT のほうが高いと報告されている [22].

Pseudoprogression も放射線壊死も炎症反応であり，血流量の増加や血液脳関門の破壊，血管内皮や反応性グリアの増殖などがあり，これにより Tl SPECT の偽陽性は説明されている [23]. Tl と ^{99m}Tc -HMPAO の両方を使用した，dual isotope SPECT による腫瘍再発と放射線壊死の鑑別も報告されている [24, 25]. HMPAO は，脳血流評価に使用される SPECT の核種である．本研究では Tl SPECT で取り込みの強い症例は再発で，低い症例は放射線壊死であった．Tl の取り込みが微妙な症例では ^{99m}Tc-HMPAO SPECT を行い，再発腫瘍では血流増加があり，放射線壊死では血流は低下していた．Multiple-isotope imaging は，放出するガンマ線のエネルギーが異なる核種であれば同時に投与しても，それぞれの核種の分布を同時に解析することができる [26].

短時間の早期像を連続して撮像する dynamic Tl SPECT では，再発腫瘍では

取り込みが上昇したが，放射線壊死では上昇せず，鑑別が可能であったと報告されている[27]．悪性腫瘍では，細胞のNa-K ATPase活性によってTlの取り込みが経時的に継続するのに対して，放射線壊死では血液脳関門の破壊によって早期に，一過性にTlの取り込みはあるが，その後は洗い流されていくと考えられる．

　転移性脳腫瘍に対するガンマナイフ治療後の再発評価にも，Tl SPECTは有用である[18]．Tlの取り込みが強ければ再発，低ければ放射線壊死と判定できる．手術で病理を確認した症例では偽陽性，偽陰性も見られ，判定に迷う症例では手術による摘出が，診断のためにも治療のためにも必要と思われる．本報告では，ステロイドによってTlの取り込みがさまざまに影響を受けた可能性が示唆されている．放射線治療後ではTlの取り込みは血液脳関門の破壊や炎症反応の影響を強く受けるため，ステロイドによってこれらが影響を受けたものと考えられる．

V. 症例提示

①免疫力の低下した高齢男性で左動眼神経麻痺で発症

　MRIでは，左海綿静脈洞周囲に造影される病変を認めた．Tl SPECTでは早期像で強い取り込みを認め，後期像ではwash outされた（図2）．精査により真菌感染症と診断し，抗真菌薬の加療にて改善した．

②若年男性のcentral neurocytoma

　MRIでは脳室内に，境界明瞭で均一に造影される腫瘍を認める．Tl SPECTでは早期像，後期像ともに強い取り込みを認めた（図3）．

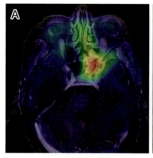 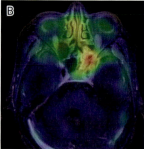 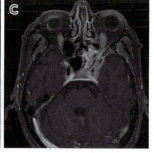

図2　海綿静脈洞の真菌感染症
A：Tl SPECT早期像とMRIの融合像，B：後期像とMRIの融合像，C：造影MRI T1強調像．
異常なTlの取り込みは左海綿静脈洞のみに見られ，頭蓋内，眼窩内にはない．鼻腔の取り込みは生理的で正常．

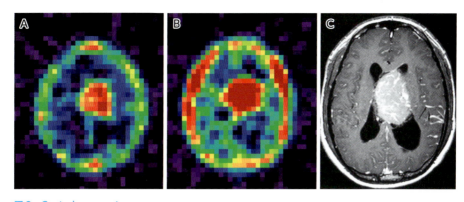

図3　Central neurocytoma
A：Tl SPECT 早期像，B：Tl SPECT 後期像，C：造影 MRI T1 強調像．
腫瘍と対側正常脳との ROI の比をとった Tl index は早期像で 3.30，後期像で 2.76 であった．

VI. 予後，治療効果などの予測，判定

　Tl の取り込みは腫瘍の悪性度に比例するが，予後の予測にも有用と報告されている．グリオーマにおける術前の Tl の取り込みは overall survival と相関した[11]．放射線化学療法治療後の glioblastoma においても，Tl SPECT 所見のみが多変量解析で progression free survival と相関し，残存腫瘍の体積と活性を反映した[28]．

　グリオーマの化学療法の効果判定，予後予測にも Tl SPECT が有用と報告されている[29]．テモゾロマイドの維持化学療法中も，再発した場合は定期的な MRI の有用性は少なく，Tl SPECT での評価が overall survival と progression free survival の予測に有用であった[30]．この報告でも，化学療法後早期の Tl SPECT が治療効果の判定に有用であった．

　悪性グリオーマの化学療法の治療効果を MRI，MRS，Tl SPECT で比較した研究では，Tl SPECT の正確性は 78％ であり，MRI，MRS の 82％ とほぼ同様であった[15]．小さな腫瘍や造影されない腫瘍では，解像度の劣る検査法は不利である．悪性グリオーマは特に組織学的に不均一であり，均一な対象を検査対象領域に含まねばならない single voxel MRS にとっては，安定した結果を得ることは容易ではない．

　転移性脳腫瘍の定位放射線治療後の評価では，治療後早期より Tl SPECT の取り込みが減少し，治療効果の判定に有用であった[31]．本研究では single voxel MRS も早期から検討されており，choline/creatine 比の低下などが治療後早期から見られ，治療効果判定に有用であった．

　グリオーマの手術中に手術室において Tl を静注し，腫瘍を摘出後にガンマプローベにて Tl の取り込みを確認し，放射能が

検出された部位を残存腫瘍として摘出する radioguided surgery がスペインから報告されている[32]．放射能が検出され，追加摘出された部位の病理検査にて残存腫瘍が確認されている．術者や検体を扱う者の被曝の問題などがある．日本では核種の管理は管理区域内が原則であり，日本で radioguided surgery を行うためには法的

な整備と職員の放射線管理の教育がより必要であろう．わが国では，脳腫瘍の手術を多く行っている病院では術中 MRI や術中蛍光診断が可能であり，radioguided surgery の必要性は低い．しかし，それぞれの術中診断法の感度，特異度，予後の差は興味あるところである．

■ **まとめ**

① Tl は Na-K ATPase の活性が亢進している悪性腫瘍に多く取り込まれる．脳腫瘍診断に使用できる SPECT 核種は，わが国では Tl のみが保険適用である．

② 核種の取り込みは，1）腫瘍の悪性度，2）局所血流量，2）血液脳関門の破壊，4）局所の炎症反応などによって決まる．早期像は局所血流量が強く反映されるため，早期像のみで腫瘍の悪性度は判断できず，後期像を撮像すべきである．

③ 髄膜腫，神経鞘腫では早期像で取り込みが多いが，後期像では洗い流される．初発グリオーマでは腫瘍の悪性度に応じて取り込まれる．放射線壊死では取り込みがなく，再発腫瘍で取り込みがあり，両者の鑑別に有用であるが，腫瘍サイズが小さいと感度が低下し，血流量や炎症に影響される．また予後予測，治療効果の判定にも有用である．

引用・参考文献

1) Brismar T, Collins VP, Kesselberg M: Thallium-201 uptake relates to membrane potential and potassium permeability in human glioma cells. Brain Research 500: 30-6, 1989

2) Elligsen JD, Thompson JE, Frey HE, et al: Correlation of (Na+---K+) -ATPase activity with growth of normal and transformed cells. Experimental Cell Research 87: 233-40, 1974

3) Martinez del Valle MD, Gomez-Rio M, Horcajadas A, et al: False positive thallium-201 SPECT imaging in brain abscess. Br J Radiol 73: 160-4, 2000

4) Ryken TC, Aygun N, Morris J, et al: The role of imaging in the management of progressive glioblastoma: a systematic review and evidence-based clinical practice guideline. J Neurooncol 118: 435-60, 2014

5) Black KL, Hawkins RA, Kim KT, et al: Use of thallium-201 SPECT to quantitate malignancy grade of gliomas. J Neurosurg 71: 342-6, 1989

6) Burkard R, Kaiser KP, Wieler H, et al: Contribution of thallium-201-SPECT to the grading of tumorous alterations of the brain. Neurosurg Rev 15: 265-73, 1992

7) Tedeschi E, Soricelli A, Brunetti A, et al: Different thallium-201 single-photon emission tomographic

patterns in benign and aggressive meningiomas. Eur J Nucl Med 23: 1478-84, 1996

8) Kanamori M, Kumabe T, Shimizu H, et al: (201) Tl-SPECT, (1) H-MRS,and MIB-1 labeling index of central neurocytomas: three case reports. Acta Neurochir (Wien) 144: 157-63; discussion 63, 2002

9) Kumabe T, Shimizu H, Sonoda Y, et al: Thallium-201 single-photon emission computed tomographic and proton magnetic resonance spectroscopic characteristics of intracranial ganglioglioma: three technical case reports. Neurosurgery 45: 183-7; discussion 7, 1999

10) Nose A, Otsuka H, Nose H, et al: Visual and semi-quantitative assessment of brain tumors using (201) Tl-SPECT. J Med Invest 60: 121-6, 2013

11) Comte F, Bauchet L, Rigau V, et al: Correlation of preoperative thallium SPECT with histological grading and overall survival in adult gliomas. Nucl Med Commun 27: 137-42, 2006

12) Sugo N, Yokota K, Kondo K, et al: Early dynamic 201Tl SPECT in the evaluation of brain tumours. Nucl Med Commun 27: 143-9, 2006

13) Hustinx R, Alavi A: SPECT and PET imaging of brain tumors. Neuroimaging Clin N Am 9: 751-66, 1999

14) Young RJ, Ghesani MV, Kagetsu NJ, et al: Lesion size determines accuracy of thallium-201 brain single-photon emission tomography in differentiating between intracranial malignancy and infection in AIDS patients. AJNR Am J Neuroradiol 26: 1973-9, 2005

15) Kallen K, Burtscher IM, Holtas S, et al: 201Thallium SPECT and 1H-MRS compared with MRI in chemotherapy monitoring of high-grade malignant astrocytomas. J Neurooncol 46: 173-85, 2000

16) Buchpiguel CA, Alavi JB, Alavi A, et al: PET versus SPECT in distinguishing radiation necrosis from tumor recurrence in the brain. J Nucl Med 36: 159-64, 1995

17) Rollins NK, Lowry PA, Shapiro KN: Comparison of gadolinium-enhanced MR and thallium-201 single photon emission computed tomography in pediatric brain tumors. Pediatr Neurosurg 22: 8-14, 1995

18) Serizawa T, Saeki N, Higuchi Y, et al: Diagnostic value of thallium-201 chloride single-photon emission computerized tomography in differentiating tumor recurrence from radiation injury after gamma knife surgery for metastatic brain tumors. J Neurosurg 102: Suppl: 266-71, 2005

19) Staffen W, Hondl N, Trinka E, et al: Clinical relevance of 201Tl-chloride SPET in the differential diagnosis of brain tumours. Nucl Med Commun 19: 335-40, 1998

20) Kahn D, Follett KA, Bushnell DL, et al: Diagnosis of recurrent brain tumor: value of 201Tl SPECT vs 18F-fluorodeoxyglucose PET. Am J Roentgenol 163: 1459-65, 1994

21) Kosuda S, Shioyama Y, Kamata N, et al: [Differential diagnosis between recurrence of brain tumor and radiation necrosis by 201Tl SPECT]. Nippon Igaku Hoshasen Gakkai Zasshi 51: 415-21, 1991

22) Caroline I, Rosenthal MA: Imaging modalities in high-grade gliomas: pseudoprogression, recurrence, or necrosis? J Clin Neurosci 19: 633-7, 2012

23) Matsunaga S, Shuto T, Takase H, et al: Semiquantitative Analysis Using Thallium-201 SPECT for Differential Diagnosis Between Tumor Recurrence and Radiation Necrosis After Gamma Knife Surgery for Malignant Brain Tumors. International Journal of Radiation Oncology Biology Physics 85: 47-52, 2013

24) Schwartz RB, Carvalho PA, Alexander E, et al: Radiation necrosis vs high-grade recurrent glioma: differentiation by using dual-isotope SPECT with 201Tl and 99mTc-HMPAO. AJNR Am J Neuroradiol 12: 1187-92, 1991

25) Carvalho PA, Schwartz RB, Alexander E, et al: Detection of recurrent gliomas with quantitative thallium-201/technetium-99m HMPAO single-photon emission computerized tomography. J Neurosurg 77: 565-70, 1992

26) 柴田 靖：臨床医が脳腫瘍 SPECT を理解するために必要な放射線物理，撮像技術：脳腫瘍 SPECT ①．脳外速報 24: 764-8，2014

27) Sugo N, Kondo K, Yokota K, et al: Usefulness of dynamic thallium-201 SPECT in differentiation of tumor recurrence from radiation necrosis. J Jpn Soc Simulation Sug 16: 89-93, 2008

28) Iida G, Ogawa K, Ishiuchi S, et al: Clinical significance of thallium-201 SPECT after postoperative radiotherapy in patients with glioblastoma multiforme. J Neurooncol 103: 297-305, 2011

29) Vos MJ, Berkhof J, Postma TJ, et al: Thallium-201 SPECT: the optimal prediction of response in glioma therapy. Eur J Nucl Med Mol Imaging 33: 222-7, 2006

30) Vos MJ, Berkhof J, Hoekstra OS, et al: MRI and thallium-201 SPECT in the prediction of survival in glioma. Neuroradiology 54: 539-46, 2012

31) Kimura T, Sako K, Tanaka K, et al: Evaluation of the response of metastatic brain tumors to stereotactic radiosurgery by proton magnetic resonance spectroscopy, 201TlCl single-photon emission computerized tomography, and gadolinium-enhanced magnetic resonance imaging. J Neurosurg 100: 835-41, 2004

32) Serrano J, Rayo JI, Infante JR, et al: Radioguided surgery in brain tumors with thallium-201. Clin Nucl Med 33: 838-40, 2008

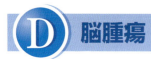

2 疾患別：SPECTの特徴と使い方

D 脳腫瘍

② フリーソフトウエアによる ²⁰¹Tl SPECT と MRI の融合画像

柴田 靖 *Yasushi SHIBATA*　筑波大学附属病院水戸地域医療教育センター／水戸協同病院脳神経外科

I．SPECT画像の問題点

　SPECTの空間分解能は検出器やコリメータに依存し，表面に近い部位ほど良くなる．しかし頭部では頭蓋内病変の空間分解能はMRIなどに比較すると悪く，サイズが1 cm以下の病変や不均一な病変では正確に描出されないこともある．脳血流SPECT画像では正常脳へのtracerの取り込みがあり，正常脳構造は理解しやすい．しかし脳腫瘍SPECTでは正常脳へのtracerの取り込みは見られず，病変と正常構造の位置関係の把握が容易ではない．病変が脳のどの部位であるかは理解できるが，部位ごとの細かな取り込みの違いを評価するためには単純にSPECTとMRIを比較するのみでは限界がある．MRIは現在の医療において最も空間分解能に優れた解剖画像を提供できるため，脳腫瘍の臨床では中心的な画像診断方法である．MRIと脳腫瘍SPECTの画像を融合させて，一つの画像を作成することができれば，高い空間分解能を有する機能画像が作成可能である．SPECT自体のハード面での空間分解能の改善はほぼ限界であり，MRIなどの高分解能画像との組み合わせにより，ソフト面での空間分解能を補う方向にある．

II．核医学画像とMRIの融合

　SPECT，PETなどの核医学画像とMRIを融合する試みは以前から行われてきた．Fiducial marker（基準点）として，核医学画像でもMRIでも見える物質をカプセルなどに入れて，頭皮上に固定して，両方の画像を撮像し，fiducial markerが重なるように画像を融合する試みは以前からあった．Fiducial markerとして核医学画像で明瞭に描出されるためにはある程度の線量を放出するisotopeが望ましく，被曝の問題もある．頭皮上に固定しても，頭皮そのものが体位などで動くため，再現性の問題もある．

　近年，SPECT/CT，PET/CT，PET/MRI

などの開発が進み，ほぼ同時に核医学画像と解剖画像の両者が患者の移動なしに撮像可能となってきた．SPECT/CT，PET/CT では，CT 画像から核医学画像の吸収補正が適切に可能である．これら dual-modality の機器により，hardware based image coregistration が可能となった．しかし，これらの最新機種は高価で広く普及はしていない．また最も解像度が良好である MRI と SPECT の dual-modality 機器は普及していない．よって脳腫瘍に携わる臨床医にとっては，MRI と SPECT をそれぞれ撮像して software based image coregistration が最も簡便で実用的である．Fiducial marker が不要で，software としてはほぼ全自動で，誤差が少なく，操作が簡便で，結果が解りやすい必要がある．われわれは，^{201}Tl SPECT と MRI の重ね合わせのフリープログラムを脳腫瘍症例に適応してきた．

III. BEAT-Tl による Tl SPECT と MRI の coregistration

^{201}Tl SPECT は脳腫瘍の悪性度診断，治療効果判定，再発と放射線壊死の鑑別などに有用であるが，散乱線による低い空間解像度が欠点の一つである．また Tl SPECT では正常構造が画像上で明確に示されないため，病変と正常組織の位置関係などの把握が容易ではない．MRI は高分解能を有する解剖画像である．機能画像である Tl SPECT と解剖画像である MRI の重ね合わせ（coregistration）は両者の欠点を補い，分解能の高い機能画像を作成するために有用な手法である．

2つの異なる画像を重ね合わせるためには，2つの画像の重なり度合いを評価する関数（cost function）を最小化する計算が行われる．脳血流 SPECT において MRI との重ね合わせには，brain easy analysis tool（BEAT）などが使用される．BEAT では位置合わせプログラムとして automated image registration（AIR）が使用され，評価関数として画素値の比の variance の全画像の総和：ratio image uniformity（RIU）が使用される．Tl SPECT では脳血流 SPECT と異なり，正常脳に核種が取り込まれないため，同じ方法では良好な重ね合わせはできない．そこで Tl SPECT と MRI の重ね合わせプログラムである，BEAT for Tl（BEAT-Tl）が新たに開発された．BEAT-Tl では位置合わせプログラムとして statistical parametric mapping 2（SPM2）を使用し，評価関数として2つの画像の画素値の差の二乗の全画像の総和 normalized mutual information（NMI）を使用した．BEAT-Tl では，Tl SPECT を剛体変形して MRI

に重ね合わせを行っている．これらの処理は全自動で行われ，ユーザーは適正な画像データを入力するのみで，自動的に重ね合わせ画像が作成，表示される．

Ⅳ. Tl SPECT と MRI の融合

BEAT-Tl の操作は簡単で，一般のパソコン上で問題なく動作し，数分以内に融合画像を示した．重ね合わせの精度は良好であり，大きなずれや artifact は認めなかった．後頭蓋の小さな腫瘍でも MRI の腫瘍部位と Tl SPECT の取り込みは一致した．MRI で均一に見える腫瘍でも Tl SPECT では不均一であり，部位による代謝の違いを反映し，Tl の取り込みの高い部位から局所再発を起こした．Tl SPECT の早期像と後期像の取り込みの違い，MRI 所見との比較が容易であり，MRI で造影されない部位への Tl の取り込みも確認された．

これまでにも，Tl SPECT と MRI の重ね合わせ画像の研究は報告されてきた[1-3]．これらの方法は融合画像の作成が煩雑で時間がかかり，症例によっては自動位置合わせが困難である．脳血流 SPECT では正常脳への tracer の取り込みが見られるため，正常脳の輪郭が明瞭であるが，脳腫瘍 SPECT では正常脳への tracer の取り込みがないため，正常脳の輪郭が示されない．よって脳腫瘍 SPECT の MRI との重ね合わせは，同じアルゴリズムでは不可能であった．今回，位置合わせプログラムとして SPM2 を使用し，評価関数として NMI を使用することによって良好な精度で，ほぼ全自動で重ね合わせが可能となった．

われわれの症例では重ね合わせの精度は良好で，大きな誤差や artifact は認めなかった．BEAT-Tl は一般のパソコン上で問題なく動作し，計算時間も数分以内と短い．日常診療で処理でき，臨床的有用性は非常に高い．

MRI で均一に見える腫瘍でも，Tl SPECT では取り込みの不均一性を認めた．また，MRI で造影されない部分への Tl の取り込みも認められた．これらの詳細な検討は，重ね合わせ画像ができてはじめて解析可能となった．Tl の取り込みは腫瘍の悪性度に比例して取り込まれていると考えられるが，部位による取り込みの違いは，今後の症例の蓄積，臨床的，病理学的検討が必要である．

最近は PET/CT，SPECT/CT などの機種の研究も行われている．これらの機種では一度の検査で2種類の画像が撮像され，画像の重ね合わせも容易である．今後はこれらの機種の普及，発展が予想される．しかし現時点ではこれらの機種は非常に高価であり，ほとんど普及していない．よって BEAT-Tl はすでに普及している Tl

SPECTとMRIを利用して，簡便に重ね合わせ画像を作成する手段として非常に有用で，信頼できる方法である．BEAT-TlによるTl SPECTとMRIの重ね合わせの精度は良好で，大きな誤差やartifactは認めなかった．操作は簡便で，計算時間も短く，信頼性も高い．この方法はTl SPECTの低い解像度を補い，病態の把握に有用である．

V．症例提示
①症例1

61歳の男性で延髄のastrocytomaの症例である．図1の上段に示したearly, delayed Tl SPECTでは後頭蓋にtracerの取り込みを認めるが，これが延髄に一致するかは，この画像のみでは判断できない．下段に示した重ね合わせ画像では延髄へのtracerの取り込みが明瞭に示された．Tl SPECTでは鼻粘膜などにTlの取り込みがみられ，後頭蓋や頭蓋底の腫瘍の診断では正常と異常の判別が困難なことがある．BEAT-Tlによる重ね合わせ画像は正常構造と異常構造の鑑別に非常に有用である．

②症例2

64歳の女性で右の側頭葉を中心とする

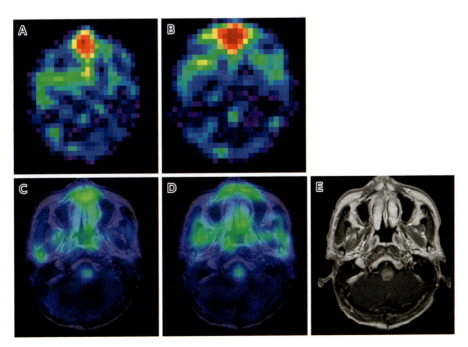

図1　61歳男性：medulla astrocytoma
A：Early Tl，B：Delayed Tl，C：Early Tl + Gd-MRI，D：Delayed Tl + Gd-MRI，E：Gd-MRI．

anaplastic oligodendroglioma の症例である．図2 上段（A，B）に単純 T1 強調画像との重ね合わせ，下段（C，D）に造影 T1 強調画像との重ね合わせを示す．左（A，C）が early Tl SPECT との重ね合わせ，右（B，D）が delayed Tl SPECT との重ね合わせである．Tl の取り込みは early 像と delayed 像で明らかに異なる．Early 像では比較的表面に近い MRI で造影される部位への取り込みが強いが，delayed 像では early での取り込みは弱くなり，比較的深部に取り込みが増加する．これらの所見は early 像が血流の多い部位を示し，delayed 像が腫瘍の活性の高い部位を示していると考えられる．多くの Tl の取り込みは MRI で造影される部位に一致するが，delayed 像では tracer の取り込みの一部は MRI 造影部位の内側の造影されない部位に一致する．これは悪性度の高い腫瘍細胞が正常脳へ浸潤し，この部分の血液脳関門はまだ保たれていると理解できる．MRI での造影効果は血液脳関門の破壊によってもたらされ，必ずしも腫瘍の分布，局在とは一致しない．

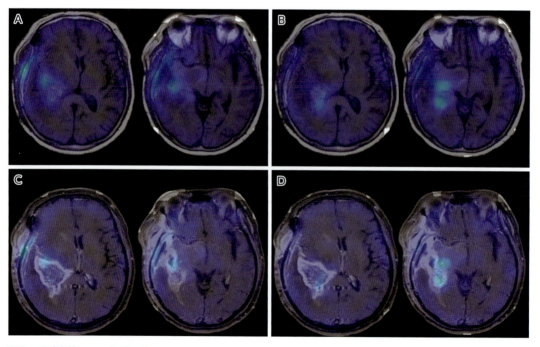

図2　64歳女性：anaplastic oligo
上段（A，B）は単純 T1 強調画像，下段（C，D）は造影 T1 強調画像との重ね合わせ．
A：Early Tl SPECT ＋ MRI T1WI，B：Delayed Tl SPECT ＋ MRI T1WI．
C：Early Tl SPECT ＋ MRI T1 ＋ Gd，D：Delayed Tl SPECT ＋ MRI T1 ＋ Gd．

VI. Tl SPECT と MRI の融合画像による悪性グリオーマ手術摘出度評価

①手術摘出度と予後の相関

PET も SPECT も脳腫瘍に対しては診断のみに使用されており，手術摘出度の評価にはあまり使用されていない．これはこれら核医学検査が MRI に比較して腫瘍活動性，悪性度には高い感度を有するが，空間解像度が低いことによる．よって脳腫瘍の手術摘出度はおもに MRI などの形態画像で評価されている．手術摘出の prospective randomized study が倫理的に問題があり，摘出にバイアスのかかった retrospective study のデータしかないため，グリオーマにおける手術摘出度と予後の相関には議論がある[4]．形態画像のみで手術摘出度を評価していることが，議論が解決しない要因の一つと考えられる．われわれは代謝画像であり，広く普及している Tl SPECT が手術摘出度をより正確に判定できると考え，術前 Tl SPECT と術後 MRI との融合画像を作成し，手術摘出度評価を行い，予後を解析した．多くの症例で MR と SPECT の摘出度は一致したが，摘出度が一致しない例は MR が摘出度を過大評価しており，SPECT はより残存腫瘍を検出した．

MRI は空間解像度が高いが，腫瘍特異性は低い．術前においては造影される病変が悪性度の高い病変である可能性が高いが，術後は手術侵襲による変化をきたし，瘢痕組織を含めた病変が造影される．術後 72 時間以内の造影病変が残存腫瘍を示すとされている[5]．MRI で造影されるということは血液脳関門が破壊されていることを示すのみであり，必ずしも腫瘍あるいは腫瘍の浸潤のすべては示さない．Tl SPECT は高感度の画像診断法であり，MRI で捕らえられないわずかな腫瘍浸潤の検出が期待される．今回の検討から MRI は脳腫瘍摘出度を過大評価しており，Tl SPECT が術後残存腫瘍の検出により有用である可能性が示された．

Tl SPECT は脳腫瘍の存在[6]，腫瘍悪性度[7-10]，放射線壊死との鑑別診断[8, 9, 11, 12] などに有用性が報告されている．しかし手術摘出度の評価の報告はない．手術後は血流変化，炎症反応などの影響を受けるので，MRI と同様に，SPECT の画像評価は容易ではない．また，保険診療や包括医療の観点からも，高価な SPECT 検査を頻回に行うことは制限される．われわれの施設ではルーチンの Tl SPECT は術前，悪性腫瘍では放射線化学療法の初期終了後，経過中に再発が疑われたときに限定している．そこで今回は術前の SPECT を使用して，術後の MRI と融合することによって摘出度の評価を試みた．

②治療 modality としての SPECT

　PET を用いて手術摘出範囲を決定し，PET にて手術摘出率を評価する研究も報告されている[13]．悪性グリオーマにおいて，PET 陽性病変の摘出が有意に予後を改善している．PET は MRI とは異なる特異的な代謝情報を反映し，MRI のみに頼る手術計画は見直されるべきである．現時点で PET が可能な施設は限られ，広く普及している SPECT でも PET と同様の有用性が見込まれる．

　SPECT は，これまで脳腫瘍の補助診断として使用されてきた．近年，SPECT を脳腫瘍治療の手段，指標として使用する報告が多い．Gamma ray guided surgery は摘出手術中に核種を静注し，gamma probe にて取り込みのある active な腫瘍を検出し，摘出するものである．エネルギーの高い Tc-MIBI で最初に報告され[14-16]，

その後 Tl でも報告されている[17]．術前の SPECT で hot な glioma や転移性脳腫瘍などが対象であり，摘出後の病理所見でも悪性腫瘍が確認されている．術者の被曝の程度は，許容範囲内であったと報告されている．また，SPECT 画像は放射線治療の線量計画にも応用されている[18]．このように SPECT はもはや診断のみの手法ではなく，治療の modality の一つとなりつつある．SPECT の欠点である低い空間分解能は，MRI との融合によって補うことができる．

　術前 SPECT と術後 MRI の融合画像は，脳腫瘍摘出度評価に MRI のみよりも有用である．部分摘出群は予後不良であり，各種診断法を組み合わせて，最大摘出を目指すべきである．悪性グリオーマにおける SPECT 陽性病変の全摘出は予後を改善し，特に早期の再発を予防する．

■ まとめ

① 脳腫瘍 SPECT では正常構造がわかりにくいが，MRI と重ね合わせることにより，SPECT の低い解像度を補うことができる．

② ほぼ全自動で Tl SPECT と MRI を融合できるフリーソフトは無料で，有用である．

引用・参考文献

1) Holman BL, Zimmerman RE, Johnson KA, et al: Computer-assisted superimposition of magnetic resonance and high-resolution technetium-99m-HMPAO and thallium-201 SPECT images of the brain. J Nucl Med 32: 1478-84, 1991

2) Sabbah P, Foehrenbach H, Dutertre G, et al: Multimodal anatomic, functional, and metabolic brain imaging for tumor resection. Clin Imaging 26: 6-12, 2002

3) 小森 剛, 金本孝明, 小倉康晴, 他：脳腫ようにおける[201]Tl SPECT/MRI 融合画像の有用性. 臨床放射線 49: 285-90, 2004

4) Mitchell P, Ellison DW, Mendelow AD: Surgery for malignant gliomas : mechanistic reasoning and slippery statistics. Lancet Neurol 4: 413-22, 2005

5) Albert FK, Forsting M, Sartor K, et al: Early postoperative magnetic resonance imaging after resection of malignant glioma: objective evaluation of residual tumor and its influence on regrowth and prognosis. Neurosurgery 34: 45-60; discussion 60-41, 1994

6) O's Tuama LA, Janicek MJ, Barnes PD, et al: 201Tl/99mTc-HMPAO SPECT imaging of treated childhood brain tumors. Pediatr Neurol 7: 249-57, 1991

7) Black KL, Hawkins RA, Kim KT, et al: Use of thallium-201 SPECT to quantitate malignancy grade of gliomas. J Neurosurg 71: 342-6, 1989

8) Staffen W, Hondl N, Trinka E, et al: Clinical relevance of 201Tl-chloride SPET in the differential diagnosis of brain tumours. Nucl Med Commun 19: 335-40, 1998

9) Yoshii Y, Satou M, Yamamoto T, et al: The role of thallium-201 single photon emission tomography in the investigation and characterisation of brain tumours in man and their response to treatment. Eur J Nucl Med 20: 39-45, 1993

10) Katayama W, Shibata Y, Yamamoto T, et al: Evaluation of glioma malignancy with 201Tl/Tc99mMIBI SPECT. Neuroradiology 48: 560-1, 2006

11) Schwartz RB, Carvalho PA, Alexander E, 3rd, et al: Radiation necrosis vs high-grade recurrent glioma: differentiation by using dual-isotope SPECT with 201Tl and 99mTc-HMPAO. AJNR Am J Neuroradiol 12: 1187-92, 1991

12) Shibata Y, Katayama W, Yamamoto T, et al: 201Tl/99mTc-MIBI SPECT to Evaluate Therapy Effect of BNCT with BSH and BPA for malignant brain tumor (Advances in Neutron Capture Therapy 2006, Osaka : Neutrino OSAKA; 2007)

13) Pirotte BJ, Levivier M, Goldman S, et al: Positron emission tomography-guided volumetric resection of supratentorial high-grade gliomas : a survival analysis in 66 consecutive patients. Neurosurgery 64: 471-81; discussion 481, 2009

14) Filho OV, Filho OC: Gamma probe-assisted brain tumor microsurgical resection : a new technique. Arq Neuropsiquiatr 60: 1042-7, 2002

15) Kojima T, Kumita S, Yamaguchi F, et al: Radio-guided brain tumorectomy using a gamma detecting probe and a mobile solid-state gamma camera. Surg Neurol 61: 229-38; discussion 238, 2004

16) Bhanot Y, Rao S, Parmeshwaran RV: Radio-guided neurosurgery (RGNS) : early experience with its use in brain tumour surgery. Br J Neurosurg 21: 382-8, 2007

17) Serrano J, Rayo JI, Infante JR, et al: Radioguided surgery in brain tumors with thallium-201. Clin Nucl Med 33: 838-40, 2008

18) Christian JA, Partridge M, Nioutsikou E, et al: The incorporation of SPECT functional lung imaging into inverse radiotherapy planning for non-small cell lung cancer. Radiother Oncol 77: 271-7, 2005

2 疾患別：SPECTの特徴と使い方

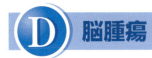

③ 99mTc-MIBI SPECTの臨床的有用性

柴田 靖 Yasushi SHIBATA 筑波大学附属病院水戸地域医療教育センター／水戸協同病院脳神経外科

I．アイソトープとしてのTc-MIBI

①特徴

^{99m}Tcの物理的半減期は6時間であり，非常に短い．よってTc検査の翌日にはほとんど残っていないので，新たなSPECT検査が可能である．89％は141 keVのガンマ線エネルギーを放出する．^{99m}Tc-Methoxyisobuthy-lisonitrile（Tc-MIBI）（カーディオライト®，富士フィルムRI）は心筋シンチグラフィのために開発され，心筋シンチグラフィに保険適用のあるアイソトープである[1]．Lipophilicであり，細胞とミトコンドリアの膜電位に従って細胞内，ミトコンドリア内に取り込まれる[2-4]．ミトコンドリアは細胞代謝を反映し，Tc-MIBIのほとんどはミトコンドリア内に集積するとされている[5]．活動性の高い細胞に取り込まれ，これまでに腫瘍性病変や炎症性病変に取り込まれることが多数報告されてきた[6-10]．

脳腫瘍の診断にも有用であることが報告され，現在では世界中で脳腫瘍診断に使用されているが，わが国では脳腫瘍に対しては保険適応外である．Tc-MIBI SPECTでは通常，740 MBqを静脈注射し，20〜30分後に早期像を撮像し，3時間後に後期像を撮像する[1]．この投与量は^{201}Thallium（Tl）の10倍であり，これによってより鮮明な画像が得られる．Photopeakは140 keVであり，エネルギーの低いコリメータが使用される[11]．

②留意点

承認前の臨床試験や承認後の使用成績調査では，口内苦味感の副作用が20％以上と高頻度に報告されているが，臨床使用例ではほとんど問題とならず，それ以外の副作用もほとんどない．心筋や腫瘍への取り込みは受動拡散によるとされており，投与後すぐから集積する．それ以外の臓器からの排泄は良好で，体内で分解されることなく，尿中，糞便中に排泄される．Tc-MIBI 740 MBq投与で全身の吸収線量は1.78 mGy

であり，Tlの74MBq投与時よりも少ない．Tcの原料は現時点では100％海外からの輸入に頼っており，海外でのトラブルにより供給が停止することが稀にある．国内で製造する方向でも検討されている．

Tc-MIBIは正常の脈絡叢，下垂体，鼻咽頭粘膜への取り込みもあり，病変の位置の確認には有用であるが，脳室周囲病変では脈絡叢と病変との鑑別に注意を要する．

MIBIと名前が似ているものにMIB-1 indexとMIBGシンチグラフィがあるが，それぞれTc-MIBIとは直接は関係ない．これらを混同した学会発表を見かけることがあった．MIB-1 indexは脳腫瘍の分裂能を示す免疫組織染色より算出した指標であり，MIBGシンチグラフィはパーキンソン病やレビー小体型認知症の診断に有用な心筋シンチグラフィである（2章C①参照）．

"Sestamibi"はMIBIの化学名であり，欧米の論文ではこの名称が使用されることが多い．Tc-MIBIは血流の多い，頭皮，鼻粘膜，脈絡叢，下垂体などに集積するが，血液脳関門を通過しないため正常脳には取り込まれず，生体内半減期は2分とされている[8, 12]．

Ⅱ．Tc-MIBIによる脳腫瘍診断

Tc-MIBIはTlと同様に脳腫瘍の生物学的悪性度[13, 14]，放射線壊死と再発との鑑別診断[1, 4, 15]，残存腫瘍体積および今後の生存期間[16, 17]の指標として有用であると報告されてきた．Tc-MIBIは腫瘍の代謝亢進に従い，腫瘍細胞のミトコンドリアに集積するとされている[4, 5]．その集積は腫瘍の悪性度，活動性，密度，酸素化，血流量，血液脳関門の破壊の程度などに影響される[18]．これらの因子は複雑に絡み合い，最も悪性である神経膠芽腫が壊死を含み内部が不均一であるため，画像診断をより複雑にしている．

悪性脳腫瘍の鑑別では，転移性脳腫瘍よりも神経膠芽腫でより集積が高く，転移性脳腫瘍では洗い出しが早いが，神経膠芽腫では洗い出しが遅いことが報告されている[19]．洗い出しの遅さは，早期像と後期像からretention indexとして計算することができる．再発と放射線壊死の鑑別は，治療による炎症などが関与するため，どの画像診断でも断定できないが，Tc-MIBI SPECTは悪性神経膠腫の再発と放射線壊死の鑑別に有用であったと報告されている[15, 20]．Tc-MIBI SPECTの偽陽性の原因としては，放射線治療などによる血液脳関門の機能低下が報告されている[15]．Tc-MIBIは鼻粘膜や下垂体など頭蓋底に生理的集積があり，後頭蓋や頭蓋底付近の脳腫瘍の診断には注意を要する[12]．またTc-MIBIは正常脈絡叢に取り込まれ，後期像では洗い流さ

脳SPECTパーフェクトガイド　**215**

れる．脈絡叢腫瘍ではこの洗い出しが遅くなるため，後期像でも高い取り込みを維持する[21]．

Ⅲ．P-glycoprotein による画像の影響

P-glycoprotein（P糖タンパク質）は細胞膜に存在する薬物排泄ポンプであり，腫瘍細胞に取り込まれた抗がん剤を細胞外に排泄することにより，抗がん剤に対する耐性を獲得する．悪性腫瘍の治療経過中にP-glycoprotein の発現が増加し，あるいはP-glycoprotein の発現が多い腫瘍細胞が残存し，抗がん剤に対して耐性を獲得し，治療抵抗性となる．*in vitro* の実験では，Tc-MIBI は P-glycoprotein によって腫瘍細胞から排泄される[22, 23]．よって Tc-MIBI SPECT 画像所見が腫瘍の P-glycoprotein の発現を示す可能性があり，抗がん剤に対する耐性の画像診断としての研究が行われてきた．

悪性神経膠腫で Tc-MIBI SPECT が偽陰性であった場合に，その原因を腫瘍細胞のP-glycoprotein の発現であろうと推測する論文は少なくない[24-26]．われわれは神経膠腫の術前の Tc-MIBI SPECT 画像所見と，摘出組織の腫瘍細胞と血管内皮細胞のP-glycoprotein の発現を，免疫組織学的に定量評価し比較した[27]．初発時22例，再発時4例の計26例の標本と画像を解析した．

その結果，P-glycoprotein の発現が Tc-MIBI SPECT 画像所見に与える影響はほとんど見られなかった[27]．Henze らも Tc-MIBI の神経膠腫への取り込みは撮像時間内に起こるが，その時間内に P-glycoprotein の作用も含めた洗い出しは起きないため，P-glycoprotein は Tc-MIBI SPECT 画像所見に影響しないとしている[28]．Tc-MIBI のほとんどはミトコンドリア内に集積するので，細胞膜の P-glycoprotein の発現は，ミトコンドリア内の集積にはあまり影響しないと考えられる．

Ⅳ．同一グリオーマ症例における Tl と Tc-MIBI SPECT の ROC 解析

われわれは Tl SPECT と Tc-MIBI SPECT の診断能を直接比較するために，グリオーマ症例に両者を撮像し，receiver operating characteristic（ROC）解析で比較した．治療による影響を避けるために，初発の治療前の59症例のみとした．全例で手術を行い，組織診断を確定している．画像上の腫瘍と正常脳に関心領域（region of interest：ROI）を設定し，tumor/normal brain ratio（T/N 比）を計算し，ROC 解析を行った（図1）．

両者とも悪性度に比例して T/N 比は上昇し，悪性度の診断に有用であったが，ROC 解析から最も有用なのは，delayed

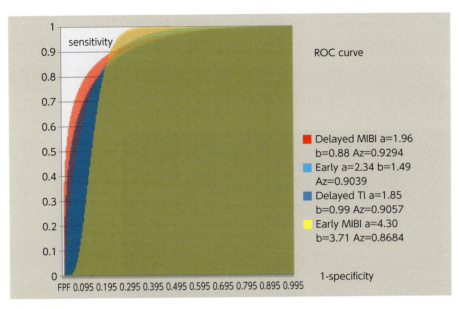

図1 ROC curves
Tl SPECT よりも MIBI SPECT が area under the curve が高く，delayed MIBI SPECT が最も area under the curve（Az）が高かった．

Tc-MIBI SPECT であった[29]．Tc 製剤は Tl 製剤よりも大量の放射線量を投与可能であり，画像の signal to noise ratio（S/N 比）が高い．核医学画像は MRI などと比較して，もともと画像解像度が低く，S/N 比が高いことは核医学画像としての臨床的有用性を規定する．Tl では正常脳への取り込みがわずかにあるが，Tc-MIBI では見られず，結果として T/N 比は Tc-MIBI SPECT のほうが高く，特に悪性脳腫瘍では高い T/N 比，S/N 比により高い診断感度を示す[4, 20, 30]．多くの報告が，Tl SPECT よりも Tc-MIBI SPECT のほうが，脳腫瘍診断における感度，特異度が高く，放射線壊死と再発の鑑別にもより有用と報告している[16, 30, 31]．核医学の有用性の研究は，対象とした患者集団の不均一性，任意の cut off 値，施設間での SPECT の感度の違いなどに影響される．今後，撮像，読影，評価のそれぞれに対して標準化が必要であろう．

VI. 症例提示

①症例1

自験例の choroid plexus papilloma 症例の Tl，Tc-MIBI SPECT を図2に提示する．早期像や後期像のみでなく，両者を比較検討することが大切である．

②症例2（若手男性のcentral neurocytoma症例）

自験例のcentral neurocytomaではTlは強い集積を認めたが，Tc-MIBI SPECTでは集積を認めなかった(図3)．この症例では腫瘍悪性度の判定にはTl SPECTよりTc-MIBI SPECTがより有用であった．

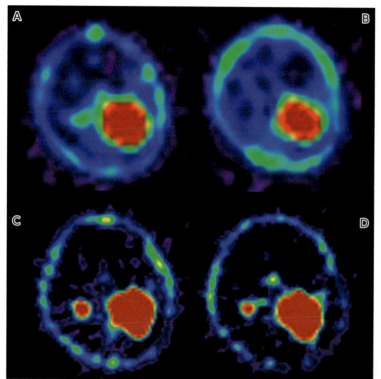

図2　症例1
左側脳室内のchoroid plexus papillomaのSPECT.
A：Tl早期像，B：Tl後期像，C：Tc-MIBI早期像，D：Tc-MIBI後期像．
Tl，Tc-MIBIとも正常の脈絡叢への取り込みがあるが，後期像では減少する．腫瘍への取り込みはTlでは後期像でやや減少するが，Tc-MIBIは後期像でも減少しておらず，Tlよりも画像が明瞭である．

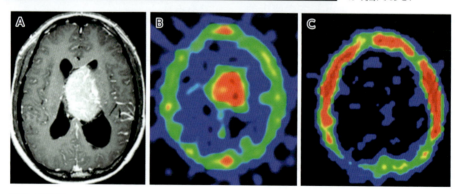

図3　症例2
A：Gadolinium enhanced T1 weighted MRI，B：Tl SPECT，C：Tc-MIBI SPECT.
2章D①『^{201}Tl SPECT』の症例と同一．Tl SPECTでは早期像，後期像ともに取り込みを認めたが，Tc-MIBI SPECTでは早期像，後期像ともに取り込みを認めない．

■ まとめ ■

① Tc-MIBI SPECT は Tl SPECT に比較して，画像が鮮明であり，わかりやすい．さまざまな臨床的有用性が世界中で報告されているが，残念ながらわが国では脳腫瘍に対しては保険適応外である．

② ^{201}Thallium（Tl）と同様に脳腫瘍の生物学的悪性度，放射線壊死と再発との鑑別診断，残存腫瘍体積および今後の生存期間の指標として有用と報告されている．

③ in vitro の実験では Tc-MIBI は P-glycoprotein により腫瘍細胞から排泄されるとされているが，自験臨床例では P-glycoprotein 発現による Tc-MIBI SPECT 画像所見への影響は見られず，Tc-MIBI は P-glycoprotein 発現に関係なく，脳腫瘍診断に有用であった．

④ Tc-MIBI は Tl よりもエネルギーが高いために，信号雑音比が高く，診断能が高い．自験例の ROC 解析では Tl と比較して delayed Tc-MIBI SPECT が最も診断に有用であった．

引用・参考文献

1) 柴田 靖：脳腫瘍 SPECT に利用される核種：脳腫瘍 SPECT ②．脳外速報 24: 1002-7, 2014

2) Delmon-Moingeon LI, Piwnica-Worms D, Van den Abbeele AD, et al: Uptake of the Cation Hexakis (2-methoxyisobutylisonitrile) -Technetium-99m by Human Carcinoma Cell Lines in Vitro. Cancer Res 50: 2198-202, 1990

3) Piwnica-Worms D, Kronauge JF, Chiu ML: Enhancement by Tetraphenylborate of Technetium-99m-MIBI Uptake Kinetics and Accumulation in Cultured Chick Myocardial Cells. J Nucl Med 32: 1992-9, 1991

4) Soler C, Beauchesne P, Maatougui K, et al: Technetium-99m sestamibi brain single-photon emission tomography for detection of recurrent gliomas after radiation therapy. Eur J Nucl Med 25: 1649-57, 1998

5) Carvalho PA, Chiu ML, Kronauge JF, et al: Subcellular Distribution and Analysis of Technetium-99m-MIBI in Isolated Perfused Rat Hearts. J Nucl Med 33: 1516-22, 1992

6) Aktolun C, Demirel D, Kir M, et al: Technetium-99m-MIBI and Thallium-201 Uptake in Pulmonary Actinomycosis. J Nucl Med 32: 1429-31, 1991

7) Caner B, Kitapcl M, Unlu M, et al: Technetium-99m-MIBI Uptake in Benign and Malignant Bone Lesions: A Comparative Study with Technetium-99m-MDP. J Nucl Med 33: 319-24, 1992

8) Hans J, Goran W, Sigbritt W, et al: Technetium-99m methoxyisobutylisonitrile localizes an ectopic ACTH-producing tumour: case report and review of the literature. Eur J Nucl Med 21: 582-6, 1994

9) Moretti JL, Caglar M, Boaziz C, et al: Sequential functional imaging with technetium-99m hexakis-2-methoxyisobutylisonitrile and indium-111 octreotide: can we predict the response to chemotherapy in small cell lung cancer? Eur J Nucl Med 22: 177-80, 1995

10) Scott AM, Kostakoglu L, O'Brien JP, et al: Comparison of Technetium-99m-MIBI and Thallium-201-Chloride Uptake in Primary Thyroid Lymphoma. J Nucl Med 33: 1396-8, 1992

11) 柴田 靖：臨床医が脳腫瘍 SPECT を理解するために必要な放射線物理，撮像技術：脳腫瘍 SPECT ①．脳外速報 24: 764-8, 2014

12) Bagni B, Pinna L, Tamarozzi R, et al: SPET imaging of intracranial tumours with 99Tcm-sestamibi. Nucl Med Commun 16: 258-64, 1995

13) Ak I, Gulbas Z, Altinel F, et al: Tc-99m MIBI uptake and its relation to the proliferative potential of brain tumors. Clin Nucl Med 28: 29-33, 2003

14) Baillet G, Albuquerque L, Chen Q, et al: Evaluation of single-photon emission tomography imaging of supratentorial brain gliomas with technetium-99m sestamibi. Eur J Nucl Med 21: 1061-6, 1994

15) Le Jeune FP, Dubois F, Blond S, et al: Sestamibi technetium-99m brain single-photon emission computed tomography to identify recurrent glioma in adults: 201 studies. J Neurooncol 77: 177-83, 2006

16) Beauchesne P, Pedeux R, Boniol M, et al: 99mTc-sestamibi brain SPECT after chemoradiotherapy is prognostic of survival in patients with high-grade glioma. J Nucl Med 45: 409-13, 2004

17) Beauchesne P, Soler C: Correlation of 99mTc-MIBI brain spect (functional index ratios) and survival after treatment failure in malignant glioma patients. Anticancer Res 22: 3081-5, 2002

18) Henze M, Mohammed A, Schlemmer HP, et al: PET and SPECT for Detection of Tumor Progression in Irradiated Low-Grade Astrocytoma: A Receiver-Operating-Characteristic Analysis. J Nucl Med 45: 579-86, 2004

19) Nishiyama Y, Yamamoto Y, Fukunaga K, et al: Comparison of 99Tcm-MIBI with 201Tl chloride SPET in patients with malignant brain tumours. Nucl Med Commun 22: 631-9, 2001

20) O'Tuama LA, Treves ST, Larar JN, et al: Thallium-201 versus technetium-99m-MIBI SPECT in evaluation of childhood brain tumors: a within-subject comparison. J Nucl Med 34: 1045-51, 1993

21) Shibata Y, Katayama W, Kawamura H, et al: Proton Magnetic Resonance Spectroscopy and 201Thallium-, 99m Technetium methoxyisobutylisonitrile Single Photon Emission Computed Tomography findings of a patient with choroids plexus papilloma. Neuroradiology 50: 741-2, 2008

22) Feun LG, Savaraj N, Landy HJ: Drug resistance in brain tumors. J Neurooncol 20: 165-76, 1994

23) Lehnert M: Multidrug resistance in human cancer. J Neurooncol 22: 239-43, 1994

24) Andrews DW, Das R, Kim S, et al: Technetium-MIBI as a glioma imaging agent for the assessment of multi-drug resistance. Neurosurgery 40: 1323-32, 1997

25) Ballinger JR, Sheldon KM, Boxen I, et al: Differences between accumulation of 99mTc-MIBI and 201Tl-thallous chloride in tumour cells: role of P-glycoprotein. Q J Nucl Med 39: 122-8, 1995

26) Piwnica-Worms D, Chiu ML, Budding M, et al: Functional imaging of multidrug-resistant P-glycoprotein with an organotechnetium complex. Cancer Res 53: 977-84, 1993

27) Shibata Y, Matsumura A, Nose T: Effect of expression of P-glycoprotein on technetium-99m methoxyisobutylisonitrile single photon emission computed tomography of brain tumors. Neurol Med Chir (Tokyo) 42: 325-30; discussion 30-1, 2002

28) Henze M, Mohammed A, Schlemmer H, et al: Detection of tumour progression in the follow-up of irradiated low-grade astrocytomas: comparison of 3-[123I]iodo-alpha-methyl- L-tyrosine and 99mTc-MIBI SPET. Eur J Nucl Med Mol Imaging 29: 1455-61, 2002

29) Shibata Y, Yamamoto T, Takano S, et al: Direct comparison of thallium-201 and technetium-99m MIBI SPECT of a glioma by receiver operating characteristic analysis. J Clin Neurosci 16: 264-9, 2009

30) Yamamoto Y, Nishiyama Y, Toyama Y, et al: 99mTc-MIBI and 201Tl SPET in the detection of recurrent brain tumours after radiation therapy. Nucl Med Commun 23: 1183-90, 2002

31) Comte F, Bauchet L, Rigau V, et al: Correlation of preoperative thallium SPECT with histological grading and overall survival in adult gliomas. Nucl Med Commun 27: 137-42, 2006

2 疾患別：SPECTの特徴と使い方

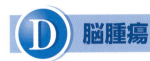

④ ^{123}I-IMP SPECT による悪性リンパ腫の診断

柴田 靖 *Yasushi SHIBATA* 筑波大学附属病院水戸地域医療教育センター／水戸協同病院脳神経外科

Ⅰ．はじめに

^{123}I-IMP SPECT は，おもに脳梗塞などの脳血管障害や認知症などの中枢神経変性疾患の脳血流評価に日常的に臨床使用されており，その有用性が報告されている[1, 2]．脳血流の定量化においても PET に劣らない結果を示しており，脳血流定量化にも使用されている．しかし，IMP SPECT の脳腫瘍への応用の研究報告は少ない[3-5]．そのなかでも中枢神経悪性リンパ腫（primary central nervous system lymphoma：PCNSL）は，IMP の特徴的取り込みが多数報告されている特異な脳腫瘍である[6-10]．PCNSL は比較的稀な脳腫瘍であるが，その頻度はすべての年齢群で増加しており，単に診断精度の上昇のみでは説明がついていない[11]．以前は PCNSL は高齢者に多く，予後不良な疾患であったが，化学療法の進歩により予後は改善しつつあり，その早期診断と早期治療が重要となってきている．

Ⅱ．PCNSL の各種診断法の比較

筑波大学の病理診断にて，PCNSL と確定した 19 症例において各種診断法の診断率を比較した[12]．IMP SPECT は ^{123}I-IMP 222 MBq を静脈内投与し，静注後 15 分の早期像と 3 時間後の後期像，さらに 24 時間後，48 時間後の超後期像を撮像した．撮像は多検出器型 SPECT 装置である E.CAM（Siemens Medical）を使用した．IMP SPECT の診断感度は 64％ であり，後期像にて取り込みを認めた．後頭蓋の直径 2 cm 以下の 3 例で陰性であった．1.5T MRI 拡散強調画像では 10 例中 9 例で高信号であり，ステロイド使用の 1 例は陰性であった．Tl SPECT，Tc MIBI SPECT ではステロイド使用例も含めて検査した全例で集積を認めた．Gallium（Ga）シンチグラフィは 6 例中 4 例に集積を認めたが，小脳の 2 cm の病変と微小多発病変は検出されなかった．血液中の interleukin 2 receptor（IL-2R）は 19 症例中の 4 例のみ

で異常値であったが，ステロイド使用例で他の検査が陰性の症例でも，異常値を示した．血液中の$\beta_2$microglobulin（β_2MG）は１例のみで異常であったが，髄液中のβ_2MGは３例全例で異常値を示した．

診断感度はTl SPECT，Tc MIBI SPECTが最も高く，ステロイドの影響も少ないが，これのみでは他の腫瘍性病変との鑑別はできない．拡散強調画像は感度は高いが，ステロイドの影響もあり，脳梗塞や細胞密度の高い，他の腫瘍性病変との鑑別が必要となる．血液中IL-2R，β_2MGは感度は低いが，髄液中のβ_2MGの感度は良好であった．これら腫瘍マーカーの値は腫瘍サイズとは関係なく，他の画像検査が陰性でも腫瘍マーカーが陽性となることがあるが，他の腫瘍性病変や炎症性疾患との鑑別が必要となる．GaシンチグラフィはIMP SPECTとほぼ同様の感度であるが，他の腫瘍，炎症性病変との鑑別が必要となり，小さな病変の感度は低い．IMP SPECTは自験例ではグリオーマ，脳炎，多発性硬化症などでは集積を認めず，PCNSLへの特異度は高い．ステロイド使用例と後頭蓋の小さな病変では感度が低下した．

Ⅲ. 解剖学的標準化によるIMP SPECTの統計解析画像

①臨床的有用性の検討

頭蓋内の画像診断においては，比較的低い空間分解能がSPECTの臨床的問題である．脳の形態に個人差があるため，微妙なトレーサーの取り込みの評価はSPECT画像の視覚的評価のみでは困難な場合がある．解剖学的標準化統計解析画像（anatomical standardized statistical mapping）は患者のSPECTデータを標準脳に変換し，標準的なトレーサーの取り込みと比較して，統計的に異常を判定する方法であり，この方法によって脳形態の個人差や観察者の主観によらない客観的な診断が可能となる．すでに脳血管障害や認知症の診断においても日常的に臨床応用されている[2]．われわれはIMP SPECTをPCNSLを含めた脳腫瘍症例に応用し，解剖学的標準化統計解析画像の臨床的有用性を検討した[13, 14]．

筑波大学附属病院において，臨床所見，MRIなどの画像所見よりPCNSLを疑う49例を対象とした．年齢は16〜84歳であり，中央値は63歳である．病理診断はPCNSL 20例，Burkitt lymphoma 1例，グリオーマ15例，髄膜腫２例，転移性脳腫瘍１例，多発性硬化症２例，脳炎５例で，３例は病理診断を受けていないが，臨床的にはPCNSLと診断した．

表 1　PCNSL 20 例における IMP SPECT の取り込みと腫瘍部位，サイズ

Age	Sex	IMP uptake original	IMP uptake statistical	Tumor size	Main tumor location	Age	Sex	IMP uptake original	IMP uptake statistical	Tumor size	Main tumor location
62	M	+	+	30 × 30 × 40	cerebellar	63	F	+	+	50 × 50 × 20	frontal, corpus callosum
68	M	+	+	32 × 25 × 28	cerebellar	73	F	+	+	33 × 29 × 20	temporal, parietal
18	M	+	+	30 × 20 × 15	ventricle	74	F	+	+	30 × 30 × 25	temporal, corpus callosum
58	F	+	+	32 × 18 × 28	caudate	66	M	+	+	25 × 25 × 20	thamalus-ventricle
57	M	+	+	30 × 30 × 40	caudate	64	M	+	+	20 × 15 × 15	basal ganglia, pons
69	M	+	+	42 × 16 × 28	ventricle	60	F	+	+	30 × 25 × 20	ventricle
67	M	+	+	50 × 40 × 30	corpus callosum	72	F	−	+	20 × 18 × 17	cerebellar
72	M	+	+	50 × 50 × 50	parietal	63	M	−	+	25 × 25 × 25	cerebellar
73	M	+	+	20 × 11 × 8	temporal	64	M	−	−	5 × 3 × 2	multiple
35	M	+	+	20 × 14 × 9	ventricle	76	M	−	−	40 × 30 × 20	ventricle

　IMP SPECT 撮像データはフリーの画像解析ソフトウエアである iNeurostat ＋（日本メジフィジックス）に取り込んだ．このソフトウエアは Windows を OS とする通常のパーソナルコンピュータで問題なく作動する．各症例の SPECT 画像は線形変換によって解剖学的に標準化される．変換された画像は，正常像の IMP SPECT データベースと比較される．画素ごとに正常像と症例の信号強度の違いの標準偏差が計算され，Z-score として標準脳の断層画像上に表示される．脳血流では正常よりも低下している脳虚血領域を示すように画像表示をするが，脳腫瘍では正常像よりも信号が強い．つまりトレーサーの取り込み，蓄積

が高い部分が脳腫瘍活動部位として表示することができる．腫瘍サイズは最も空間分解能の高い造影 MRI にて評価した．

　PCNSL 以外の症例で，IMP SPECT への取り込みを認めた症例はなかった．PCNSL において，統計解析を行っていない IMP SPECT 元画像で取り込みを認めたのはテント上では直径 20 mm 以上，テント下では直径 30 mm 以上の症例であり，それ以下の小さな症例では取り込みを認めなかった（表 1）．PCNSL の診断感度は 80% で，特異度は 100% であった．解剖学的標準化統計解析画像では，元画像にて取り込みが見られなかった 4 例中 2 例で取り込みが見られた．この 2 例は直径 20～25 mm

の小脳病変であった．統計解析画像の診断感度は90％，特異度は100％であり，腫瘍サイズが感度を規定した．

②小腫瘍の検出

　脳血流量は年齢などにより異なり，年齢ごとの標準データベースと比較することによって，その患者の脳血流量が正常か低下しているかが判断できる．脳の形状は患者ごとに異なっており，患者のSPECTデータを標準データベースと比較するためには，まず，患者のSPECTデータを標準脳に重ね合わせる必要がある．Tl SPECTのソフトであるBEAT-Tlでは患者のMRIにTl SPECTを重ね合わせたが，IMP SPECTでは標準脳に重ね合わせることにより，標準データベースとの比較が可能になる．iNeurostatはIMP SPECTの解析ソフトであり，最新版のiNeurostat＋では解剖学的に標準化された断層画像での統計画像表示が可能であり，無料で配布されている．

　SPECTは散乱放射線や部分容積効果による低い空間分解能と吸収補正，散乱補正などの問題点を有する．標準化および統計解析は各症例ごとの脳形態の個人差を解消し，客観的に画像所見を判定するために有用な方法である．IMP SPECTは脳血管障害や神経変性疾患などに応用されてきたが，脳腫瘍においても有用な画像診断法で

ある．特にPCNSLにおけるIMPの取り込みは，われわれの結果からは特異性が高く，臨床的な有用性は高い．現時点ではPCNSLの最終診断は生検による病理診断であり，非侵襲的な確定診断方法はない．脳幹に腫瘍が存在する場合や，全身状態が不良な場合など，生検手術が行えない場合も多い．IMP SPECTで陽性であれば，PCNSLと診断できる可能性は高いと考えられる．臨床的有用性はさらなる症例の蓄積と検討が必要である．

　SPECTは空間分解能が低いため，腫瘍が小さいと検出されにくい．また後頭蓋では厚い後頭骨によるγ線の吸収や散乱により検出感度が低下し，吸収補正や散乱補正による影響を受けやすい．われわれの施設では散乱補正にButterworth filter，吸収補正にChang methodを使用してきた．Chang methodでは，頭部は球体と仮定して補正されるが，頭部は正確には球体ではない．その結果，IMP SPECTにおいて脳血流量の低い部位は過大評価，脳血流量の高い部位は過小評価となりがちである．また小脳はもともと脳血流量が高く，小脳に発生した腫瘍は検出されにくいと考えられる[15]．

　統計解析手法は，特に通常のIMP SPECTでは検出できないような小さな腫瘍の検出に有用である．SPECTの空間分

解能は統計解析では変化しないが，検出感度は明らかに向上する．SPECT 画像は，もともとある程度の誤差や artifact を含んだ画像である．その画像をさらに統計解析を加えると，補正される誤差や artifact もあるが，新たに発生する誤差や artifact もある．実際の統計画像では，元 SPECT 画像には見られない，幾つかの artifact が出現した．これらの artifact は元 SPECT 画像と統計画像を注意深く比較することにより，artifact としての認識が可能であり，統計画像の過信は禁物であり，あくまで作られた画像であることを認識して臨床的な判断をするべきである．

Ⅳ. IMP の集積機序

IMP は脂溶性が高く，血液脳関門を容易に通過し，血流量に比例して，正常脳に取り込まれる[4]．小脳や後頭葉では急速に集積し，急速に洗い流されるが，基底核では徐々に集積し，洗い出しも遅延する[16]．どちらも高い脳血流量を有しており，IMP の取り込みは脳血流のみではなく，IMP が結合するアミン受容体の濃度が関係する可能性が考えられているが，アミン受容体の密度の部位ごとの違いよりも IMP の集積には部位ごとの違いがあり，IMP の取り込みは非特異的結合によるものも考えられている[16]．

IMP の集積は PCNSL 以外の病変でも報告されている．髄膜腫やグリオーマの早期像で一部の症例で IMP 集積を認めているが，後期像では洗い出されていた[3]．よって，PCNSL の診断には後期像の評価が必要で，PCNSL では全例で後期像での集積を認めている[16]．他に，malignant melanoma や多発性硬化症などで IMP 集積が報告されている[5, 17, 18]．これらは症例報告のみであり，これらの診断にどの程度 IMP SPECT が有用であるかは不明である．PCNSL を疑って，IMP SPECT で集積を認めても，これらの病変との鑑別は考慮する必要があるが，自験例では脳炎や多発性硬化症の病変への IMP の集積は見られなかった．これらの病変における IMP の集積の機序も今後，解明されるべきである．

Ⅴ. SPECT の感度と今後の研究

SPECT は他の画像診断に比較すると空間分解能に劣るが，感度では他の診断法を凌駕する．MR spectroscopy は水素元素を含む化合物の定量が micromolar（10^6）の精度で可能であるが，SPECT では nanomolar（10^9）から picomolar（10^{12}）の範囲で受容体などの定量が可能である[19]．

IMP は米国では販売されていない．アンフェタミンとメタンフェタミンは欧米でもナルコレプシーや注意欠陥多動性障害の

治療薬として使用されているが，中枢興奮作用と依存性が強く，世界中で医療用途でも厳しい制限が課せられており，日本では覚醒剤に指定されている．このような社会的背景により，米国でIMPが販売されていないのかもしれない．IMPのインタビューフォームには，中枢興奮作用や依存性の記載はない．よって脳腫瘍に対するIMP SPECTの論文の多くは日本からのもので，PCNSLに対するIMP SPECTの論文も日本のみである[6-10]．それぞれの論文の症例数は多くはなく，また部位や腫瘍サイズに関しての詳細な検討はあまりされてきていない．IMP SPECTはすでに臨床現場に広く普及しており，今後は多施設共同研究として日本からエビデンスを発信できる可能性があり，さらなる臨床研究の発展を期待したい．

VI. 症例提示：左基底核のPCNSL症例（図1，2）

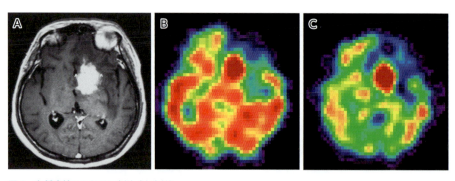

図1　左基底核のPCNSL症例（治療前）
A：造影MRI，B：IMP-SPECT24時間後，C：48時間後．

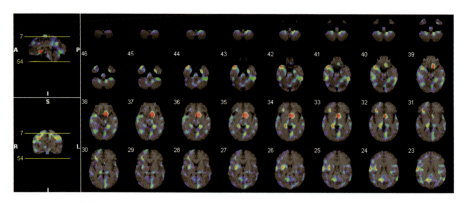

図2　図1と同症例のiNeurostatによる解剖学的標準化統計解析画像とMRIの融合画像

■ まとめ

① IMP SPECT は，特に 24 時間以降の後期像にて悪性リンパ腫への特異的取り込みを認めた．他の病変ではこの所見は得られず，悪性リンパ腫の診断に有用であったが，後頭蓋例や腫瘍直径が小さな症例では通常の SPECT 画像では検出されないことがあった．

② 解剖学的標準化統計解析画像は SPECT 画像をソフトウエアで解析するもので，客観的に正常データと比較でき，後頭蓋例や小さな腫瘍の検出を改善した．自験例の統計解析画像の診断感度は 90%，特異度は 100% であった．

引用・参考文献

1) Greenberg JH, Kushner M, Rango M, et al: Validation studies of iodine-123-iodoamphetamine as a cerebral blood flow tracer using emission tomography. J Nucl Med 31: 1364-9, 1990

2) Ishii K, Kanda T, Uemura T, et al: Computer-assisted diagnostic system for neurodegenerative dementia using brain SPECT and 3D-SSP. Eur J Nucl Med Mol Imaging 36: 831-40, 2009

3) Fukahori T, Tahara T, Mihara F, et al: [Diagnostic value of high N-isopropyl-p-[123I] iodoamphetamine (IMP) uptake in brain tumors]. Nippon Igaku Hoshasen Gakkai Zasshi 56: 53-9, 1996

4) Yoshikai T, Fukahori T, Ishimaru J, et al: 123I-IMP SPET in the diagnosis of primary central nervous system lymphoma. Eur J Nucl Med 28: 25-32, 2001

5) Sagiuchi T, Oka H, Utsuki S, et al: Increased accumulations of N-isopropyl-p-[123I]-iodoamphetamine related to tumefactive multiple sclerosis. Ann Nucl Med 19: 603-6, 2005

6) Akiyama Y, Moritake K, Yamasaki T, et al: The diagnostic value of 123I-IMP SPECT in non-Hodgkin's lymphoma of the central nervous system. J Nucl Med 41: 1777-83. 2000

7) Kitanaka C, Eguchi T, Kokubo T: Secondary malignant lymphoma of the central nervous system with delayed high uptake on 123I-IMP single-photon emission computerized tomography. Case report. J Neurosurg 76: 871-3, 1992

8) Yamamoto Y, Nishiyama Y, Kawakita K, et al: Malignant lymphoma of the central nervous system with delayed increased accumulation on I-123 IMP SPECT. Clin Nucl Med 26: 105-8, 2001

9) Ohkawa S, Yamadori A, Mori E, et al: A case of primary malignant lymphoma of the brain with high uptake of 123I-IMP. Neuroradiology 31: 270-2, 1989

10) Shinoda J, Yano H, Murase S, et al: High 123I-IMP retention on SPECT image in primary central nervous system lymphoma. J Neurooncol 61: 261-5, 2003

11) Janet E. Olson CAJ, Ravi D. et al: The continuing increase in the incidence of primary central nervous system non-Hodgkin lymphoma. Cancer 95: 1504-10, 200212) Akimoto M, Shibata Y, Yamamoto T, et al: Diagnostic evaluation of central nervous system (CNS) lymphoma. CI 研究 30: 129-33, 2008

13) Shibata Y: New Application of 123I-Iodoamphetamine SPECT for the Diagnosis of Primary Central Nervous System Lymphoma. Croatia: InTech, 2014

14) Shibata Y, Akimoto M, Matsushita A, et al：解剖学的標準化統計解析 123I-IMP SPECT による脳腫瘍の評価．CI 研究 32：43-8，2010

15) Hayashi M, Deguchi J, Utsunomiya K, et al: Comparison of Methods of Attenuation and Scatter Correction in Brain Perfusion SPECT. J Nucl Med Technol 33: 224-9, 2005

16) Nishizawa S, Tanada S, Yonekura Y, et al: Regional Dynamics of N-Isopropyl- (123I) p-iodo-Amphetamine in Human Brain. J Nucl Med 30: 150-6, 1989

17) Ohkawa S, Mori E, Ohsumi Y, et al: [A case of acute multiple sclerosis mimicking tumor on the neuro-imaging studies]. Rinsho Shinkeigaku 32: 1277-80, 1992

18) Ito Y, Doi H, Tsuji H, et al: Malignant melanoma of the breast: N-isopropyl-p- (123) I-iodoamphetamine single photon emission computed tomography ((123) I-IMP SPECT) is useful for the detection of metastasis. J Dermatol 37: 849-51, 2010

19) Devous MD, Sr: Single-photon emission computed tomography in neurotherapeutics. NeuroRx 2: 237-49, 2005

2 疾患別：SPECTの特徴と使い方

D 脳腫瘍

⑤ 99mTc-TF，123I-IMT など新しいトレーサーによる脳腫瘍の SPECT 診断

柴田 靖 *Yasushi SHIBATA* 筑波大学附属病院水戸地域医療教育センター／水戸協同病院脳神経外科

I．Tc-TF SPECT

①トレーサーとしての 99mTc-TF

99mTc-Tetrofosmin（以下 TF，マイオビュー®〔日本メジフィジックス〕）は脂溶性のトレーサーであり，物理的半減期は6時間である．TF は脂溶性で，細胞膜を非特異的に通過するが，細胞膜とミトコンドリア膜の電位に従って細胞内，ミトコンドリア内に取り込まれる．脳腫瘍 SPECT のトレーサーとして以前から使用されてきた 99mTc-MIBI（2章D③参照）のほとんどがミトコンドリアに取り込まれるのに比して，TF でミトコンドリア内へ取り込まれるのは少量とされている[1]．また MIBI も TF も *in vitro* では P-glycoprotein によって細胞外へ排出され，薬剤耐性の評価に有用とされているが，MIBI のほうがより敏感で，*in vitro* での P-glycoprotein による TF の細胞外への排泄は少ないとされている[2, 3]．

in vitro の研究では P-glycoprotein の高発現を含めた，すべての悪性グリオーマの cell line で MIBI よりも TF が高い取り込みを示した[4]．われわれは MIBI SPECT 所見と免疫組織染色所見を比較して，*in vivo* SPECT 画像診断における P-glycoprotein の影響は臨床的に有意なものではないことを報告した[5]が，TF は P-glycoprotein による排泄は少なく，P-glycoprotein の発現の有無に関係なく脳腫瘍に取り込まれ，MIBI よりも P-glycoprotein による画像への影響はより少なく，悪性度などの診断能はより高いと考えられる．しかし，臨床で TF SPECT 画像と組織の P-glycoprotein 発現を直接に比較した研究は報告されていない．TF は心筋 SPECT に保険適応があり，わが国でも臨床使用できるが，残念ながら脳腫瘍への保険適応はなく，この状況は MIBI と同様である．

②脳腫瘍に対する Tc-TF SPECT

欧州を中心に，脳腫瘍に対する TF の論文が多数報告されている[6-9]．良性，悪性脳腫瘍と非腫瘍性病変の診断における

^{201}Thallium（Tl）SPECTとTF SPECTの比較では，診断は両者でほぼ一致したが，画像の質，コントラスト，腫瘍辺縁の描出はTFのほうがTlよりも勝っていた[6]．取り込みを認めた腫瘍性病変での腫瘍／正常脳比はTFでは23.3であったが，Tlでは6.1であり，有意にTFが勝っていた．グリオーマの悪性度診断では，TFは低悪性群と高悪性群でTl，MIBI，^{18}F-Fluoro-deoxy glucose（FDG）positron emission CT（PET）よりも明確な取り込みの違いを示した[10]．TFの取り込みはグリオーマのS-phase fractionと比例し，グリオーマの増殖能を非侵襲的に測定できるとされている[11]．グリオーマにおいても，髄膜腫においても，悪性度とTFの取り込みは比例し，良性悪性の鑑別に有用であったが，悪性グリオーマと転移性脳腫瘍では差は見られなかった[12]．

　再発と放射線壊死の鑑別においても，TF SPECTが有用と報告されている[7-9]．MRIで造影を認め，再発と放射線壊死の鑑別が必要な治療後の11例中8例にTFの取り込みを認め，4例は組織学的に再発を確認し，4例は経過観察中に再発したが，取り込みがほとんどない3例は平均1年の経過観察中に変化なく，放射線壊死と診断した[7]．髄膜腫においても，TFの取り込みはflow cytometryでのS-phase fractionに比例しており，aneuploidy，悪性度とTFの取り込みが比例した[9]．

　さらに髄膜腫においてKi-67標識率もTFの取り込みと比例し，術後の再発とも相関した[2, 13]．一方でTFは異型性のない髄膜腫とcentral neurocytomaでの取り込みが報告されており，これは静注後20分の早期像のみの検討であり，高い血流の関与が考察されている[14]．悪性度評価のためには後期像の評価が必要であるが，この文献のように早期像のみで判断している報告もあり，注意が必要である．TF SPECTとperfusion magnetic resonance imaing（MRI）や拡散強調画像の比較ではTF SPECTの腫瘍／正常脳比は局所脳血液量（rCBV）と比例し，見かけの拡散係数（ADC）と逆比例した[15]．腫瘍では血液量が多く，細胞密度が高く拡散係数が低下したと考えられる．

　われわれは，自験例でさまざまな脳腫瘍に対してTF SPECTとTl SPECTをほぼ同時に施行し，両者の診断能を比較した[16]．TFは740 MBq，Tlは74 MBqを静注後15分の早期像と3時間の後期像を多検出器型SPECT装置（E.CAM）にて撮像した．TF SPECTのmatrix sizeは128 × 128で，Tl SPECTのmatrix sizeは64 × 64である．この撮像条件のみでもTFのほうが，より高エネルギーで空間分解能が高い

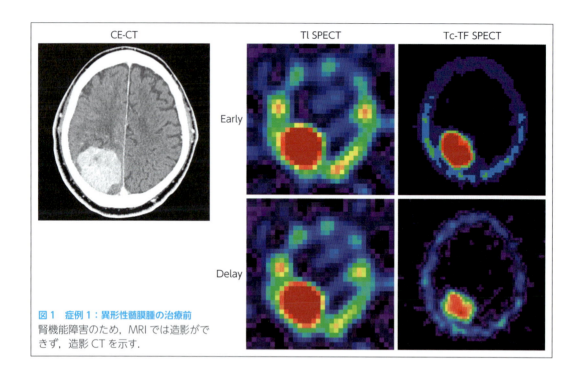

図1　症例1：異形性髄膜腫の治療前
腎機能障害のため，MRIでは造影ができず，造影CTを示す．

ことがわかる．結果は両者の取り込みはほぼ一致した．髄膜腫では高血流を反映して両者ともに早期像で取り込みを認め，後期像ではTFは明らかに洗い流されたが，Tlの洗い出しは明確でなく，異型性髄膜腫では両者ともに停滞した（図1）．グリオーマでは悪性ほど強い取り込みを認め，その所見はTlよりもTFでより明瞭であった（図2-4）．

画像はTFがより分解能が高く，鮮明であった．MRIでring enhancementを示した腫瘍はTF SPECTでもring状の取り込みを示したが，Tl SPECTでは分解能が悪く，ring状ではなく，一様な取り込みとして描出された（図2）．頭皮への取り込みはTlでもTFでも見られたが，TF SPECTでは頭皮に限局してほぼ均一に認められたのに対して，Tl SPECTでは散乱が大きく不均一であった．またTFは正常脳実質には取り込まれないが，生理的に脈絡叢，下垂体，外眼筋，側頭筋に取り込まれ，脳室の位置が画像でわかるため，脳室と腫瘍の位置関係の把握に有用であった．

TF静注，TF SPECT撮像に伴う副作用は見られなかった．正常脳との比による定量評価を試みたが，TFは正常脳にまったく入らないため，腫瘍正常脳比は無限大となり定量できなかった．脳室や下垂体に接する腫瘍では，腫瘍とこれら正常組織の区別が困難となる可能性はある．TF

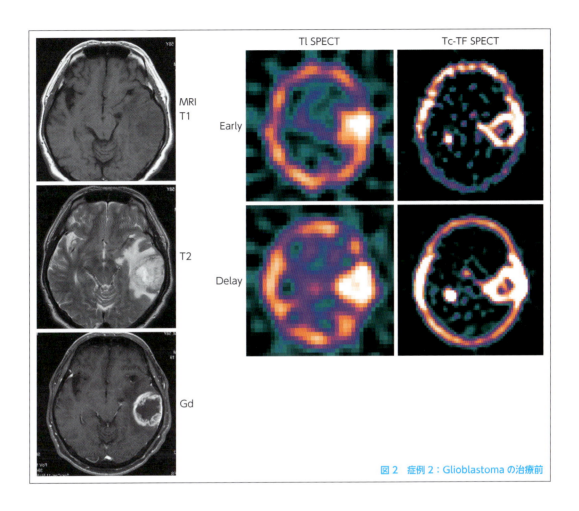

図2　症例2：Glioblastoma の治療前

SPECTはTl SPECTよりも腫瘍の局在，範囲，悪性度，活動性，治療効果の判定に有用であり，今後のさらなる発展が期待されるが，現状では保険適用はなく，市中病院で研究を継続することは容易ではない．

II. ^{123}I-IMT SPECT

①トレーサーとしての ^{123}I-IMT

3-[^{123}I] iodo-α-methyl-L-tyrosine（^{123}I-IMT）は，ヨードでラベルされたアミノ酸のトレーサーである．残念ながらわが国では市販されておらず，使用経験もないが，世界的には次世代のSPECTトレーサーとして世界中で多数の報告がされている．^{123}I-IMT は159-keV に photopeak を有し，通常，370〜740 MBq の ^{123}I-IMT を静注し，10分後に撮像する．ヨードの甲状腺への取り込みを予防するために，トレーサーの投与30分前に400〜600 mg の sodium perchlorate を投与して，甲状腺を

ブロックする.

②脳腫瘍に対する IMT SPECT

^{123}I-IMT SPECT による神経膠腫の悪性度, 神経膠腫と非腫瘍性病変の鑑別に有用であるかの研究[17] では, 高悪性度と低悪性度の神経膠腫の鑑別の感度は 71%, 特異度は 83%, 高悪性度と非腫瘍性病変の鑑別の感度は 82%, 特異度は 100%と良好であった. しかし, 低悪性度神経膠腫と非腫瘍性病変の鑑別の感度は 50%と不十分であったが, 特異度は 100%であった. グリオーマおよび非腫瘍性病変症例に FDG PET と IMT SPECT の両者を撮像した読影実験では, IMT のほうが優れていた[18]. これは FDG が正常脳に入るため, FDG PET では病変の境界が不明瞭となり, 病変／正常脳比は IMT のほうが有意に高いためであった.

組織を確認した脳腫瘍で ^{123}I-IMT SPECT と FDG PET を比較した研究では, 両者の取り込みはともに悪性度に比例し, 大きな違いはなく, より安価である SPECT を推奨している[19]. 転移性脳腫瘍と高悪性度グリオーマはともに高い IMT の取り込みを示し, 転移性脳腫瘍では IMT の取り込みが症例ごとに異なり, それのみでは両者の鑑別は困難であるが, IMT と Tl SPECT の両方の所見を検討することにより, 悪性腫瘍の質的診断が正確になるとする報告も

ある[20].

また脳腫瘍摘出術後の IMT SPECT を検討した論文では, IMT の取り込みは残存腫瘍を示し, 年齢, 腫瘍悪性度とともに多変量解析で予後の指標となった[21]. 脳腫瘍 PET ではアミノ酸トレーサーである [methyl-^{11}C]-L-methionine (^{11}C-MET) が多数研究されている. ^{123}I-IMT SPECT と ^{11}C-MET PET を 14 例のグリオーマで直接比較した研究では, 腫瘍のサイズも形態も両者で同様に診断でき, 腫瘍／正常脳比も両者で同様であった. しかし, MET では静注後 15〜60 分で腫瘍への取り込みはほぼ一定であったが, IMT では 15 分でピークに達し, 60 分で 45%が wash out されたと報告されている[22]. IMT は正常の血液脳関門を通過するとされており, 血液脳関門が正常に保たれている正常脳内に浸潤したグリオーマを検出できるとされている[23].

グリオーマ症例で IMT SPECT 撮像後に組織を採取し, Ki-67 による腫瘍分裂能, 細胞密度を検討したところ, IMT の取り込みは細胞密度とは無関係で, 腫瘍増殖に比例した[24]. グリオーマの術後で IMT SPECT と MRI の融合画像を放射線治療計画とした研究では, IMT SPECT による腫瘍体積は MRI の造影病変より大きく, T2 高信号病変よりも小さかった. 造影さ

れない領域でも IMT の取り込みはほぼ全例でみられ，一部では T2 高信号域外にも IMT の取り込みが見られ，手術や放射線治療の範囲を決定するために IMT SPECT が有用で，IMT SPECT によって放射線治療範囲が 20％拡大したと報告している[25]．治療後の残存グリオーマ 30 例の再発評価に[123]I-IMT SPECT と FDG PET を比較した研究では，定位的生検で病理診断を確定し，グリオーマ grade 4 ではどちらも 100％の感度を示したが，grade 3 では IMT SPECT 86％，FDG PET は 71％であり，grade 2 になると IMT SPECT 75％，FDG PET は 50％となり，両者とも低下したが，IMT SPECT は FDG PET より高い感度を示した[26]．

悪性脳腫瘍の治療後の再発診断では，IMT の取り込みを認めない全例で再発がなく，再発の 17 例中 14 例で取り込みを認めている[27]．悪性脳腫瘍の再発，残存の評価において IMT SPECT 画像と MRI の融合画像は感度，特異度を上昇させ，診断，腫瘍の範囲の診断に有用であった[28]．再発と放射線壊死の鑑別において，3T single voxel proton MR spectroscopy（MRS）と比較した研究では，IMT SPECT の感度，特異度，正確性はそれぞれ 95，100，96％であり，MRS ではそれぞれ 89，83，88％であり，IMT SPECT のほうがより有用と

報告されている[29]．再発では有意に IMT の取り込みが上昇し，IMT SPECT の感度は 78％，特異度は 100％，receiver operating characteristic（ROC）curve の area under the curve は 0.9 と良好であった[30]．

III. ^{123}I-IPA SPECT

[123]I-iodo-L-phenylalanine（IPA）はアミノ酸トレーサーであり，IMT と同様の機序で腫瘍に取り込まれるが，特にグリオーマでは長期に残存する特徴がある．グリオーマでは悪性度に応じて，静注後 7 時間まで取り込まれているが，被曝量は高くない[31]．さまざまな脳腫瘍に対して IPA SPECT を撮像した研究では，非腫瘍性病変と転移性脳腫瘍では全例で取り込みがなく，グリオーマのみに取り込まれ，特異度は 100％で，グリオーマと他の腫瘍との鑑別に有用であった．悪性グリオーマでは偽陽性はなく，感度は高いが，良性グリオーマでは偽陰性がみられた[32]．

IV. Pentavalent ^{99m}Tc-VDMSA SPECT

Pentavalent ^{99m}Tc-dimercaptosuccinic acid（Tc-VDMSA）は細胞分裂に従う protein kinase のリン酸化によりグリオーマに取り込まれるトレーサーである．静注後 30 分の早期像では，他の SPECT ト

レーサーと同様に血流，血液脳関門の破壊，浸透圧などにより取り込まれるが，静注後2～3時間の後期像では悪性グリオーマで徐々に取り込みが増加する[33]．グリオブラストーマ術後のTc-VDMSA SPECTを検討すると，Tc-VDMSA SPECTでの取り込みは独立した予後因子であり，陰性であれば17カ月の生存であったが，陽性では9カ月であり，生命予後の予測に有用であったと報告されている[34]．

V．症例提示

①症例1：78歳男性．異形性髄膜腫

腫瘍は後頭葉にあり，均一に造影される．Tl SPECT，Tc-TF SPECTとも早期像，後期像で強い取り込みを認めた．腫瘍以外の正常皮膚などへの取り込みはTl SPECTでは軽度みられたが，Tc-TF SPECTではほとんどみられない（図1）．

②症例2：56歳男性．Glioblastoma

MRIでは典型的なリングエンハンスで周囲に浮腫を伴う．Tl SPECT，Tc-TF SPECTでは早期像，後期像ともに腫瘍に強い取り込みを認めるが，後期像でより強い．Tl SPECTでは腫瘍は均一に示されるが，Tc-TF SPECTではリング状に描出され，解像度の違いを示した．また，Tc-TF SPECTでは正常脈絡叢への取り込みを示し，腫瘍の位置関係の把握に有用であった

（図2）．

③症例3：87歳女性．Glioblastoma疑い

左の側頭葉から基底核に不均一に造影される腫瘍を認める．Tl SPECT，Tc-TF SPECTでは早期像，後期像ともに腫瘍に取り込みを認め，悪性度の高い腫瘍と診断した．Tl SPECTでは解像度が悪く，ノイズが多いが，Tc-TF SPECTでは腫瘍に一致した取り込みを認め，正常脳にはまったく取り込まれていないことが分かる（図3）．高齢であり，手術をせずに，放射線治療とテモダール®内服のみの治療を行った．

造影MRIでは腫瘍は縮小した．Tl SPECTでは早期像，後期像ともに取り込みを認めるが，Tc-TF SPECTでは早期像では取り込みを認めるが，後期像では取り込みが消失しており，治療効果を反映した（図4）．この症例はその後，しばらくは安定していた．

VI．おわりに

ここまで，脳腫瘍SPECTについて自験例と世界の研究動向を述べてきた．SPECTは一般病院に広く普及しており，各種トレーサーもわが国で使用可能である．PETよりも安価で，検査が容易であるが，その研究はあまり進展していない．臨床現場でもっと活用することによって，臨床と研究

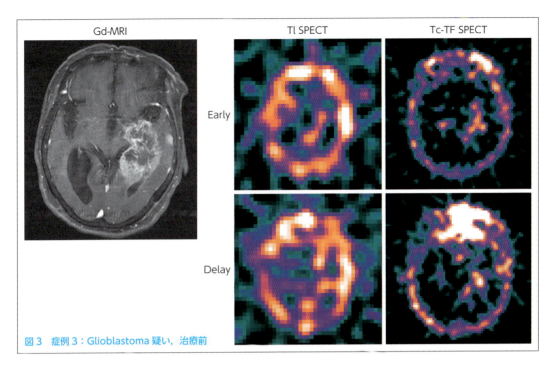

図3　症例3：Glioblastoma 疑い，治療前

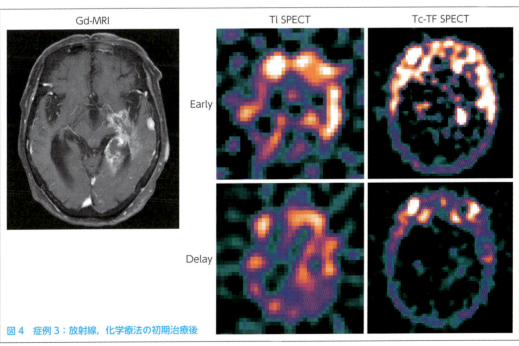

図4　症例3：放射線，化学療法の初期治療後

脳SPECTパーフェクトガイド　235

の発展に貢献することを期待する.

■ まとめ

新しいトレーサーによる脳腫瘍の SPECT 診断を紹介した.

① Tc-TF はわが国でも市販され，心筋 SPECT に保険適用を有する．脳腫瘍の悪性度，再発，放射線壊死との鑑別，治療効果の判定，分裂能，血流量などの評価に有用で P-glycoprotein の影響も少ない．画像はより鮮明で，正常脈絡叢に取り込まれるため，脳室と病変の位置関係の把握も容易である.

② IMT，IPA，Pentavalent ^{99m}Tc-VDMSA は世界中でその有用性が報告されている脳腫瘍トレーサーである．わが国では使用できないが，世界の文献を紹介し，今後の脳腫瘍 SPECT 研究と臨床の発展を期待する.

引用・参考文献

1) Fukumoto M: Single-photon agents for tumor imaging: 201Tl, 99mTc-MIBI, and 99mTc-tetrofosmin. Ann Nucl Med 18: 79-95, 2004

2) Le Jeune N, Perek N, Denoyer D, et al: Influence of glutathione depletion on plasma membrane cholesterol esterification and on Tc-99m-sestamibi and Tc-99m-tetrofosmin uptakes: a comparative study in sensitive U-87-MG and multidrug-resistant MRP1 human glioma cells. Cancer Biother Radiopharm 19: 411-21, 2004

3) Le Jeune N, Perek N, Denoyer D, et al: Study of monoglutathionyl conjugates TC-99M-sestamibi and TC-99M-tetrofosmin transport mediated by the multidrug resistance-associated protein isoform 1 in glioma cells. Cancer Biother Radiopharm 20: 249-59, 2005

4) Alexiou GA, Xourgia X, Vartholomatos E, et al: Comparison of Tc-Tetrofosmin and Tc-Sestamibi Uptake in Glioma Cell Lines: The Role of P-Glycoprotein Expression. Int J Mol Imaging 2014: 471032, 2014

5) Shibata Y, Matsumura A, Nose T: Effect of expression of P-glycoprotein on technetium-99m methoxyisobutylisonitrile single photon emission computed tomography of brain tumors. Neurol Med Chir (Tokyo) 42: 325-30, discussion 30-1, 2002

6) Soricelli A, Cuocolo A, Varrone A, et al: Technetium-99m-tetrofosmin uptake in brain tumors by SPECT: comparison with thallium-201 imaging. J Nucl Med 39: 802-6, 1998

7) Alexiou GA, Fotopoulos AD, Papadopoulos A, et al: Evaluation of brain tumor recurrence by 99mTc-tetrofosmin SPECT: a prospective pilot study. Ann Nucl Med 21: 293-8, 2007

8) Alexiou GA, Tsiouris S, Kyritsis AP, et al: Brain SPECT by 99mTc-Tetrofosmin for the Differentiation of Tumor Recurrence from Radiation Injury. J Nucl Med 49: 1733-4, 2008

9) Alexiou GA, Vartholomatos G, Tsiouris S, et al: Evaluation of meningioma aggressiveness by 99mTc-Tetrofosmin SPECT. Clin Neurol Neurosurg 110: 645-8, 2008

10) Choi JY, Kim SE, Shin HJ, et al: Brain tumor imaging with 99mTc-tetrofosmin: comparison with 201Tl, 99mTc-MIBI, and 18F-fluorodeoxyglucose. J Neurooncol 46: 63-70, 2000

11) Alexiou GA, Tsiouris S, Vartholomatos G, et al: Correlation of glioma proliferation assessed by flow cytometry with 99mTc-Tetrofosmin SPECT uptake. Clin Neurol Neurosurg 111: 808-11, 2009

12) Fotopoulos A, Kyritsis A, Tsiouris S, et al: Characterization of intracranial space-occupying lesions by 99mTc-Tetrofosmin SPECT. J Neurooncol 101: 83-9, 2011

13) Fotopoulos A, Alexiou G, Goussia A, et al: 99mTc-Tetrofosmin brain SPECT in the assessment of meningiomas -correlation with histological grade and proliferation index. J Neurooncol 89: 225-30, 2008

14) Choi JY, Kim SE, Shin HJ, et al: Brain tumor imaging with 99mTc-tetrofosmin: comparison with 201Tl, 99mTc-

MIBI, and 18F-fluorodeoxyglucose. J Neurooncol 46: 63-70, 2000

15) Alexiou GA, Zikou A, Tsiouris S, et al: Correlation of diffusion tensor, dynamic susceptibility contrast MRI and 99mTc-Tetrofosmin brain SPECT with tumour grade and Ki-67 immunohistochemistry in glioma. Clin Neurol Neurosurg 116: 41-5, 2013

16) Shibata Y, Endo K: [Evaluation of brain tumors with Tc-Tetrofosmin SPECT] In Japanese. CI research 33: 175-80, 2011

17) Kuwert T, Morgenroth, C., Woesler, B, et al: Uptake of iodine-123-alpha-methyl tyrosine by gliomas and non-neoplastic brain lesions. Eur J Nucl Med 23: 1345-53, 1996

18) Weber W, Bartenstein P, Gross M, et al: Fluorine-18-FDG PET and iodine-123-IMT SPECT in the evaluation of brain tumors. J Nucl Med 42: 1144-50, 2001

19) Woesler B, Kuwert T, Morgenroth C, et al: Non-invasive grading of primary brain tumours: results of a comparative study between SPET with 123I-alpha-methyl tyrosine and PET with 18F-deoxyglucose. Eur J Nucl Med 24: 428-34, 1997

20) Matheja P, Rickert C, Weckesser M, et al: Sequential scintigraphic strategy for the differentiation of brain tumours. Eur J Nucl Med 27: 550-8, 2000

21) Weber WA, Dick S, Reidl G, et al: Correlation between postoperative 3- [123) I] iodo-L-alpha-methyltyrosine uptake and survival in patients with gliomas. J Nucl Med 42: 1144-50, 2001

22) Langen KJ, Ziemons K, Kiwit JC, et al: 3- [123I] iodo-alpha-methyltyrosine and [methyl-11C] -L-methionine uptake in cerebral gliomas: a comparative study using SPECT and PET. J Nucl Med 38: 517-22, 1997

23) Langen KJ, Pauleit D, Coenen H: 3- [123) I] Iodo-alpha-methyl-L-tyrosine: uptake mechanisms and clinical applications. Nucl Med Biol 29: 625-31, 2002

24) Kuwert T, Probst-Cousin S, Woesler B, et al: Iodine-123-alpha-methyl tyrosine in gliomas: correlation with cellular density and proliferative activity. J Nucl Med 38: 1551-5, 1997

25) Grosu AL, Feldmann HJ, Dick S, et al: Implications of IMT-SPECT for postoperative radiotherapy planning in patients with gliomas. Int J Radiat Oncol Biol Physics 54: 842-54, 2002

26) Bader JB, Samnick S, Moringlane JR, et al: Evaluation of l-3- [123I] iodo-alpha-methyltyrosine SPET and [18F] fluorodeoxyglucose PET in the detection and grading of recurrences in patients pretreated for gliomas at follow-up: a comparative study with stereotactic biopsy. Eur J Nucl Med 26: 144-51, 1999

27) Guth-Tougelidis B, Muller S, Mehdorn M, et al: [Uptake of DL-3-123I-iodo-alpha-methyltyrosine in recurrent brain tumors] in German. Nuklearmedizin 34: 71-5, 1995

28) Amthauer H, Wurm R, Kuczer D, et al: Relevance of image fusion with MRI for the interpretation of I-123 iodo-methyl-tyrosine scans in patients with suspected recurrent or residual brain tumor. Clin Nucl Med 31: 189-92, 2006

29) Plotkin M, Eisenacher J, Bruhn H, et al: 123I-IMT SPECT and 1H MR-spectroscopy at 3.0 T in the differential diagnosis of recurrent or residual gliomas: a comparative study. J Neurooncol 70: 49-58, 2004

30) Kuwert T, Woesler B, Morgenroth C, et al: Diagnosis of recurrent glioma with SPECT and iodine-123-alpha-methyl tyrosine. J Nucl Med 39: 23-7, 1998

31) Samnick S, Hellwig D, Bader JB, et al: Initial evaluation of the feasibility of single photon emission tomography with p- [123 I] iodo-L-phenylalanine for routine brain tumour imaging. Nucl Med Commun 23: 121-30, 2002

32) Hellwig D, Ketter R, Romeike B, et al: Prospective study of p-I123 iodo-L-phenylalanine and SPECT for the evaluation of newly diagnosed cerebral lesions: specific confirmation of glioma. Eur J Nucl Med 37: 2344-53, 2010

33) Tsiouris S, Pirmettis I, Chatzipanagiotou T, et al: Pentavalent technetium-99m dimercaptosuccinic acid [99mTc-V) DMSA] brain scintitomography -a plausible non-invasive depicter of glioblastoma proliferation and therapy response. J Neurooncol 85: 291-5, 2007

34) Amin A, Mustafa M, Abd El-Hadi E, et al: Pentavalent technetium-99m-dimercaptosuccinic acid [Tc-99m V DMSA] brain SPECT: does it have a place in predicting survival in patients with glioblastoma multiforme? J Neurooncol 121: 303-9, 2015

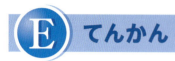

2 疾患別：SPECT の特徴と使い方

E てんかん

① 診断，術前評価，焦点の同定法

藤本 礼尚 *Ayataka FUJIMOTO* 総合病院 聖隷浜松病院てんかんセンター

I．症　状

「てんかん」の意味には「てんかん症候群」という「病態」としての意味合いと「てんかん発作」という「症状」としての意味合いがあり，それをまず理解することから始まる．英語で考えるとわかりやすい．てんかん症候群は epilepsy であり，てんかん発作は epileptic seizure である．日本語ではてんかん性の症状はすべて「発作」としか訳されず，この「発作」という言葉は心臓発作，喘息発作，痛風発作などとすべてに使用されるため混乱をきたし得る．

てんかん症候群とてんかん発作には差があることを理解できれば，次にてんかん発作を焦点性発作（部分性発作）と非焦点性発作（全般性発作）に大別することが必要とされる．

すなわち巣症状（focal sign）があるものが焦点性発作（部分性発作）であり，脳全体が前兆もなく瞬時に意識障害を呈するものが非焦点性発作（全般性発作）である．焦点性発作は脳の一部から開始される発作で，開始された部位から広がっていき，前兆→意識混濁→二次性全般化（二次性全身性けいれん）と経時的に症状が変化する．個人差や発作強度差もあり，前兆で止まるものから最終形の二次性全般化まで進むこともある．非焦点性発作は前兆もなく，はじめから意識障害を伴うもので経時的な症状の流れがない．

焦点性 vs. 非焦点性の鑑別は上記発作症候学以外にも，脳波で焦点性なのか全般性てんかん性放電をもつものなのかの判断もすべきである．非焦点性てんかん発作をもつ人が，偶発的に外傷や脳血管障害で後天的に焦点性をもつこともあり得るので，神経放射線診断のみではなく臨床症状，生理学検査などから総合的に判断する必要がある．

SPECT を行うべき対象は焦点性発作である．また SPECT を行う対象は薬剤抵抗性てんかんでかつ，てんかん焦点を外科的

に切除することを考えている場合に行うべきであり，被曝の観点と医療経済の観点から，すべてのてんかん患者のスクリーニングなどに用いるべきではない.

II. 術前評価と SPECT

①焦点検出の方法とタイミング

てんかん発作が焦点性であり，薬物コントロールが困難であると判断された場合には，てんかん焦点切除術を考慮する. その際に発作症候学という理学所見，長時間ビデオ脳波という生理学所見，頭部 MRI，脳磁図，高密度脳波計などを用いて，できる限り非侵襲的にてんかん焦点の絞り込みを行っていく. 上記検査が必ずしもすべて一致するわけではなく，不一致の場合や頭部 MRI に明らかな所見がない場合に，PETやSPECTを含めた核医学検査が威力を発揮する[1-3]. てんかん焦点部位は，FDG-PET では低代謝を示し[2]，てんかん焦点検出の感度は側頭葉てんかんで 85〜90%であり，側頭葉以外の焦点性てんかん焦点検出の感度は 45〜92%[4] である.

今回は PET に関しての解説はここまでとし，割愛させていただく. だが FDG-PETが低代謝ということは，てんかん発作間欠期（てんかん発作でない時期）には脳のてんかん焦点部位の糖代謝が下がっている，すなわち焦点部神経活動は非焦点部位に比べ低下していることを意味していること[5]を，まずは理解する必要がある.

逆にてんかん発作時には，てんかん焦点部は非焦点部位より神経活動が過剰に活動する. そのため，てんかん焦点部位の脳血流が増加するので，発作時と発作間欠時の重ね合わせ画像をMRIに乗せるsubtraction ictal SPECT coregistered to MRI（SISCOM）から，てんかん焦点を推定することができる[6,7].

術前評価と SPECT のポイント

てんかん精査時に行う SPECT は，大別すると次のようになる.
・脳血流 SPECT と神経受容体 SPECT となる.
・脳血流 SPECT は発作時と発作間欠期 SPECTに分けられる.

発作時・発作間欠時 SPECT 検査の meta解析から，SPECT の感度を①側頭葉てんかんでは発作間欠時 44%，発作後 75%，発作時 97%[8,9] と報告がある. ②側頭葉以外のてんかん焦点では発作時 66%，発作間欠時 40%[10,11] と，側頭葉とそれ以外では差があることは留意すべきであろう.

②発作時・発作間欠期 SPECT 検査

発作が起きていない時期の SPECT 検査のことを，発作間欠期 SPECT とよぶ.「発作が起きていない時期」と言わずに「正常時」や「非発作時」というほうが自然に思う読者もいるとは思うが，日に 100回以上発作を起こす患者やてんかん発作重

責状態のような長期間発作が起き続けている病態もあるため，発作が起きていない時期を核医学や生理学においては発作時，発作間欠時（発作間欠期）と表現する．

　発作間欠期に行う場合に用いる核種は，^{123}I-IMP，^{99m}Tc-HMPAO，^{99m}Tc-ECD がある．これらを肘静脈から投与した後に，撮像を行う．脳血流解析ソフトウエアは easy Z-score imaging system（eZIS）を用い，解析することが多い．

　^{123}I-IMP は画像コントラストが良いが，解像度が低く検査時間が長い．^{99m}Tc-HMPAO は高解像度，短時間検査であるが，標識率が比較的低い．^{99m}Tc-ECD は高解像度，短時間検査などと，それぞれ特徴がある[12, 13]．当院では比較的短所の少ない ^{99m}Tc-ECD を用いている．

　発作が起きている時期にはてんかん焦点部位の神経活動は過剰になり，その部の脳血流量が増加する．発作時 SPECT は発作をリアルタイムで捉え，その瞬間に核種を投与することでてんかん原性部（てんかん焦点部）に集積することを期待して行う検査である．上述のように，発作時の感度は非常に高く，側頭葉てんかんでは 97% 程度となる．基本的に発作時 SPECT の対象は，発作頻度が高い患者となる．以下に発作時 SPECT の方法を示す．

● **発作時 SPECT の実施方法**

①脳波装着を患者に行う．

②核種を扱える部屋に脳波計を設置する．

③核種を扱える部屋に患者を移動し，脳波セッティングを行う．（注：病棟など核種を取り扱うことができないエリアで投与することは，行ってはならない）

④静脈ラインを取り，持続点滴を行う．

⑤エクステンションチューブと三方活栓で，核種と生理食塩水を投与できるようにする（図1）．投与の際は，手袋着用（写真は図説のため手袋はしていない）する．核種を静脈注射する医師は，発作が出現するまで核種がいつでも投与できるよう三方活栓を核種側から患者側に開いて待機する（図1A）．待機時には核種の入ったシリンジを検者は持ち続けるため，検者の核種からの被曝を避けるためシリンジシールドを用いる．投与のタイミングは基本的に脳波モニターを見ながら発作時脳波変化を捉え，かつ臨床上のてんかん発作を捉えた段階で投与を短時間に行う．

⑥核種投与後はすぐに三方活栓を生理食塩水側にひねり（図1B），生理食塩水でエクステンションチューブにある核種を押す（図1C）．この作業も短時間で行う．

⑦投与約 7〜10 分後に SPECT 撮像を行う．

　発作時 SPECT でてんかん原性部を絞れる可能性は高くはなるが，以下の要素があ

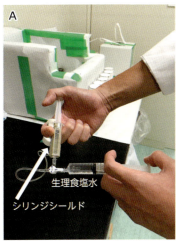 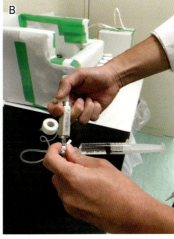 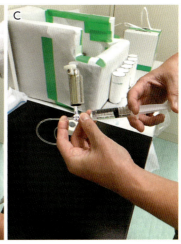

図1 核種投与方法
A：核種をいつでも投与できるよう，三方活栓を核種側から患者側に開いて待機する．検者の核種からの被曝を避けるため，シリンジシールドを用いる．投与のタイミングは脳波モニターを見ながら発作時脳波変化を捉え，かつ臨床上のてんかん発作を捉えた段階で投与を短時間に行う．
B：投与後はすぐに三方活栓を生理食塩水側にひねる．
C：生理食塩水でエクステンションチューブにある核種を押す．

ることを熟知する必要がある（「発作時SPECT実施の留意点」参照）．

発作時SPECT実施の留意点

- 検者は，検査前に患者の発作時脳波パターンを把握しておく必要性があること．
- 検者は，発作症候学を把握し，患者の日常の動作とてんかん発作症候の区別ができる必要があること（てんかん性の意識減損なのか，単にボーッとしているのか紛らわしいことはよくある）．
- 発作が目の前で起きても，慌てず動じないためにてんかん発作の豊富な経験をもつ検者が行う必要があること（慌てるため，タイミングよく投与できない場合もある）．
- 検者はシリンジや三方活栓の使用を熟知している必要があること（不慣れであると投与作業を失敗する．核種を飛散させてしまう恐れもある）．
- 発作が出るまで，時に半日以上脳波を見ながら待機する必要がある time consuming で，かつ labor consuming でもあること．
- 核種の半減期を考えると，タイムリミットがあること（タイムリミットを迎えると判断した場合は発作間欠期SPECTとして核種が使用できるので，資源を無駄にしないように基本的に発作時SPECTを考える場合は，先に発作時検査を行うことを著者はお勧めする）．
- 頭皮脳波の変化のタイミングが必ずしも発作起始部の活動開始時期と一致するものではなく，内側構造物からの起始の場合はだいぶ遅れてから脳波が変化するため，必ずしもSPECTの高集積部位がてんかん原性を示しているとは限らないこと．
- 症状を示す神経活動部位（symptomatogenic zone）とてんかん原性部位（epileptogenic zone）とが，乖離している場合もあること．その場合SEPCTはてんかん焦点ではなく，symptomatogenic zoneを見ている可能性があること．
- 脳波計や脳波電極も含め，用いる機材は放射能取り扱い可能な空間に限定されること．

これらのマイナス点もあるため，発作時SPECTを予定する場合には上記を踏まえ，十分な準備と対策，症例の選択を行うことが必要であり，ルーチンで行う検査ではないことを理解する必要性がある．

③神経受容体 SPECT

そのため発作間欠期に行えるもう一つの検査が，神経受容体SPECTである．Flumazenil SPECTは現在保険償還されておらず，ここでは割愛する．一方，iomazenilは2004年から保険適用がある．[123]I-iomazenil（IMZ）SPECTは，中枢性ベンゾジアゼピン受容体の分布を画像化したものである．てんかん原性部位ではこの受容体はGABAa受容体やCl-チャンネルと共役して，神経活動を抑制系にもっていく[14-16]ため，[123]I-iomazenilを投与することで，てんかん原性部位は低集積領域として画像化される[17, 18]．

IMZ SPECTを行うに際し，患者は検査前日からiomazenilとの拮抗を避けるため，カフェイン含有食品飲料の制限を行う．甲状腺保護の目的で検査前日の晩と検査当日の朝に安定ヨード剤を服用することが推奨されている．撮像に関しては脳血流SPECTと同様，静脈注射投与を行うが，脳血流SPECTとは異なり，撮像までの3時間は薄暗い部屋で何もせずゆっくりしてもらう．当院では開眼で耳はふさがないようにして

いるが，待機中に特定部位の脳活動が上がる（例えば，読書などは後頭葉，音楽鑑賞では聴覚野の賦活によって集積される可能性があるなど）と，その部位との集積に差が出るという考えの下，閉眼し，耳栓をして安静にする施設もある．

Ⅲ．治療（手術）とSPECT

頭部MRI，頭皮脳波，長時間ビデオ脳波，[18]FDG-PET，IMZ SPECT，発作症候学から，おおよそのてんかん焦点を絞り込む．その際に，予測される手術部位が言語野や運動機能に関係する場合は，Wadaテスト[19]やfunctional MRIを行う．その後，当院では症例検討会を行い，複数のてんかん専門医資格をもつ小児神経科医，神経内科医，脳神経外科医，脳波専門技師，臨床心理士らで行い得る手術治療方法，その治療によるメリット・デメリット，頭蓋内電極を留置する場合は留置すべき位置を多角的に検討する．

頭部MRIで焦点を示す所見があり，脳波，長時間ビデオ脳波，発作症候学，PET・SPECT検査に矛盾なく，すべてが一致して同一焦点を示す場合にかぎり，焦点切除によって脳機能異常が出ることが予測されない場合には頭蓋内電極留置は行わず，直接てんかん焦点切除術を行う．しかし，基本的には頭蓋内電極を留置した後に焦点切

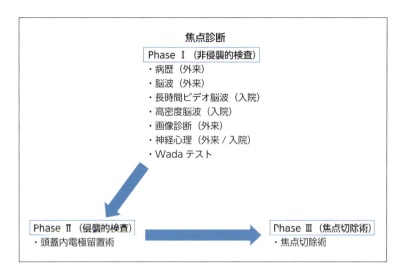

図2 てんかん焦点切除術までの流れ
Phase Ⅰで非侵襲的にてんかん焦点を推定する．Phase Ⅱで，推定された焦点部位をカバーするように硬膜下電極や深部電極を留置する．Phase Ⅲで同定された焦点を切除する．

除術が行われることが一般的である．

このように多角的に焦点を絞り込む作業を非侵襲的に行うことを phase Ⅰ とし，手術適応があると判断された場合に，頭蓋内電極留置に進むことを phase Ⅱ とし，最終的に根治術に至ることを phase Ⅲ として考えるのが，てんかん外科手術の流れとなる（図2）．

> **治療時のピットフォール**
> 焦点を絞り込む作業は総合的に考える必要があり，SPECT はあくまでも補助診断である．SPECT oriented focus resection になってはならない．

Ⅳ．症例提示

症例を図2の phase に沿って診断加療していく．

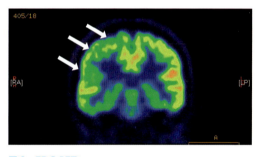

図3 FDG-PET
右頭頂葉中心に広範囲な低代謝領域が見られる．PETは実際のてんかん焦点より低代謝領域を広く見せる傾向がある．

①症例：20歳代後半，右利き男性

● Phase Ⅰ

9歳で発症．抗てんかん薬の内服が開始されるが，発作コントロールがつかず，複数の施設で精査加療が行われてきた．20歳代半ば時には約1年近く入院という形態で専門病院にて精査，後頭葉てんかんの診

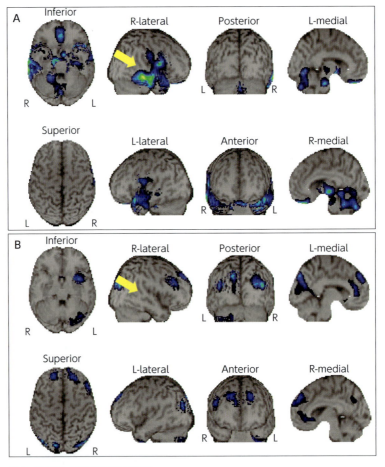

図4 発作時・発作間欠期SPECT
A：発作時では右側頭葉と頭頂葉の一部に高灌流領域が認められる．
B：発作間欠期は，同部位の低灌流領域として画像化されている．

断の下，薬物治療を受けた経験もある．社会的背景としては独身，父の経営する会社を手伝っている．

発作は前兆として「考えがまとまらなくなる」「空間がゆがむ」「腹部不快感」があり，その後意識減損し，二次性に全身けいれんに移る．

脳波は右後頭側頭葉に発作間欠期てんかん性放電があり，長時間ビデオ脳波は同部位から起始する律動性放電が認められた．頭部MRIは正常．FDG-PETは右頭頂葉の低代謝あり（図3）．図4は，^{99m}Tc-ECD SPECTをeZISで解析した画像である．右側頭葉と頭頂葉の一部の血流増加が見られる（図4）．IMZ SPECTでは，右頭頂葉に低集積領域が認められる（図5）．Wadaテストは，左言語優位半球であった．神経心理でIQは正常より高く，記憶障害もな

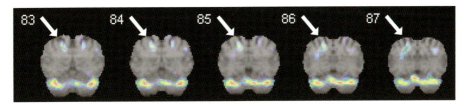

図5 IMZ SPECT
右頭頂葉に低集積領域が認められる．

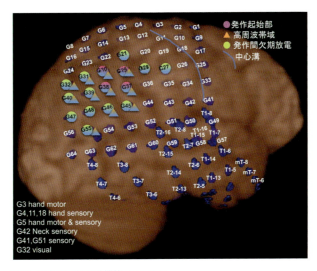

図6 頭蓋内電極と脳機能 mapping
てんかん発作を捉え，発作起始部を同定する．発作起始部が電極番号 29，37，30，38 中心であることがわかったため，ここを中心に切除をする計画を立てた．切除範囲に脳機能がないことを脳機能 mapping で確認した．

い状況であり，臨床心理面でも精神症状はなく安定している，と判断された．考えられるてんかん焦点は，右側頭葉から頭頂葉にかけてであろうと考えた．そのほかの要因を総合的，多角的に考え，本症例からてんかん発作消失がなされた場合のメリットが大きいと症例検討会で判断し，phase Ⅱ の頭蓋内電極に進むことが決定された．

● Phase Ⅱ

頭蓋内電極は図6のように右側頭葉，頭頂葉をカバーするように置いた．頭蓋内電極モニタリングで発作起始部が電極番号 29，37，30，38 中心であることがわかったため，ここを中心に切除をする計画を立てた．切除範囲に脳機能がないことを，脳機能 mapping で確認した．そのためてんかん焦点切除可能と考え，phase Ⅲ に進む

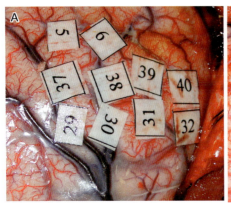 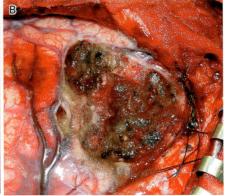

図7 てんかん焦点切除
A：切除前，B：切除後．てんかん焦点切除後，病理所見は皮質形成異常 type Ⅱa であった．切除後の茶色い部分は，酸化セルロースによる止血処理である．

ことを症例検討会で決定した．

● Phase Ⅲ

てんかん焦点切除術を施行した(図7)．病理所見は皮質形成異常（focal cortical dysplasia：FCD）type Ⅱa であった．てんかん発作が消失し，現在7年以上経過している．抗てんかん薬は中止できており，社会的には自動車運転も可能となり，結婚し子どもをもうけている．現在，父の経営する会社で，跡継ぎとして働いている．

まとめ

① SPECT には，発作時 SPECT と発作間欠期 SPECT がある．
② 発作時 SPECT は，発作時のてんかん焦点部位の脳血流増加部位を画像化したものである．
③ 発作間欠期 SPECT は，てんかん焦点部位の脳血流低下と神経受容体機能低下を画像化したものである．
④ 発作時 SPECT は感度が高い反面，さまざまな要素を考慮する必要があり，症例選択を慎重にすべきである．
⑤ SEPCT は補助診断であり，総合的に焦点診断を行う必要があり，SPECT oriented focus resection にはなり得ない．

引用・参考文献

1) Knowlton RC, Laxer KD, Ende G, et al: Presurgical multimodality neuroimaging in electroencephalographic lateralized temporal lobe epilepsy. Ann Neurol 42: 829-37, 1997

2) Ergun EL, Saygi S, Yalnizoglu D, et al: SPECT-PET in Epilepsy and Clinical Approach in Evaluation. Semin Nucl Med 46: 294-307, 2016

3) Widjaja E, Shammas A, Vali R, et al: FDG-PET and magnetoencephalography in presurgical workup of children with localization-related nonlesional epilepsy. Epilepsia 54: 691-9, 2013

4) Gaillard WD, Bhatia S, Bookheimer SY, et al: FDG-PET and volumetric MRI in the evaluation of patients with partial epilepsy. Neurology 45: 123-6, 1995

5) Rocher AB, Chapon F, Blaizot X, et al: Resting-state brain glucose utilization as measured by PET is directly related to regional synaptophysin levels: a study in baboons. Neuroimage 20: 1894-8, 2003

6) la Fougere C, Rominger A, Forster S, et al: PET and SPECT in epilepsy: a critical review. Epilepsy Behav 15: 50-5, 2009

7) Kumar A, Chugani HT: The Role of Radionuclide Imaging in Epilepsy, Part 1: Sporadic Temporal and Extratemporal Lobe Epilepsy. J Nucl Med 45: 14-21, 2017

8) Sarikaya I: PET studies in epilepsy. Am J Nucl Med Mol Imaging 5: 416-30, 2015

9) Devous MD, Sr, Thisted RA, Morgan GF, et al: SPECT brain imaging in epilepsy: a meta-analysis. J Nucl Med 39: 285-93, 1998

10) Spencer SS: The relative contributions of MRI, SPECT, and PET imaging in epilepsy. Epilepsia 35 (Suppl 6) : S72-89, 1994

11) Weil S, Noachtar S, Arnold S, et al: Ictal ECD-SPECT differentiates between temporal and extratemporal epilepsy: confirmation by excellent postoperative seizure control. Nucl Med Commun 22: 233-7, 2001

12) 中野正剛：痴呆の早期診断における脳機能画像の役割. 日老医誌 41: 179-82, 2004

13) 久保敦司：シンチグラムアトラス：正常像とピットフォール. 臨放, 1997

14) Sieghart W: Pharmacology of benzodiazepine receptors: an update. J Psychiatry Neurosci 19: 24-9, 1994

15) Calcagnotto ME, Paredes MF, Tihan T, et al: Dysfunction of synaptic inhibition in epilepsy associated with focal cortical dysplasia. J Neurosci 25: 9649-57, 2005

16) Fujimoto A, Ochi A, Imai K, et al: Magnetoencephalography using total intravenous anesthesia in pediatric patients with intractable epilepsy: lesional vs nonlesional epilepsy. Brain Dev 31: 34-41, 2009

17) Umeoka S, Matsuda K, Baba K, et al: Usefulness of 123I-iomazenil single-photon emission computed tomography in discriminating between mesial and lateral temporal lobe epilepsy in patients in whom magnetic resonance imaging demonstrates normal findings. J Neurosurg 107: 352-63, 2007

18) Kaneko K, Sasaki M, Morioka T, et al: Pre-surgical identification of epileptogenic areas in temporal lobe epilepsy by 123I-iomazenil SPECT: a comparison with IMP SPECT and FDG PET. Nucl Med Commun 27: 893-9, 2006

19) Fujimoto A, Okanishi T, Nishimura M, et al: The Wada test might predict postoperative fine finger motor deficit after hemispherotomy. J Clin Neurosci 45: 319-23, 2017

2 疾患別：SPECTの特徴と使い方

頭部外傷

① SPECTによる頭部外傷の機能的評価-1

柴田 靖　*Yasushi SHIBATA*　筑波大学附属病院水戸地域医療教育センター／水戸協同病院脳神経外科

I．頭部外傷における機能画像の役割

　頭部外傷の画像診断ではまず出血を見逃さずに評価する必要があり，出血に敏感で検査時間も短い頭部CTが最初に撮像される．骨折の評価にも頭部CTが有用である．脳挫傷やびまん性軸索損傷（diffuse axonal injury：DAI）などの脳実質の評価のためにはMRIのほうがより解像度が高く，バイタルサインが安定しており，ある程度の安静が可能であれば，早期にMRIで評価することが望まれる．CTもMRIも解剖画像であり，出血や脳挫傷などの病変の存在，その範囲の評価に有用である．これに対して脳SPECT画像は機能画像であり，解剖画像では評価できない脳機能を定量的，定性的に評価することが可能である．CTやMRIでdensityやintensityの変化が見られず，正常と思われる部位でも脳血流や脳機能が低下または上昇していることがあり，これは脳機能を検査しなければ，評価できない．脳血管障害と同様に，頭部外傷においても脳SPECT画像が病態を理解し，診断，治療，予後判定，治療効果判定に有用である[1]．

　脳血流を評価する方法はSPECTのほかに，Xenon CT，perfusion CT，perfusion MRI，PETなど多数ある．SPECTは全脳を評価でき，標準データベースと比較することにより統計解析画像が容易に作成できる利点がある．近年ではarterial spin labeling（ASL）perfusion MRIなど，tracerを必要としない方法も高磁場MRIでは可能となっており，より低侵襲となっているが，ノイズも多く，解像度，定量評価，正常との比較などでは，現時点ではSPECTがstandardである[2, 3]．脳血流量は年齢，血圧，頭蓋内圧，血中酸素濃度，血中二酸化炭素濃度などの影響が大きい．頭部外傷では呼吸障害や低血圧，頭蓋内圧亢進などが多く，臨床現場でも研究でもこれらのパラメーターにも注意して脳血流を検討する必要がある．本稿では頭部外傷に

おける SPECT の自験例と文献報告を紹介する.

Ⅱ. 頭部外傷における ^{99m}Tc-ECD SPECT

脳血流の評価は ^{99m}Tc-ECD SPECT が臨床現場において最もよく使用されており, 頭部外傷における有用性も報告されている[4]. ^{99m}Tc-ECD SPECT は局所脳血流の低下に敏感で, 読影者間のばらつきも少ない. 標準データベースも構築されているため, 統計解析により客観的評価が容易にできる. 頭部外傷で血流異常が見られやすいのは脳挫傷の好発部位でもある前頭葉, 側頭葉, 基底核であり, coup injury の局所損傷はもちろん, contracoup injury での局所脳血流低下が見られることが多い. 外傷における脳血流低下は脳動脈の灌流領域とは一致せず, 急性期には MRI で見られる病変の範囲より広範であることが多い. よって撮像時期は早ければ早いほど異常を検出しやすい. Iomazenil は大脳皮質の脳血流を評価するが, 皮質下や大脳基底核の脳血流評価には ^{99m}Tc-ECD のほうが有用である. 脳血流の評価は大脳皮質に注目されてきたが, 大脳基底核の脳血流も外傷によりダイナミックに変化している. 急性期の脳血流低下がその後の脳萎縮や予後と相関しており, 外傷による一次性損傷ののちに, 二次

性虚血性損傷の関与も示唆されている[5]. 今後, 頭部外傷における大脳皮質や基底核の脳血流変化が重症度, 予後判定, 治療方針決定などの臨床指標として研究が進むことを期待する. CT や MRI で異常を認めず, 意識障害などもない軽症頭部外傷でも脳血流異常が検出できることもある.

Gowda らは軽症頭部外傷の急性期に ^{99m}Tc-ECD SPECT を行い, 特に脳振盪, 一過性意識障害, 健忘を認めた症例の成人では前頭葉, 小児では側頭葉に血流低下が見られたと報告している[6]. ^{99m}Tc-ECD は脳血流とともに細胞代謝も反映し, ^{99m}Tc-ECD の取り込み低下は血流低下と代謝低下を示すが, ^{99m}Tc-HMPAO では代謝が低下していても血流が上昇していることがあり, ^{99m}Tc-ECD のほうがより有用としている.

Ⅲ. ^{99m}Tc-ECD SPECT と ASL MRI の比較

SPECT は, 高価で被曝もあり, 緊急に対応できない欠点がある. 3 Tesla MRI の普及により造影剤を使用しない脳血流検査である ASL MRI が容易に撮像でき, ルーチン MRI に追加可能である. 頭部外傷の評価において脳血流評価が有用であることは多数報告されているが, ASL MRI の報告はほとんどない. われわれは頭部外傷例

に同時期にASL MRIと^{99m}Tc-ECD SPECTを撮像し，両者の所見を比較検討した．

対象はわれわれの施設で頭部外傷の診断で，同時期にASL MRIと^{99m}Tc-ECD SPECTを撮像した21例．脳挫傷8例，外傷性くも膜下出血（t-SAH）2例，急性硬膜下血腫（ASDH）5例，慢性硬膜下血腫（CSDH）3例，急性硬膜外血腫（AEDH）1例，DAI 2例，脳振盪1例（重複有）．男性16例，女性5例．年齢は18〜90歳．受傷1カ月以内の急性期が15例，受傷2カ月以降の慢性期が6例であった．

数例では継時的にfollow upした．SPECTは^{99m}Tc-ECD 600MBqを右肘静脈に注射しE. CAMにて撮像し，eZISにて標準化し統計解析した．MRIはMAGNETOM Skyra 3Tを使用し，通常のMRI撮像後にASLは3つのdelay timeで全脳を撮像し，水平断画像を評価した．ASLのpulse sequenceはTurbo Gradient Spin ECHO，TR/TE 5000/36 ms，slice thickness 3mm，FOV 192 × 192 mm，acquisition time 2 m/5s，3 delay times 1,600，1,990，2,400ms，matrix size 64 × 64 mmである．

Ⅳ．症例提示

①症例1

80歳男性．自宅で転倒し後頭部背部打撲し，胸椎圧迫骨折となった．来院時の意識は清明で麻痺もないが，Brain CTでは右急性硬膜下血腫を認めた（図1）．症状がないため保存的に加療したが，背部疼痛のためにADL（activities of daily living）は低下した．徐々に傾眠傾向となり，Brain CTでは急性硬膜下血腫は慢性硬膜下血腫へ変化し（図1），血液検査では低ナトリウム血症を認めた．SPECTとASLでは血流低下は局所に限られており，治療方針決定，予後予測に有用であった（図2）．

②症例2

53歳男性．2年前に交通外傷で意識消失を起こしており，脳振盪として他院で加療された．職場復帰後に集中力，記憶力の低下，仕事の効率低下が見られた．頭痛，めまい，ふるえ，しびれなどの症状も継続した．他院で低髄圧と診断されてブラッドパッチを施行されるも症状は改善せず．知能検査（WAIS）では平均知能指数は正常であるが，語音，数唱などに部分的な低下を認め，同時処理能力，ワーキングメモリーの低下が顕著であった．Brain MRIでは明らかな脳挫傷は指摘しえないが，両側前頭葉皮質下に白質病変を認めた（図3）．SPECT，ASLでは両側前頭葉に血流低下

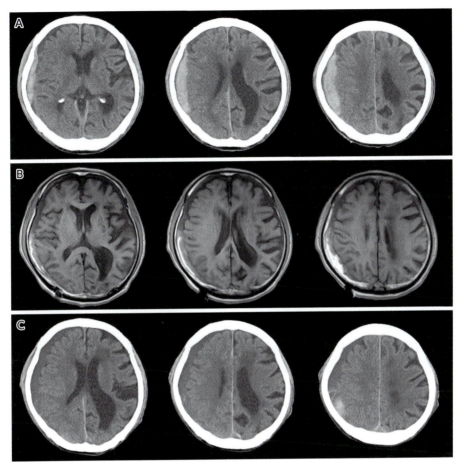

図1　症例1
A：来院時CT，B：MRI T1強調画像，C：亜急性期CT．

を認め，この所見は頭部外傷2年後と3年後に検査したが，変化は見られず，不可逆的な神経損傷を示した (図4)．高次脳機能障害と診断したが，外傷から時間が経過しているために保険会社や職場に理解され難く，保険会社，弁護士と相談中である．脳血流検査はMRIでは指摘しえない高次脳機能障害の異常画像所見を示すことが可能であり，できれば急性期にこの所見により高次脳機能障害と診断する必要がある．

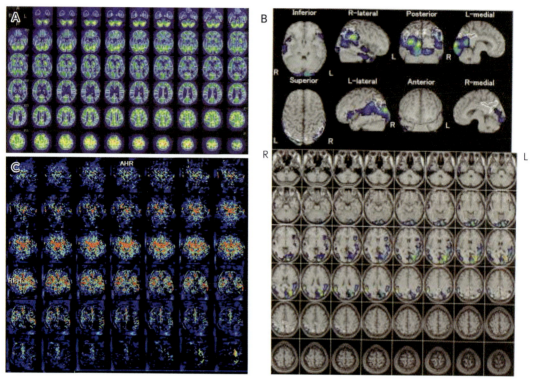

図2 症例1：^{99m}Tc-ECD SPECT
A：元画像，B：統計解析画像，C：ASL．

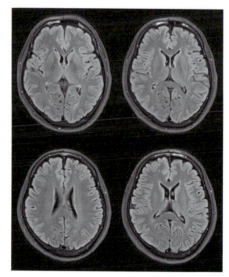

図3 症例2
MRI FLAIR画像．

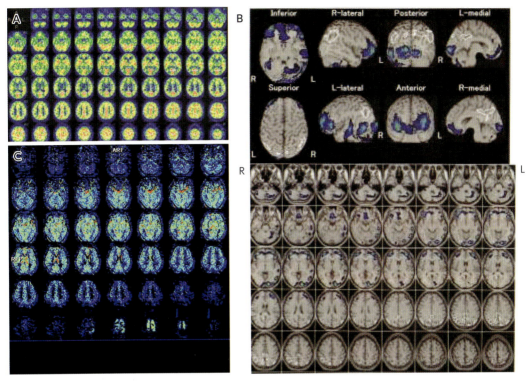

図4 症例2: ^{99m}Tc-ECD SPECT
A:元画像,B:統計解析画像,C:ASL.

■ まとめ

① SPECT では定量評価が可能で，標準化統計解析による評価が可能である．

② ASL は定性画像のみであり，統計解析はできない．また ASL ではノイズが多く，ASL のみでの脳血流評価は十分とは言えないが，すでに血流低下がわかっている症例の follow up には ASL のみで可能と思われる．ASL では頚部でラベルし，頭部でラベルされた血流変化を検出し差分をとるため，撮像のタイミングは循環時間に影響を受ける．循環時間は個人差，病態による差が大きく，その症例に最も適した delay time は不明である．現在では年齢のみで delay time を決定して撮像することが多い．症例ごとの適切な delay time は今後検討されるべきである．

③ ASL MRI と ^{99m}Tc-ECD SPECT の所見は相関したが，現時点では定量評価，標準化統計解析が可能な SPECT のほうが，情報としては優れている．ASL MRI は被曝がなく，注射も不要で，既知の脳血流障害の follow up としては有用である．

④ 高次脳機能障害では MRI で検出できない脳血流低下を SPECT で検出できる．

引用・参考文献

1) Raji CA, Tarzwell R, Pavel D, et al: Clinical Utility of SPECT Neuroimaging in the Diagnosis and Treatment of TraumaticBrain Injury. A Systematic Review. PLoS ONE 9: e91088, 2014

2) Ge Y, Patel MB, Chen Q, et al: Assessment of thalamic perfusion in patients with mild traumatic brain injury by true FISP arterial spin labelling MR imaging at 3T. Brain Inj 23: 666-74, 2009

3) Grossman EJ, Jensen JH, Babb JS, et al: Cognitive Impairment in Mild Traumatic Brain Injury: A Longitudinal Diffusional Kurtosis and Perfusion Imaging Study. AJNR Am J Neuroradiol 34: 951-7, 2013

4) Abdel-Dayem HM, Abu-Judeh H, Kumar M, et al: SPECT Brain Perfusion Abnormalities in Mild or Moderate Traumatic Brain Injury. Clinical NuMed 23: 309-17, 1998

5) Hofman PAM, Stapert SZ, van Kroonenburgh MJPG, et al: MR Imaging, Single-photon Emission CT, and Neurocognitive Performance after Mild Traumatic Brain Injury. AJNRAm J Neuroradiol 22: 441-9, 2001

6) Gowda NK, Agrawal D, Bal C, et al: Technetium Tc-99m Ethyl Cysteinate Dimer Brain Single-Photon Emission CT in Mild Traumatic Brain Injury: A Prospective Study. AJNR Am J Neuroradiol 27: 447-51, 2006

7) 柴田 靖：SPECT による頭部外傷の機能的評価①．脳外速報 27: 1053-9, 2017

2 疾患別：SPECTの特徴と使い方

F 頭部外傷

② SPECT による頭部外傷の機能的評価 -2

柴田 靖　*Yasushi SHIBATA*　筑波大学附属病院水戸地域医療教育センター／水戸協同病院脳神経外科

前項では，頭部外傷における ^{99m}Tc-ECD SPECT について述べた．本項はそれ以外のトレーサーによる SPECT での頭部外傷の評価を紹介する．

I．^{123}I-IMP SPECT

^{123}I-IMP は臨床にもよく使用される脳血流評価のトレーサーである．^{123}I-IMP は ^{99m}Tc-ECD と比較して，脳血流との線形相関が高く，高血流の検出に優れるが，緊急への対応がより困難であり，^{123}I-IMP SPECT による頭部外傷の研究は少ない．

Shiina らは外傷性びまん性脳損傷の 26 例に経時的に IMP SPECT を撮像した[1]．外傷性びまん性脳損傷の診断は，Glasgow Coma Scale で 8 点以下で頭部 CT にて小さな出血以外に占拠性病変を認めないものとした．大脳皮質，基底核，小脳，脳幹などの脳血流を評価し，部位ごとの差はあまり見られなかった．予後良好群では急性期から慢性期まで脳血流はほぼ一定であったが，予後不良群では受傷後 3 日までの急性期で脳血流の増加を認め，慢性期では脳血流低下を認めた．予後不良群の症例数が少ない，すべての症例で同時期に SPECT 撮像がされていない，Region of interest が任意であり統計解析画像は作成されていないなどの課題はあるが，急性期を含めて，動脈採血を行い脳血流を定量し，経時的な脳血流変化を示した．急性期の脳血流量増加の原因としては脳損傷による乳酸アシドーシス，組織二酸化炭素濃度の上昇などによる vasoparalysis，血管拡張が示唆され，これが脳の損傷，予後不良の指標となったとしている．

II．IMZ SPECT による頭部外傷の機能評価

^{123}I-Iomazenil（IMZ）は benzodiazepine receptor の検出に使用される ^{123}I のトレーサーである．中枢性 benzodiazepine receptor は Gamma Aminobutyric acid（GABA） receptor と複合体を形成しており，てんかん焦点では両者が減少している[2].

IMZ SPECT はてんかん焦点の検出に有用とされ，外科治療が考慮される部分てんかん患者のてんかん焦点の診断に保険適用となっている．投与後早期には局所脳血流量に応じて分布するが，投与後3時間以降の後期像では中枢性 benzodiazepine receptor 量を反映するとされている．中枢性 benzodiazepine receptor は虚血や外傷による脳障害の指標としても有用と考えられ，脳虚血，脳出血，頭部外傷でのIMZ SPECT による研究が，本邦から多数報告されている[3-5].ただし，benzodiazepine receptor は灰白質にしか存在しないので白質の直接の評価には使用できない．

軽症頭部外傷の9例に IMZ SPECT を行い，健常者と比較した報告[6]では，前頭前野と前頭連合野で IMZ の取り込みが亢進していた．撮像時期の記載がなく，著者もうつや不安障害などの精神疾患の関与の可能性を考察している．

頭部外傷後1週間以内の急性期と慢性期に IMZ SPECT を行った脳挫傷の12例の報告[7]では急性期に脳挫傷部の IMZ の取り込みは著明に低下したが，慢性期にはその範囲は減少した．血腫や浮腫の改善によると考察されている．

頭部外傷では MRI で描出される形態異常のみでなく，高次脳機能障害などの機能障害が患者の社会復帰に問題となる．われわれは頭部外傷の急性期から慢性期にMRI と IMZ SPECT を撮像し，両者の診断能を比較検討した[8].対象はわれわれの施設に入院加療した頭部外傷25例．男性15例，女性10例．年齢は17～80歳．臨床症状と CT，MRI より診断し，脳震盪1例，外傷性くも膜下出血（traumatic subarachnoid hemorrhage：t-SAH）4例，脳挫傷16例，びまん性軸索損傷（diffuse axonal injury：DAI）2例，急性硬膜外血腫（acute epidural hematoma：AEDH）3例，急性硬膜下血腫（acute subdural hematoma：ASDH）6例（重複あり）である．開頭血腫除去術は AEDH 3例に行った．減圧開頭術や脳圧モニターを要した重症例は含まれず，全例が生存し，自宅または施設へ退院した．撮像時期は急性期から慢性期までで，6例で複数回撮像した．MRI は1.5T 臨床機（Symphony, Siemens）にて T1, T2, FLAIR 水平断像を撮像．IMZ SPECT は740MBq を静注し，3時間後に多検出器型 SPECT 装置（E.CAM, Siemens）にて撮像した．SPECT 水平断再構成画像と stereotactic extraction estimation（SEE）法にて脳表投影画像を作成し，各皮質ごとの Z-score を算出した．

Ⅲ．症例提示

①症例1

17歳男性．高校生でフットサル中に転倒して受傷し，救急搬送された．受傷直後は一過性意識消失と悪心のみで，頭部CTでは異常はなく，意識清明で麻痺もなく，脳震盪と診断したが，頭痛が強く入院とした．精査を希望したため，受傷後3日目にIMZ SPECTを撮像したところ，右側頭葉に限局した取り込みの低下を認めた (図1)．受傷後5日目のMRIでは明らかな脳挫傷は見られない．急性期の脳波では明かな異常は見られなかった．その後，自宅退院し，問題なく学校生活に復帰した．3カ月後のIMZ SPECTでは右側頭葉の取り込み低下は縮小したが，残存しており，対側小脳にdiaschisisの所見を認めた．

②症例2

60歳女性．冬山スキー中に雪崩に巻き込まれ，全身打撲，頸椎捻挫，一過性意識消失にて東北地方の病院に3日間入院した．頭部CTでは異常は見られなかった．退院後に右視力低下，複視を自覚し，自宅近くの当院を受診した．意識は清明で麻痺もないが，わずかな左外転神経麻痺を認めた．臨床的にはびまん性軸索損傷，および一次性脳幹損傷が疑われた．受傷12日後にMRIを撮像したが，両側前頭葉皮質下に多発性のFLAIR highspotsを認めたが，脳幹には明かな異常は指摘できなかった．T2*では明らかなmicrobleedsは指摘できなかった．IMZ SPECTでは両側前頭葉内側に取り込み低下を認め (図2)，これはMRI所見とも一致し，皮質下損傷を反映していると考えられる．びまん性軸索損傷，および一次性脳幹損傷ではわずかな異常所見は急性期のみにしか見られず，受傷直後の急性期にMRIで精査することが必

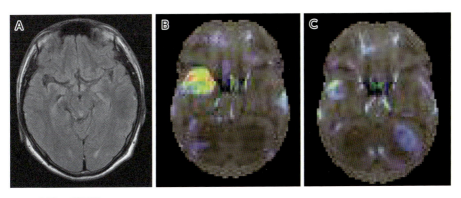

図1　症例1：脳震盪
A：急性期のMRI FLAIR，B：急性期のIMZ SPECT，C：3カ月後のIMZ SPECT．

要である[9].

IV. 考 察

　脳挫傷，AEDH，ASDHでは局所のIMZの取り込みは低下した．病変の大きさや重症度によりIMZ低下の程度はさまざまであったが，低下の範囲はMRIでの病変範囲よりもIMZ SPECTでより広範にみられる傾向にあった．EDH術後急性期症例ではMRIで異常が見られなくとも，血腫下大脳のIMZ取り込み低下を認めたが，慢性期では正常化した．意識障害例ではMRIで異常がなくとも，視床や辺縁系のIMZ取り込み低下を認めたが，意識障害の改善により，IMZの取り込みも改善した．

　MRIとIMZ SPECT所見の不一致が見られたが，その原因として，SEE法では皮質下病変は皮質に投影されるため，皮質に病変がなくても，異常と表示される可能性があるが，benzodiazepine receptor自体が灰白質にしか存在しないので，皮質下病変は検出していないか，皮質病変のみを正確に反映していると考えられる．また，

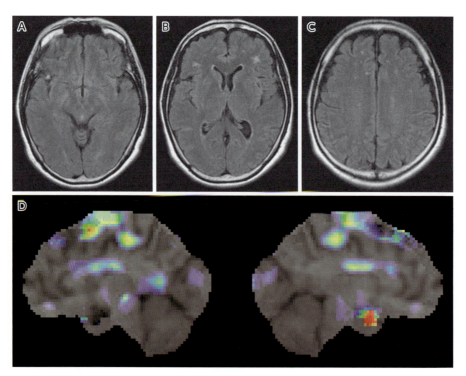

図2　症例2：DAI
A〜C：受傷後12日目のMRI FLAIR，D：受傷後1カ月のIMZ SPECT．

統計解析画像ではartifactと考えられる異常値も見られた．IMZの取り込み低下はMRIの病変とは一致せず，治療後の症状の改善とともに急性期の低下が回復する．MRIでも脳浮腫の消褪や急性期病変の消失は見られるが，IMZの所見とは一致しない．

IMZ SPECTは神経の代謝，機能を客観的に評価する方法として有用である．脳循環の影響の少ない3時間後に撮像したが，外傷に伴う病変のみでなく，受傷前からの病変の影響も除外できない．統計解析画像は結果が数値として示され，簡便な判断に有用であるが，artifactもあり，その解釈には注意を要する．今回は画像の比較のみを検討した．今後，臨床症状，高次脳機能などと比較検討が必要であろう．

まとめ

① 頭部外傷における[123]I-IMP SPECTとIMZ SPECTについて考察した．

② ^{123}I-IMPは[99m]Tc-ECDと比較して，脳血流との線形相関が高く，高血流の検出に優れるが，緊急への対応がより困難である．

③ IMZ SPECTは神経の代謝，機能を客観的に評価する方法として有用である．

引用・参考文献

1) Shiina G, Onuma T, Kameyama M, et al: Sequential assessment of cerebral blood flow in diffuse brain injury by 123I-iodoamphetamine single-photon emission CT. American Journal of Neuroradiology 19: 297-302, 1998

2) Savic I, Roland P, Sedvall Gr, et al: In-vivo demonstration of reduced benzodiazepine receptor binding in human epileptic foci. The Lancet 332: 863-6, 1988

3) Hatazawa J, Satoh T, Shimosegawa E, et al: Evaluation of Cerebral Infarction with Iodine 123-Iomazenil SPECT. J Nucl Med 36: 2154-61, 1995

4) Hatazawa J, Shimosegawa E, Satoh T, et al: Central Benzodiazepine Receptor Distribution After Subcortical Hemorrhage Evaluated by Means of [123I]Iomazenil and SPECT. Stroke 26: 2267-71, 1995

5) Nakagawara J, Sperling B, Lassen NA: Incomplete Brain Infarction of Reperfused Cortex May Be Quantitated With Iomazenil. Stroke 28: 124-32, 1997

6) Hashimoto K, Abo M: Abnormal regional benzodiazepine receptor uptake in the prefrontal cortex in patients with mild traumatic brain injury. J Rehabil Med 41: 661-5, 2009

7) Koizumi H, Fujisawa H, Kurokawa T, et al: Recovered neuronal viability revealed by Iodine-123-iomazenil SPECT following traumatic brain injury. J Cereb Blood Flow Metab 30: 1673-81, 2010

8) Shibata Y, Endo K: Evaluation of cerebral function using Iomazenil SPECT for the patients with traumatic brain injury, 255-8（Katayama Y（ed）: Brain Edema XV. Acta Neurochir（Suppl 118）. Springer-Verlag, Wien, 2013）

9) Shibata Y, Matsumura A, Meguro K, et al: Differentiation of mechanism and prognosis of traumatic brain stem lesions detected by magnetic resonance imaging in the acute stage. Clin Neurol Neurosurg 102: 124-8, 2000

10) 柴田 靖：SPECTによる頭部外傷の機能的評価②．脳外速報 27: 1152-7, 2017

2 疾患別：SPECTの特徴と使い方

G 髄液循環障害

① RI cisternographyによる髄液循環の評価

柴田 靖 *Yasushi SHIBATA* 筑波大学附属病院水戸地域医療教育センター／水戸協同病院脳神経外科

I．RI cisternographyとは

　Radioisotope（RI）cisternographyは放射性同位元素を髄腔内に投与し，体外からガンマカメラで髄液循環を撮像する核医学検査である．内部被曝であり，撮像時の外部被曝はない．現在の中枢神経画像診断は解像度の良いCTやMRIが中心となっているが，RI cisternographyはCTやMRIが普及する以前から臨床に使用されてきた[1,2]．筆者は昭和の最後の卒業で，医師となってからMRIの普及，発展を体験してきた．筆者の指導者はCTの普及，発展を体験してきており，CTが出現する以前はRI cisternographyと脳血管造影，気脳写によって，脳の変位や占拠性病変の画像診断を行っていた．CTやMRIの普及によって気脳写はなくなったが，脳血管造影とRI cisternographyは侵襲的検査である．しかし，いまだに以前とは異なったそれぞれの役割がある．脳血管造影は動画として詳細な解剖，機能画像として有用であり，血管内手術としてさらに発展した．RI cisternographyは経時的に撮像することにより，動的な髄液循環を評価できる．

　しかし画像診断はより低侵襲，より高解像度を求める傾向にあり，RI cisternographyの検査そのものが減少した．研究の興味もCTやMRIに向いたため，RI cisternographyが学会や雑誌で取り上げられることも少なくなり，若い医師がその検査法，読影法を学ぶ機会は少なくなった．

　本項では古くからあるが，現在も有用な検査法であるRI cisternographyの歴史，撮像法，読影法，正常像，異常像などを紹介する．最も頻度の多い髄液循環障害は水頭症と低髄液圧症候群，髄液漏であるが，その画像診断はRI cisternography以外のモダリティも含めて次項に述べる．

II．RI cisternographyの歴史

　1953年にBauerらが[131]I-human serum

albumin（HSA）を髄液腔に投与して，外部から測定したのが最初とされ，myeloscintigram として報告している[3]．当時はガイガーカウンタで放射能量を測定し，画像にはならなかった．その後，Rieselbach らが髄腔内に RI を投与し，scanner で髄液腔を描出した[4]．その後，画像として描出する方法が scintillation camera へと進歩してきた．1966 年に DiChiro が isotope cisternography，radio-iodinated human serum albumin（RISA）cisternography と命名し，現在に至る[5,6]．なお同じ RISA を静注した後に，頭部をガンマカメラで撮像されたものは RISA encephalography とよばれ，血流を見ているが，SPECT のない当時の技術では脳血流は測定できず，おもに静脈と軟部組織を見ていたようである[6]．

Ⅲ．RI cisternography に使用されるアイソトープ

歴史的には，さまざまなアイソトープが使用されてきた．昔は ^{131}I-HSA，^{99m}Technetium（Tc）-HSA，^{99m}Tc-diethylenetriamine pentaacetic acid（DTPA），^{169}Ytterbium（Yb）-DTPA などが使用されてきた．髄腔内に投与するため，使用の条件としては水溶性で脂溶性でなく，髄腔内で代謝されず，毒性，抗原性

のない必要がある．長時間に髄液循環を評価するためには半減期の長いものが望ましいが，あまり長すぎると，排泄物に放射能が残ることになる．ガンマカメラで検出するため，十分なエネルギーのガンマ線を放出する必要があり，他の β 線などの放射能が含まれると余計な被曝を起こす．

^{131}I-HSA は放出エネルギーが弱く，β 線も放出し，頭痛，嘔吐，発熱などの無菌性髄膜炎の合併症があった．^{131}I-HSA や ^{99m}Tc-HSA では髄液循環に影響するほどではなかったが，発熱などを起こし，10%に無菌性髄膜炎が発症したと報告されている[7]．^{169}Yb-DTPA はエネルギーが強く，1970 年代まではわが国でも使用されていた．^{169}Yb-DTPA は物理的半減期が約 32 日と非常に長い．核種により吸収速度や半減期が異なるため，核種ごとに撮像法，撮像タイミングも合わせる必要があった．

現在はほとんどインジウムの同位体が使用される．インジウムはレアメタルであり，以前は日本からも採掘されていたが，現在は輸入に頼っており，最大の産生，輸出国は中国で，最大の消費国は日本である．インジウム（indium：In）は原子番号 49，質量数はほとんど 115 で自然界には 113 の安定同位体も存在する．同位体の質量数は 97 から 135 まで多数あり，RI cisternography では ^{111}In を DTPA でキ

脳 SPECT パーフェクトガイド　261

レートした製剤が用いられ，商品名もインジウム DTPA®（日本メジフィジックス）である．

^{111}In-DTPA はエネルギーが強く，半減期は約 3 日で吸収線量も少なく，副作用はほとんどない．投与量は年齢，体重により適宜，増減とされているが，通常は 1 mL であり，正常髄液循環や頭蓋内圧にはほとんど影響を与えない．撮像タイミングは髄腔内投与後（1〜3），4〜6，24，48 時間後の 3（〜4）回撮像がおもに用いられている．われわれの施設では水頭症などの検査入院では，月曜午後に入院し，火曜の午前 10 時に髄注し，6，24，48 時間後の日勤帯に RI cisternography を撮像し，検査撮像終了後の木曜夕方以降に退院としている．高次脳機能検査，MRI などの他の画像検査も合間に行っている．

Ⅳ. RI cisternography の方法

側臥位で腰椎穿刺を行う．ルンバール針は細いほど，髄液漏などの合併症が少ない．髄液漏を予防するために 25G を使用して，穿刺後 6〜7 時間は床上安静にするとする文献もある[8]．われわれは 23G を基本とし，通常は 1 時間の安静としており，ほぼ問題ない．Tap test を同時にやることも可能であるが，あまり大量に髄液を排出すると，正常の髄液循環を評価するとい

う RI cisternography の本来の目的とずれてしまうため，きちんと評価するためには tap test と RI cisternography は別に行う必要がある．通常の生活での髄液循環を評価することが目的であるので，腰椎穿刺直後以外は特別に体位や運動を制限してはいけない．体位により中枢神経にかかる重力の方向は変化し，髄液漏などの所見は影響を受けるが，髄液の bulk flow は基本的には体位では変化しない．RI を髄液腔にきちんと投与することが最も大切で，髄液の逆流を RI 注入前後できちんと確認する．

検査のポイント

RI を髄液腔にきちんと投与することが最も大切で，髄液の逆流を RI 注入前後できちんと確認する．通常の生活での髄液循環を評価することが目的であるので，腰椎穿刺直後以外は特別に体位や運動を制限してはいけない．

Ⅴ. 正常像と異常像

正常では，まず投与後 1〜3 時間で脳底に達する．その後，3〜6 時間で半球間裂を上方に流れる central routes と，両側のシルビウス裂を上行する lateral routes に分かれる[9]．Central routes は鞍上槽（あんじょうそう）から脳梁の前方を通過する経路と，中脳を回って四丘体槽（しきゅうたいそう）から脳梁の後方を通過する経路に分かれる．24 時間では上矢状静脈洞近傍に集まり，48 時間では多くが吸収される．正常では脳室内への逆流はなく，脳室

の陰影は描出されない．解像度の悪い昔は多方向から撮像されていたが，解像度が改善した現在では，通常は前後像と側面像（＋後前像）の2～3方向で全髄液腔を撮像する．6時間後の正面像で中央と左右の3本のルートが明確に描出され，脳室は描出されないのが正常である．正常髄液循環の速さは年齢で異なり，一般に小児，若年者では髄液循環が早く，高齢者では遅い．

> **診断のポイント**
> 6時間後の正面像で中央と左右の3本のルートが明確に描出され，脳室は描出されず，48時間では多くが吸収されるのが正常である．

異常像の評価はまず，正常の髄液循環のルートにブロックがあれば，その下流は描出されない．正常の髄液腔に圧迫があれば，正常の髄液腔が描出されない．CTがない時代は，その所見で占拠性病変の診断を行っていた．脳底がすべて描出されなければ，脊髄レベルでブロックがあるか，RIがきちんと髄液腔に入っていない．脊髄像をみれば，ブロックか硬膜外注入なのかがわかる．限局性の髄液腔拡大や脳萎縮があり，その腔と正常のくも膜下腔に交通があればRIが局所に集積する．Arachnoid cyst, porencephalic cystなどでは，正常の髄液循環との交通の評価が可能である．

なお，RI cisternographyにおける集積部位のサイズは実際のサイズとは相関しな い．髄液循環の過程で均一に分布しているとは限らず，またガンマ線は散乱があるため，特に高集積の場合は実際のRIの集積部位よりも大きめに描出される．水頭症と低髄液圧症候群，髄液漏の画像診断は次項に述べる．

> **診断のピットフォール**
> 正常髄液循環の速さは年齢で異なり，一般に小児，若年者では髄液循環が早く，高齢者では遅い．RI cisternographyにおける集積部位のサイズは実際のサイズとは相関しないので，サイズの評価はできない．

VI. 症例提示

① RI cisternographyが正常像を呈した症例

73歳男性．脳梗塞にて，神経内科で抗血小板薬による加療中で，軽度右片麻痺があった．尿失禁が1年ほど前から出現し，片麻痺は変化ないが，歩行障害が3カ月ほど前から出現した．頭部CT（図1）では，5年前に比較すると脳室拡大が見られ，正常

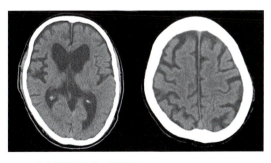

図1　脳血管性認知症の頭部CT
脳室拡大と軽度の脳萎縮を認めるが，DESHは認めない．

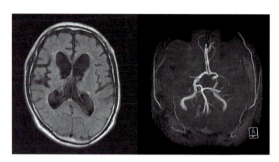

図2 同症例の MRI FLAIR 水平断像, MRA MIP 画像
脳室拡大はあるが PVHI は認めない. MRA では両側中大脳動脈の描出が不良で, 高度狭窄を疑う.

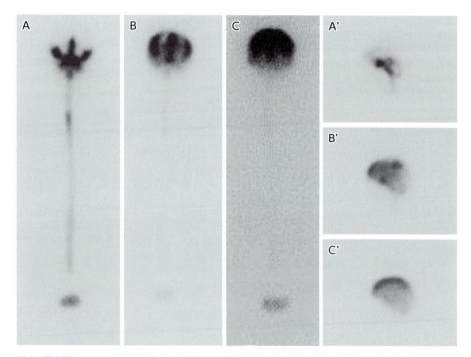

図3 同症例の RI cisternography. RI 髄注後 6 時間後 (A), 24 時間後 (B), 48 時間後 (C)
正面像 (A～C), 側面像 (A'～C'). 髄注後 6 時間で両側シルビウス裂を上行する lateral routes と脳梁の前方と後方を上行する central routes が描出され, 脳室への逆流は認めない. 24 時間後ではそれぞれの routes の RI がそのまま上方に移動し, 上矢状静脈洞付近に達し, 48 時間では上矢状静脈洞付近に残存はするが, 多くは吸収された.

圧水頭症の精査目的にて脳神経外科へ紹介となった.

HDS-R では, 30 点満点の 15 点と認知症を認めた. CT, MRI では全体の脳萎縮と虚血性変化を認めたが, disproportionately enlarged subarachnoid-space hydrocephalus（DESH）や CT で periventricular lucency（PVL），MRI で periventricular hyperintensity（PVHI）の所見はなく，MRA では両側中大脳動脈の描出不良があり，高度狭窄と思われた（図2）．MRI による認知症早期診断支援システムである voxel-based specific regional analysis system for Alzheimer disease（VSRAD plus）ではアルツハイマー型認知症には該当せず，髄液のリン酸化タウ蛋白も正常値であった．Tap test では臨床的改善を認めなかった．

RI cisternography では，髄注後6時間で両側シルビウス裂を上行する lateral routes と脳梁の前方と後方を上行する central routes が描出され，脳室への逆流は認めない（図3）．24時間後ではそれぞれの routes の RI がそのまま上方に移動し，上矢状静脈洞付近に達し，48時間では上矢状静脈洞付近に残存はするが，多くは吸収された．慢性脳虚血による脳萎縮，脳血管性認知症と診断し，シャント手術は適応外と判断した．その後も神経内科に通院加療中である．

■ まとめ

① cisternography は放射性同位元素を髄腔内に投与し，体外からガンマカメラで髄液循環を撮像する核医学検査である．

②撮像タイミングは髄腔内投与後（1〜3），4〜6，24，48時間後の3（〜4）回撮像がおもに用いられている．

③正常では，まず投与後1〜3時間で脳底に達し，3〜6時間で半球間裂を上方に流れる central routes と，両側のシルビウス裂を上行する lateral routes に分かれる．

④ Central routes は鞍上槽から脳梁の前方を通過する経路と，中脳を回って四丘体槽から脳梁の後方を通過する経路に分かれる．

⑤脳室逆流はなく，6時間後の正面像で中央と左右の3本のルートが明確に描出されるのが正常で，24時間では上矢状静脈洞近傍に集まり，48時間では多くは吸収される．

引用・参考文献

1) 西本 詮, 松本 浩, 石光 宏：RI-cisternography. No Shinkei Geka 4: 7-17, 1976
2) 牧 豊, 国保能彦：RI-cisternography. 千葉医会誌 49: 305-12, 1973
3) Bauer FK, Yuhl ET: Myelography by means of I131; the myeloscintigram. Neurology 3: 341-6, 1953
4) Rieselbach RE, Di Chiro G, Freireich EJ, et al: Subarachnoid distribution of drugs after lumbar injection. N Engl J Med 267: 1273-8, 1962
5) Dichiro G: Movement of the Cerebrospinal Fluid in Human Beings. Nature 204: 290-1, 1964
6) DiChiro G, Reames PM, Matthews WB, et al: Risa-Ventriculography and Risa-Cisternography. Neurology 14: 185-91, 1964
7) Barnes B, Fish M: Chemical meningitis as a complication of isotope cisternography. Neurology 22: 83-91, 1972
8) Horikoshi T, Ikegawa H, Uchida M, et al: Tracer Clearance in Radionuclide Cisternography in Patients with Spontaneous Intracranial Hypotension. Cephalalgia 26: 1010-5, 2006
9) James AE. Jr., DeLand FH, Hodges FJ. 3rd., et al: Cerebrospinal fluid (CSF) scanning: cisternography. Am J Roentgenol Radium Ther Nucl Med 110: 74-87, 1970

2 疾患別：SPECTの特徴と使い方

髄液循環障害

② 核医学検査による水頭症と低髄液圧症候群の評価

柴田 靖 *Yasushi SHIBATA* 筑波大学附属病院水戸地域医療教育センター／水戸協同病院脳神経外科

　前項（2章G①参照）では，radioisotope（RI）cisternographyの歴史と役割，方法，正常像を中心に述べた．本項は最も多い髄液循環障害であり，RI cisternographyがその役割を発揮する正常圧水頭症と低髄液圧症候群，髄液漏について，他の画像モダリティとの比較も含めて述べる．

I. 正常圧水頭症の評価

　CTやMRIがない時代では，水頭症の画像評価は気脳写とRI cisternographyしかなく，RI cisternographyは水頭症の診断に必須であった[1]．現在では必須ではないが，RI cisternographyは脳脊髄液の動態を直接に視覚評価できる画像診断方法であり，病態の理解，手術適応の判断などに有用であることに変わりはない．

　閉塞性水頭症では，閉塞部位をRIが通過しない．交通性水頭症では脳室逆流と全体のクリアランスを評価する．正常では脳室逆流は原則としてみられない．6時間までの早期に脳室逆流がみられ，その後，吸収，排泄される所見は早期脳室逆流（early ventricular reflux）とよばれ，交通性水頭症の初期所見と考えられるが，この所見のみではシャント手術の適応とはされない．6時間以降も脳室にトレーサーが貯留する場合は，脳室内停滞（ventricular stasis）とよばれ，治療が必要な水頭症の所見とされている．

　側脳室にRIが入ると側脳室の形である正面像でハート型，側面像でC字型を呈する．RI cisternographyは髄液循環の評価には有用であるが，脳室サイズの評価には適さないことは前項のRI cisternography総説に述べた．脳室サイズはCTやMRIなどの解剖画像で評価し，RI cisternographyは機能画像として髄液循環の評価のみに用いるべきである．正常では24時間で傍矢状静脈洞近傍に集まり，48時間で吸収されるが，交通性水頭症ではこのクリアランスが遅れる．

診断のポイント

髄注後 6 時間以降も脳室にトレーサーが貯留する場合は，脳室内停滞とよばれ，治療が必要な水頭症の所見である．側脳室に RI が入ると側脳室の形である正面像でハート型，側面像で C 字型を呈する．正常では 48 時間で吸収されるが，交通性水頭症ではこのクリアランスが遅れる．

水頭症の RI cisternography 所見は 5 型に分類が提唱されている[2]．Type Ⅰ は 24 時間で頭頂部まで RI が到達し，正常か閉塞性水頭症である．Type Ⅱ は RI の到達が遅れるが，脳室逆流がなく，加齢変化，脳萎縮でみられる．Type Ⅲ は一過性脳室逆流があり，24 時間で RI の頭頂部への到達を認めるものを Type Ⅲ A，認めないものを Type Ⅲ B と分けている．Type Ⅳ は 24 時間まで脳室逆流を認める．Type Ⅲ B 以上が水頭症であり，手術効果が期待できるとされている．RI cisternography と同時に SPECT/CT を施行した症例報告があり，RI 分布をより詳細に示すことができる[2]．

水頭症に対する脳血流 SPECT は必須の検査ではないが，特徴的な所見を呈する．脳室拡大を反映して，脳梁近傍やシルビウス裂近傍に血流低下が見られ，高位円蓋部の前頭葉，頭頂葉などに血流上昇がみられる[3, 4]．高位円蓋部の相対的血流上昇は convexity APPArent hyperperfusion（CAPPAH）sign とよばれ，正常圧水頭症に特徴的な所見とされている[5]．通常の脳血流 SPECT の統計解析画像では血流低下部位を検出するが，血流増加部位の解析は行わないことが多く，水頭症ではこの解析も含めて行うべきである．

診断のピットフォール

通常の脳血流 SPECT の統計解析画像では血流低下部位を検出するため，血流増加部位の解析は行わないことが多く，水頭症ではこの解析も含めて行うべきである．

CT cisternography は，ヨード造影剤を髄注して経時的に頭部 CT を撮像する方法である．RI cisternography よりも撮像断面の空間解像度は上がり，CT 値を測定すれば定量評価が可能である．しかし撮像断面が限られ，被曝する欠点がある．CT cisternography と RI cisternography を比較した文献では，多くの症例で同様の所見を示したが，全体の流れの評価は RI cisternography のほうがわかりやすく，脳室逆流などの局所の評価は CT cisternography がより有用と報告している[6]．

Gadolinium 造影剤を髄注した MR cisternography も報告されており，1mL の髄注では副作用や合併症はなかったとされている[7]．正常圧水頭症，特にシャント手術が有効であった症例群では脳室逆流，停滞が 24〜48 時間後までみられ，診断と

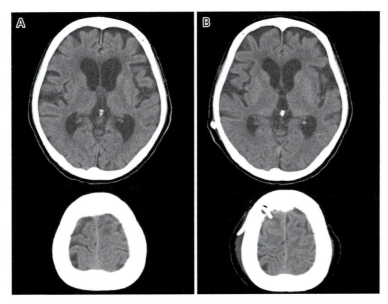

図1 脳室腹腔シャント前（A）と後（B）のCT

シャント手術の適応決定に有用と報告しているが，RI cisternography との比較はされていない．被曝はなく，解像度も良好であるが，撮像時間が長い，ペースメーカーや閉所恐怖症など，MRの撮像に問題がある症例ではMR撮像は困難である．

II．症例提示

①症例1：84歳女性

乳がんで治療歴があるが，再発は見られていない．2年前から徐々に歩行障害，尿失禁があり，CTで脳室拡大と disproportionately enlarged subarachnoid hydrocephalus（DESH）を認めた（図1）．HDS-Rでは，28/30点満点の28点と認知機能は比較的保たれていた．MRIでは脳室拡大と脳室周囲高信号域（periventricular hyperintensity：PVHI）と年齢相当の脳萎縮と虚血性変化を認め，MRAではほぼ正常であった（図2）．

Tap test により歩行の改善を認めた．RI cisternography では RI 髄注後6時間で両側シルビウス裂の lateral routes と大脳半球間裂の central routes は描出されたが，両側側脳室への脳室逆流を認めた（図3）．RI 髄注後24時間の撮像では，RIは上矢状静脈洞付近に達せず，48時間後でも上矢状静脈洞付近以外にも多くのRIの残存を認め，両側側脳室内のRI集積は48時間まで継続した（図3）．脳室逆流と吸収遅延の所見より，正常圧水頭症と診断した．脳室腹腔シャント（VP shunt）手術を行

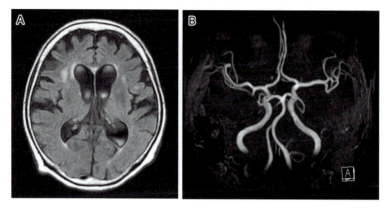

図2 MRI（FLAIR，A）とMRA（B）

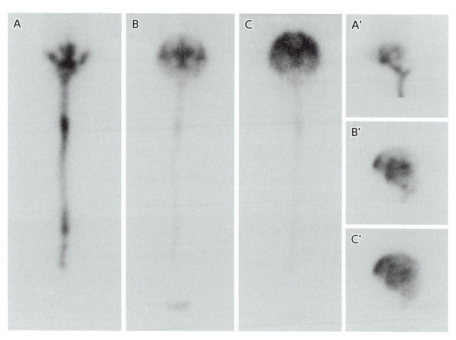

図3 RI cisternography，RI 髄注後6時間後（A），24時間後（B），48時間後（C）

い，術後には脳室サイズも縮小し（図1），症状も改善した．

②症例2：90歳代の女性

認知症，歩行障害，尿失禁にて発症した．CTでは全体的な脳室拡大，脳室周囲低吸収域（periventricular lucency：PVL）と頭頂部での脳溝の狭小化 DESH を認めた（図4）．^{123}I-IMP による術前の脳血流 SPECT では，両側シルビウス裂近傍の血流低下と両側頭頂部に脳血流上昇を示す CAPPAH sign を示した（図5）．解析ソフトである 3D imentional stereotactic surface

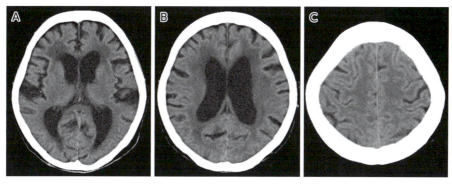

図4 術前CT

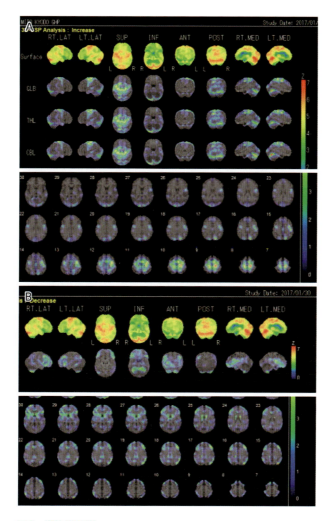

図5 術前SPECT
A：血流増加，B：血流減少

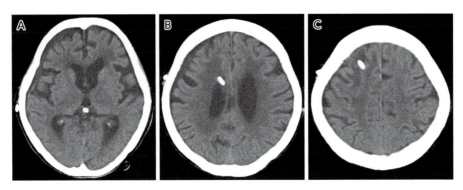

図6　術後CT

projections（3D-SSP）では，下段の断層画像と上段の皮質画像が評価できる．特に外側面と内側面の皮質血流を矢状像で示す上段の画像が，CAPPAH sign の検出には有用である．

　Tap test で臨床症状の改善を認めたため，特発性正常圧水頭症と診断した．全身麻酔下に脳室腹腔シャント術を行い，術後1週間の CT で脳室拡大は改善し（図6），脳血流 SPECT では，両側シルビウス裂近傍の血流低下も CAPPAH sign も改善した（図7）．臨床症状も改善がみられ，自宅退院した．

Ⅲ．低髄液圧症候群，髄液漏の評価

　硬膜外に RI が漏れていることを画像で示せば，髄液漏と診断できる．脊髄硬膜外へ多発性に漏出し，早期に膀胱へ貯留する RI cisternography 像は Christmas tree appearance と呼ばれる[8]．Sugino らは低髄液圧症候群の7例に RI cisternography を行い，全例で髄液漏を検出し，2週間以上の安静によって症状も RI cisternography 所見も改善したと報告している[9]．RI cisternography の感度は高いが，ガンマ線の散乱により解像度が低いため，髄液漏の所見は不明確となりやすく，特に読影に慣れていないと所見を見逃し診断できない．

　また定性画像であるため，ウインドウのレベルや幅を調整することにより，異常の検出力も変化する．アーチファクトを髄液漏と誤診する可能性もある．早期の尿中排泄や頭蓋内へ移行しない所見は脊椎での髄液漏を示唆する所見とされるが，直接的に髄液漏を示しておらず，他の原因の可能性もある．これらを改善するために定量評価の試みがわが国から報告されている[10,11]．Moriyama らは低髄液圧症候群が疑われる57例に RI cisternography を行い，2.5から24時間で髄液腔の RI 活性を測定した[10]．

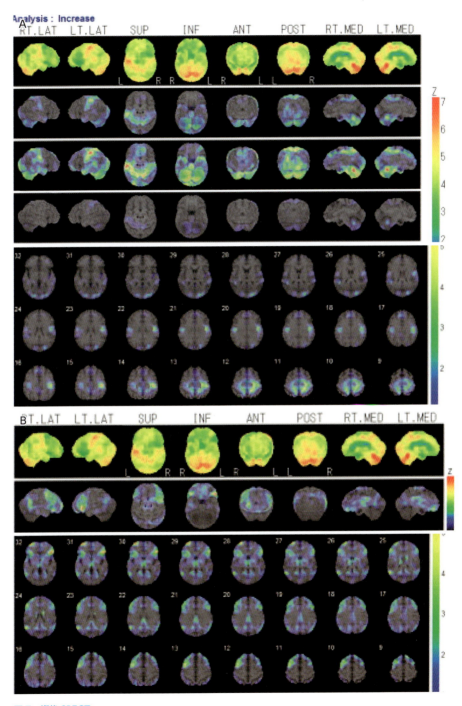

図7　術後 SPECT
A：血流増加，B：血流減少

髄液漏を認めない症例では RI 活性は指数関数で減衰したが，髄液漏が認められる 25 例では早い相と遅い相の 2 相性で減衰し，早い相が漏出によるものとしている．

RI のクリアランスは年齢にも依存するため，年齢補正が必要であろうと著者らも指摘している．Horikoshi らは低髄液圧症候群と診断した 3 例に硬膜外ブラッドパッチを行う前後で RI cisternography を行い，髄液腔全体の RI 活性の変化を測定した[11]．3 例とも起立性頭痛などと，造影 MRI で硬膜のびまん性造影などの低髄液圧症候群に特徴的な臨床症状，画像所見を示している．治療前の RI cisternography では髄液漏は 2 例のみに認めている．髄液腔全体の RI 活性は治療前は 6 時間で 50% に，24 時間で 20% に低下したが，治療後は 6 時間では 90%，24 時間でも 70% であり，漏出の治癒によりクリアランスが遅延し，定量評価は定性評価を補うと結論している．

MR myelography は造影剤も腰椎穿刺も不要で，被曝もない．Matsumura らは MR myelography で髄液漏が検出できることを報告してきた[12, 13]．低髄液圧症候群で脊椎での髄液漏が疑われる 15 例に MR myelography と RI cisternography を行い，両者の所見を比較した読影実験では MR myelography の感度は 80〜86.7% であり，RI cisternography の感度は 93.3%

であった[14]．両者とも感度は良好であるが，RI cisternography のほうが良好であり，読影能力によるところが大きいと思われる．RI cisternography は経時的撮像により動態をみるものであるが，MR myelography は静止画である．また MR myelography は髄液以外の静脈や囊胞などの水分も高信号に描出するので，読影には注意が必要である．またペースメーカーや閉所恐怖症など MR が撮像できない症例ももちろん存在する．

最近では RI cisternography をしながら SPECT/CT の融合画像を作成し，髄液漏の部位を特定できたとする報告もある[15]．

RI cisternography は腰椎穿刺が必要で，被曝もあるが，髄液の動態を数日にわたり直接に画像として確認できる唯一の方法である．アーチファクトもあり，基本的に定性画像であり，また定量評価は容易ではないが，最大の問題点は読影に経験を有することである．MR などの非侵襲的検査で評価できるものは，それが望ましいが，RI cisternography でなければ評価できない髄液循環が存在する．現代の臨床医が，RI cisternography の適応，利点をよく理解し，読影に経験を積むことにより，この検査の意義を御理解いただき，さらに活用していただきたい．

■ まとめ

① 水頭症の脳血流 SPECT では，脳梁近傍やシルビウス裂近傍に血流低下がみられ，高位円蓋部の前頭葉，頭頂葉などに血流上昇がみられる．これは CAPPAH sign とよばれ，正常圧水頭症に特徴的な所見とされている．

② 脊髄硬膜外へ多発性に漏出し，早期に膀胱へ貯留する RI cisternography 像は Christmas tree appearance とよばれ，髄液漏の特徴的所見である．

③ RI cisternography は感度良好であるが解像度が低くアーチファクトもあるため読影には習熟が必要で，定量評価や他の画像所見と組み合わせで行う．

引用・参考文献

1) James AE, Jr., DeLand FH, Hodges FJ, 3rd, Wagner HN, Jr.: Normal-pressure hydrocephalus. Role of cisternography in diagnosis. Jama 213 : 1615-22, 1970

2) Thut DP, Kreychman A, Obando JA: 111In-DTPA Cisternography with SPECT/CT for the Evaluation of Normal Pressure Hydrocephalus. J Nucl Med Technol 42: 70-4, 2014

3) Ishii K, Hashimoto M, Hayashida K, et al: A Multicenter Brain Perfusion SPECT Study Evaluating Idiopathic Normal-Pressure Hydrocephalus on Neurological Improvement. Dement Geriatr Cogn Disord 32:1-10, 2011

4) Sasaki H, Ishii K, Kono A, et al: Cerebral perfusion pattern of idiopathic normal pressure hydrocephalus studied by SPECT and statistical brain mapping. Ann Nucl Med 21: 39-45, 2007

5) 徳田隆彦：髄液の産生・吸収障害と特発性正常圧水頭症の新しい画像診断．臨床神経 54: 1193-6, 2014

6) Tamaki N, Kanazawa Y, Asada M, et al: Comparison of cerebrospinal fluid dynamics studied by computed tomography (CT) and radioisotope (RI) cisternography. Neuroradiology 16: 193-8, 1978

7) Algin O, Hakyemez B, Ocakoglu G, et al: MR cisternography: is it useful in the diagnosis of normal-pressure hydrocephalus and the selection of"good shunt responders"? Diagn Interv Radiol 17: 105-11, 2011

8) Rando TA, Fishman RA: Spontaneous intracranial hypotension: report of two cases and review of the literature. Neurology 42: 481-7, 1992

9) Sugino T, Matsusaka Y, Mitsuhashi Y, et al: Intracranial hypotension due to cerebrospinal fluid leakage detected by radioisotope cisternography. Neurol Med Chir (Tokyo) 40: 404-7, 2000

10) Moriyama E, Ogawa T, Nishida A, et al: Quantitative analysis of radioisotope cisternography in the diagnosis of intracranial hypotension. J Neurosurg 101: 421-6, 2004

11) Horikoshi T, Ikegawa H, Uchida M, et al: Tracer Clearance in Radionuclide Cisternography in Patients with Spontaneous Intracranial Hypotension. Cephalalgia 26: 1010-5, 2006

12) Matsumura A, Anno I, Kimura H, et al: Diagnosis of spontaneous intracranial hypotension by using magnetic resonance myelography. J Neurosurg 92: 873-6, 2000

13) Matsumura A, Anno I, Nose T, et al: Intracranial hypotension. J Neurosurg 95: 914-6, 2001

14) Yoo H-M, Kim SJ, Choi CG, et al: Detection of CSF Leak in Spinal CSF Leak Syndrome Using MR Myelography : Correlation with Radioisotope Cisternography. AJNR Am J Neuroradiol 29: 649-54, 2008

15) Novotny C, Potzi C, Asenbaum S, et al: SPECT/CT Fusion Imaging in Radionuclide Cisternography for Localization of Liquor Leakage Sites. J Neuroimaging 19: 227-34, 2009

2 疾患別：SPECTの特徴と使い方

H 精神疾患

① 統合失調症（SZ）

太田 深秀 *Miho OTA* 筑波大学医学医療系精神医学

I．はじめに

統合失調症（schizophrenia：SZ）の診断は現状，臨床症状から成されており，確固たる生物学的指標は見つかっていない．これまでにプレパルス抑制検査や眼球運動検査などを用いた検討や，唾液や血液，脳脊髄液中のマーカー分子の探索などが行われたものの，いまだ一定の見解を得たものはない．近年のneuroimaging研究の発展に伴い，統合失調症の脳局所の構造や機能に関する病態が明らかにされつつあり，PETやSPECT，脳磁図（MEG），機能性（functional）MRIなどで明らかとなるような脳の神経活動性の異常が，まだ研究レベルではあるが，統合失調症の診断の補助として役立つこともある．2014年4月には，近赤外線分光法（near-infrared spectroscopy：NIRS）検査が保険適用となっている．この項では，統合失調症に特徴的なSPECT上の所見などについて言及する．

II．症状：臨床現場でみる統合失調症

統合失調症は，思考や感情などがまとまりにくくなるといった症状が緩徐進行性に認められる疾患であり，一部の患者では幻覚や妄想，ひどくまとまらない言動などの症状が認められる．また，統合失調症が長期化すると，徐々に社会的引きこもりや感情の平板化などの陰性症状が目立つようになる．有病率はおよそ100人に1人弱と言われており，性差はあまり認めない．統合失調症の原因はいまだ明らかとなっておらず，遺伝的な要因に加えて，神経伝達物質のバランスの障害に伴う脳の構造や働きの微妙な異常と，心理社会的なストレスなど環境因子の相互作用が原因と考えられている．

統合失調症における脳形態変化について，これまでに多くの知見が集積されている．統合失調症では，発症する前段階であるARMS（at risk mental state）において，頭頂葉や側頭葉などを中心とした疾患特異

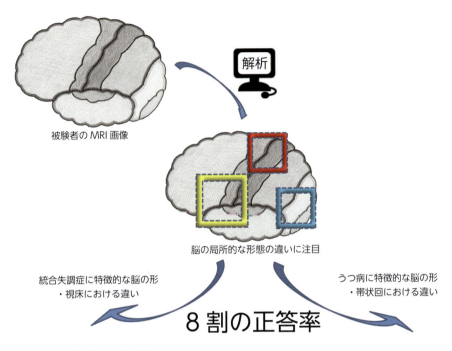

図1　疾患鑑別補助ツールの仕組み

的な脳形態変化がすでに生じていることが知られており[1,2]，その後も大脳の変化は加速度的に進行し，障害の領域も頭頂葉など後方から始まっていたものが，前頭葉や側頭葉などの障害が際立つように変わってくる[3]．慢性期の統合失調症における脳形態変化についての研究はすでに幅広く行われており，古くはCTを用いた研究によって側脳室が開大することが指摘されており[4]，メタアナライシスでも両側前頭前野，内側前頭葉，両側島，両側側頭回などの灰白質の萎縮や側脳室の拡大などが認められる[5,6]．一方，後頭葉など統合失調症ではあまり変化をきたさない領域についての知見も集積されている．

これら慢性期の統合失調症に特徴的な局所脳形態の変化パターンを用いた統合失調症の診断補助ツールや，うつ病と統合失調症のそれぞれの疾患特異的な局所脳形態の変化パターン分析による疾患鑑別補助ツールなどが開発されている[7,8]（図1）．近年注目されている機械学習による判別分析を応用することで，この領域は今後飛躍的に鑑別精度を上昇させていくものと考えられる．

また，統合失調症初期における微細な構造変化でも感知できるようなシステムを構築できれば，疾患の早期発見につながる．統合失調症では発症から治療開始までの期間，

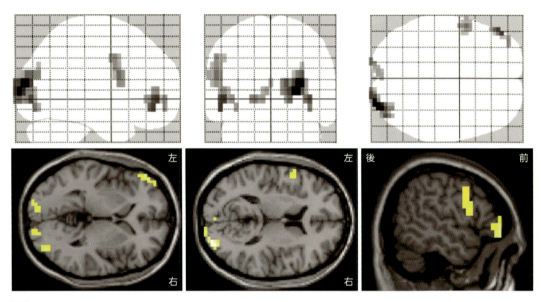

図2
統合失調症患者と健常被験者との局所脳血流の違いを arterial spin labeling により算出した結果，統合失調症群では左前頭前野領域と両側後頭葉領域に血流の低下を認めた．

精神病未治療期間（duration of untreated psychosis：DUP）が短いほど予後が良いことが知られており[9]，早期発見を可能にする検査法の開発は必需である．

Ⅲ．鑑別／診断と SPECT
①局所脳血流量の変化

統合失調症の局所脳血流変化パターンについて最初に報告した論文では，慢性期統合失調症患者20名に対して大脳を活性化させるような課題を行う前後で，^{133}Xe-inhalation tomography を行い，その血流量の変化パターンを検討した[10]．この結果，慢性期高齢統合失調症群では前頭葉部分の血流が増加しない（hypofrontality）ことが指摘された．その後，統合失調症における安静時の hypofrontality や活性化試験中の hypofrontality などの確認実験がなされ，統合失調症において hypofrontality が認められたとする報告がある[11-13]（図2）．

一方，統合失調症群において血流低下は認められなかったとする報告[14-16]や，慢性期の統合失調症群では前頭葉部分の血流低下が認められたものの，陽性症状が目立つ群は血流が保たれていたとする報告[17]もあり，一定の見解を得ていない．これらの原因として治療薬による脳血流への影響の違い，被験者群の罹病期間や臨床症状の違いなどが挙げられた．

統合失調症では，慢性期であるか初発エ

ピソードであるかで脳血流変化パターンが異なることが知られており，Kanaharaらによれば慢性期の統合失調症および初回エピソードの統合失調症と健常者を比較した際には，統合失調症群で前頭前野や内側前頭葉の血流低下を認めたが，初回エピソードの統合失調症群と比較して慢性期の統合失調症群において血流程度がより高度に認められたと報告している[18]．ほかにも罹病期間と両側中前頭葉，左側頭葉，右島部分の局所脳血流量との間に相関を認めたとする報告もある[19]．

②中枢神経刺激薬に対する過敏性

このほかにも核医学的方法論の問題として，SPECTで用いられる核種の多様性（^{123}I-IMP，^{99m}Tc-HMPAO，^{99m}Tc-ECDなど）やSPECT情報の標準化方法の違いなどが挙げられた．

ちなみに，研究用に使用されるPET・SPECT製剤に，ドパミンD_2受容体測定用リガンド［^{11}C］racloprideや［^{18}F］fallypride，［^{123}I］IBZMというものがある．これらのリガンドは内在性のドパミンとの拮抗により結合能が変化するため，間接的ではあるがシナプス間隙のドパミン量の増減を測定することが可能である．統合失調症ではアンフェタミンなどの中枢神経刺激薬に対して過敏性を呈することが多く，少ない中枢神経刺激薬でより多くのドパミンが放出さ

れることが知られている[20]．

この統合失調症の中枢神経刺激薬に対する過敏性を臨床診断に応用すべく，臨床で用いられている中枢神経刺激薬であるメチルフェニデートを用いたPET研究が統合失調症モデルラットを対象に行われている[21]（図3）．まずラットに対してメチルフェニデートを投与する前後で［^{18}F］fallyprideを用いたPET検査を行い，ドパミンD_2受容体の密度を測定する．メチルフェニデート投与後に減少したドパミンD_2受容体の密度を，内在性の放出されたドパミン量の相対値とする．その後，統合失調症モデルラットに対して同様の検査を行い，放出されたドパミン量を比較すると，健常モデルラットと比較して統合失調症モデルラットで有意な放出量の増加が確認された．このことから，アンフェタミンなどで明らかとなっていた統合失調症における中枢神経刺激薬に対する過敏性が，メチルフェニデートにおいても再現可能であることが明らかとなった．

Ⅳ. 治療とSPECT

これまでに統合失調症を対象とした脳血流研究から，臨床症状と脳血流量が関連している局所脳領域が報告されており，陽性症状と基底核領域，右視床の局所脳血流量との間に正の相関を認めたとする報告や[22]，

脳SPECTパーフェクトガイド　279

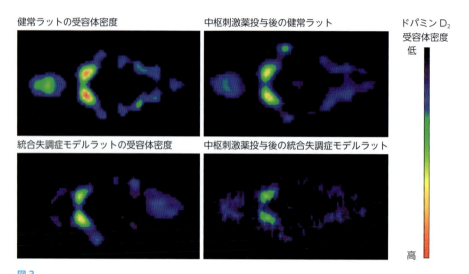

図3
統合失調症モデルラットでは健常ラットと比較して，中枢刺激薬投与によって多くのドパミンが分泌されるため，中枢刺激薬の投与前後での変化量が大きい．

陰性症状と左前頭葉眼窩面や上前頭葉領域の脳血流と負の相関を示した報告がある[23]．近年では核医学的な手法によらない，MRIの技術を用いた脳血流測定方法であるarterial spin label（ASL）の技術も発展しており，このASLを用いた検討では，陰性症状と両側上側頭回，右楔部，左角回，左中後頭葉，左中・下前頭前野，帯状回の血流量との間に負の相関が，陽性症状と両側中心前回，右中前頭前野，両側上前頭葉部の脳血流量とに負の相関が，陽性症状と両側帯状回と半卵円部分の血流量とに正の相関が認められたという[24]．

思路障害について検討した報告では，前頭前野や側頭頂葉領域の局所脳血流量との間の正の相関を明らかにしている[25]．妄想について検討した研究では，妄想の消退に伴い側頭頭頂葉領域の血流の改善を確認したものや[26,27]，左側頭後頭部分の血流量と妄想との関連を明らかにした報告がある[19]．

またKasaiらは音楽性幻聴出現時に右の聴覚野領域の局所脳血流量が増大したことを^{99m}Tc-ECDを用いたSPECTにより報告しており[28]，functional MRIを用いた研究でも同様の結果を得ている[29]．

クロザピンによる治療前後で^{99m}Tc-ECDを施行した研究では，治療によって陽性症状や陰性症状といった臨床症状の改善に加えてhypofrontalityの改善を認めたほか，陰性症状の重症度とhypofrontalityとの関連も明らかとしている[30]．

これらの研究には横断研究も一部含まれ

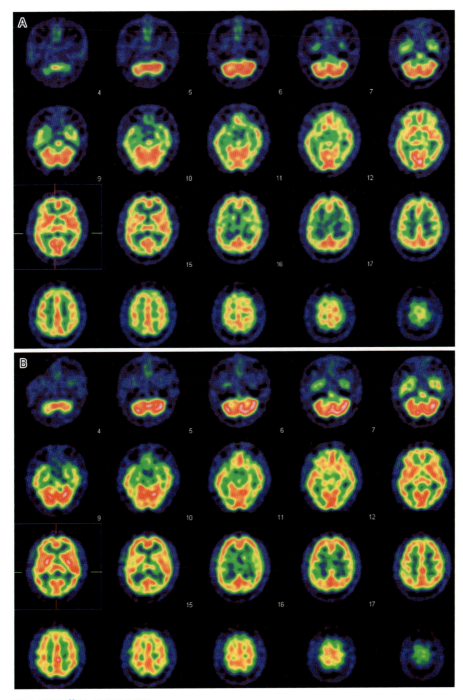

図4 症例：^{99m}Tc-ECD SPECT
A：治療前の安静時，B：治療後の安静時．

ており，すべてが縦断的に血流と臨床症状との間の関連を検討したものではないが，症状の消長に伴い，変化し得る局所脳血流が state maker として利用し得るのではないかと期待される．

V. 症例提示

① 30歳，陰性症状が顕著な統合失調症の男性

内服調整を目的に入院となった．入院時の安静時 SPECT では前頭葉領域の血流低下が認められているが，治療後の SPECT で同領域の血流の改善が認められた（図4）．

■ まとめ ■

統合失調症における局所脳血流の特徴として，次の点が挙げられる．

①前頭前野や内側前頭葉，島や側頭上回などの血流変化が認められる．

②統合失調症の臨床症状によって，血流が増悪する領域と低下する領域がある．また，これらは治療により可逆的に変化する．

③治療中の統合失調症では，抗精神病薬による血流変化を念頭に置く必要がある．

引用・参考文献

1) Borgwardt SJ, Riecher-Rossler A, Dazzan P, et al: Regional gray matter volume abnormalities in the at risk mental state. Biol Psychiatry 61: 1148-56, 2007

2) Job DE, Whalley HC, Johnstone EC, et al: Grey matter changes over time in high risk subjects developing schizophrenia. Neuroimage 25: 1023-30, 2005

3) Thompson PM, Vidal C, Giedd JN, et al: Mapping adolescent brain change reveals dynamic wave of accelerated gray matter loss in very early-onset schizophrenia. Proc Natl Acad Sci USA 98: 11650-5, 2001

4) Johnstone EC, Crow TJ, Frith CD, et al: Cerebral ventricular size and cognitive impairment in chronic schizophrenia. Lancet 2: 924-6, 1976

5) Ellison-Wright I, Glahn DC, Laird AR, et al: The anatomy of first-episode and chronic schizophrenia: an anatomical likelihood estimation meta-analysis. Am J Psychiatry 165: 1015-23, 2008

6) Glahn DC, Laird AR, Ellison-Wright I, et al: Meta-analysis of gray matter anomalies in schizophrenia: Application of anatomic likelihood estimation and network analysis. Biol Psychiatry 64: 774-81, 2008

7) Ota M, Sato N, Ishikawa M, et al: Discrimination of female schizophrenia patients from healthy women using multiple structural brain measures obtained with voxel-based morphometry. Psychiatry Clin Neurosci 66: 611-7, 2012

8) Ota M, Ishikawa M, Sato N, Hori H, et al: Discrimination between schizophrenia and major depressive disorder by magnetic resonance imaging of the female brain. J Psychiatr Res 47: 1383-8, 2013

9) Perkins DO, Gu H, Boteva K, et al: Relationship between duration of untreated psychosis and outcome in first-episode schizophrenia: a critical review and meta-analysis. Am J Psychiatry 162: 1785-804, 2005

10) Ingvar DH, Franzén G: Abnormalities of cerebral blood flow distribution in patients with chronic schizophrenia. Acta Psychiatr Scand 50: 425-62, 1974

11) Sachdev P, Brodaty H, Rose N, et al: Regional cerebral blood flow in late-onset schizophrenia: a SPECT study using 99mTc-HMPAO. Schizophr Res 27: 105-17, 1997

12) Gonul AS, Kula M, Eşel E, et al: A Tc-99m HMPAO

SPECT study of regional cerebral blood flow in drug-free schizophrenic patients with deficit and non-deficit syndrome. Psychiatry Res 123: 199-205, 2003

13) Ota M, Ishikawa M, Sato N, et al: Pseudo-continuous arterial spin labeling MRI study of schizophrenic patients. Schizophr Res 154: 113-8, 2014

14) Cohen MB, Lake RR, Graham LS, et al: Quantitative iodine-123 IMP imaging of brain perfusion in schizophrenia. J Nucl Med 30: 1616-20, 1989

15) Dousse M, Mamo H, Ponsin JC, et al: Cerebral blood flow in schizophrenia. Exp Neurol 100: 98-111, 1988

16) Mathew RJ, Duncan GC, Weinman ML, et al: Regional cerebral blood flow in schizophrenia. Arch Gen Psychiatry 39: 1121-4, 1982

17) Bajc M, Medved V, Basic M, et al: Cerebral perfusion inhomogeneities in schizophrenia demonstrated with single photon emission computed tomography and Tc99m-hexamethylpropyleneamineoxim. Acta Psychiatr Scand 80: 427-33, 1989

18) Kanahara N, Shimizu E, Sekine Y, et al: Does hypofrontality expand to global brain area in progression of schizophrenia?: a cross-sectional study between first-episode and chronic schizophrenia. Prog Neuropsychopharmacol Biol Psychiatry 33: 410-5, 2009

19) Abou-Saleh MT, Karim L, Hamdi E, et al: Single-photon emission tomography with 99mTc-labelled hexamethyl propylene amine oxime in Arab patients with schizophrenia. Nordic Journal of Psychiatry 53: 49-54, 1999

20) Laruelle M, Abi-Dargham A, van Dyck CH, et al: Single photon emission computerized tomography imaging of amphetamine-induced dopamine release in drug-free schizophrenic subjects. Proc Natl Acad Sci USA 93: 9235-40, 1996

21) Ota M, Ogawa S, Kato K, et al: Methamphetamine-sensitized rats show augmented dopamine release to methylphenidate stimulation: a positron emission tomography using [18F] fallypride. Psychiatry Res 232: 92-7, 2015

22) Vita A, Bressi S, Perani D, et al: High-resolution SPECT study of regional cerebral blood flow in drug-free and drug-naive schizophrenic patients. Am J Psychiatry 152: 876-82, 1995

23) Wang CS, Yang YK, Chen M, et al: Negative symptoms and regional cerebral blood flow in patients with schizophrenia: a single photon emission computed tomography study. Kaohsiung J Med Sci 19: 464-9, 2003

24) Pinkham A, Loughead J, Ruparel K, et al: Resting quantitative cerebral blood flow in schizophrenia measured by pulsed arterial spin labeling perfusion MRI. Psychiatry Res 194: 64-72, 2011

25) Horn H, Federspiel A, Wirth M, et al: Structural and metabolic changes in language areas linked to formal thought disorder. Br J Psychiatry 194: 130-8, 2009

26) Ota M, Mizukami K, Katano T, et al: A case of delusional disorder, somatic type with remarkable improvement of clinical symptoms and single photon emission computed tomograpy findings following modified electroconvulsive therapy. Prog Neuropsychopharmacol Biol Psychiatry 27: 881-4, 2003

27) Wada T, Kawakatsu S, Komatani A, et al: Possible association between delusional disorder, somatic type and reduced regional cerebral blood flow. Prog Neuropsychopharmacol Biol Psychiatry 23: 353-7, 1999

28) Kasai K, Asada T, Yumoto M, et al: Evidence for functional abnormality in the right auditory cortex during musical hallucinations. Lancet 354: 1703-4, 1999

29) van de Ven VG, Formisano E, Röder CH, et al: The spatiotemporal pattern of auditory cortical responses during verbal hallucinations. Neuroimage 27: 644-55, 2005

30) Sharafi M: Comparison of Classical and Clozapine Treatment on Schizophrenia Using Positive and Negative Syndrome Scale of Schizophrenia (PANSS) and SPECT Imaging. Int J Med Sci 2: 79-86, 2005

2 疾患別：SPECTの特徴と使い方

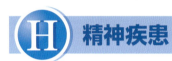 精神疾患

② 気分障害（大うつ病性障害，双極性障害）

太田 深秀 Miho OTA 筑波大学医学医療系精神医学

Ⅰ．はじめに

わが国における自殺者数は2万人を超えているが，それらは高い割合で気分障害（mood disorder）を呈していたと考えられている．しかしながら現在のところ，うつ病（depression）や双極性障害（bipolar disorder）の診断や重症度の評価は患者との面接を主体に行われており，客観的診断・評価法の開発が求められている．これまでに唾液中アミラーゼの検査やフリッカー試験，デキサメサゾン抑制試験，脳磁図を用いた聴性定常反応検査，近赤外線分光法（near-infrared spectroscopy：NIRS）検査などが他覚的検査として注目されてきたが，いずれも高い判別率をもつに至っていない．

これまでの脳機能画像研究から，大うつ病性障害や双極性障害においてみられる局所脳機能変化の知見が集積されている．この項では，大うつ病性障害（major depressive disorder）や双極性障害に特徴的なSPECT上の所見などについて紹介する．

Ⅱ．症状：臨床現場でみる大うつ病性障害と双極性障害

大うつ病性障害とは2週間以上のほとんど1日中，ほとんど毎日の抑うつ気分，意欲・興味の低下，不安焦燥，集中力の低下，倦怠感，食欲の変化，睡眠障害，希死念慮などを特徴とした精神疾患である．もし，うつ病エピソードに加えて気分の異常かつ持続的な高揚，自尊心の肥大，睡眠要求の減少，観念奔走といった躁状態や軽躁状態のエピソードが存在すれば，診断は双極性障害となる．

大うつ病性障害の障害有病率は男性が5～12％，女性が10～25％ほどと考えられており，女性のほうが高い有病率となっている．双極性障害はⅠ型が0.4～1.6％，Ⅱ型が0.5％ほどの障害有病率と考えられており，双極Ⅰ型障害は男女でほぼ同じ頻度，双極Ⅱ型障害は男性よりも女性に多い可能性があるとされている．

双極性障害も最初の症状がうつ病エピ

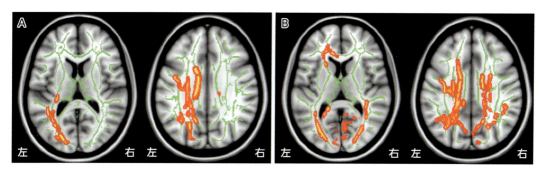

図1
A：非定型の特徴を伴う大うつ病性障害患者群で障害されている神経線維．
B：メランコリーの特徴を伴う大うつ病性障害患者群で障害されている神経線維．
非定型の特徴を伴う大うつ病性障害患者群では左前頭後頭束，左内包後脚，左ト縦束や脳梁のFA値が健常者群と比較して低下していた．なおメランコリーの特徴を伴う大うつ病性障害患者群では両側前頭後頭束，両側上縦束や脳梁のFA値が健常被験者群と比較して低下していたが，大うつ病性障害の2群の間には有意な違いは認められなかった．

ソードであることが多く，その場合には躁状態や軽躁状態のエピソードの確認をもって，診断名が大うつ病性障害から双極性障害へ変更となる．大うつ病性障害も診断上，下位分類が設けられており，臨床症状に対応してメランコリータイプ，精神病性の特徴を伴うタイプ，緊張病を伴うタイプ，非定型タイプなどが併記される．しかし，うつ病相を繰り返す大うつ病性障害ではうつ病相ごとに臨床症状が異なり，下位分類がそのつど異なるといったことが起こり得る．メランコリー型と非定型大うつ病性障害の2群を対象に，拡散テンソル画像を用いて疾患特異的な大脳形態の変化の有無を検討した報告では，2群の間に有意な差は認められなかったとしている[1]（図1）．

大うつ病性障害の脳形態の変化をMRIで検討した研究では，前頭前野や前頭葉眼窩回，帯状回，側頭葉や海馬，線条体の容量変化などが多数報告されている[2-5]．双極性障害における脳形態変化の研究では，前頭葉眼窩面や帯状回前部，扁桃体や海馬における変化を指摘しているものが多い[6-9]．これまでに前頭葉眼窩面から帯状回前部における，これら2疾患の特徴的形態変化についての検討が行われており，大うつ病性障害患者ではsubgenual cingulate cortexの萎縮が認められるものの，双極性障害ではsubgenual cingulate cortexの萎縮が目立たない．一方，双極性障害ではsubcallosal cingulate cortex部分の萎縮が認められたと報告している[10,11]．

III．鑑別／診断とSPECT
①局所脳血流量の変化

大うつ病性障害を対象に，脳血流量の変

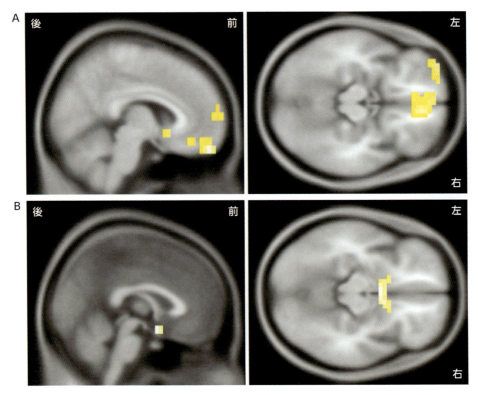

図2 ASLを用いた脳血流評価
A：大うつ病性障害患者群では，健常被験者群と比較して内側前頭葉，梁下野，左前頭葉領域の血流低下が認められた．
B：大うつ病性障害患者群では，脳全体に変化をきたし得る統合失調症患者群と比較しても，梁下野における血流低下が有意に認められた．

化を検討したSPECTやPETの研究では前頭葉や側頭葉，頭頂葉の血流低下が指摘されている[12-14]．大うつ病性障害のPET研究を対象にした，脳血流量や脳糖代謝比のレビューでも前頭葉や帯状回，基底核領域の低下，特に精神運動制止の強い症例における前頭前野の低下を指摘している[15]．核医学的手法によらないMRIによる脳血流測定方法である，arterial spin labeling（ASL）を用いた検討でも，前頭葉[16,17]や帯状回前部[18-20]などの血流低下をしていたものがあるが(図2A)，一方で大うつ病性障害では血流が変化していないとする報告もみられている[21]．ちなみに大うつ病性障害と統合失調症患者のASLで測定した脳血流画像を比較した報告では，大うつ病性障害よりも全脳で強い脳血流変化をきたし得る統合失調症患者と比較しても，大うつ病性障害患者群では梁下野の血流低下が有意に低下していたと報告している[19] (図2B)．

双極性障害ではGonulらがPET・SPECTによる脳血流検査についてまとめており[22]，[18]F-FDGを用いたPET研究では，うつ状態の双極性障害患者では，前頭葉の脳糖代謝率低下および腹側帯状回前部での脳糖代謝の上昇が認められたとしている．うつ状態の双極性障害患者を対象に行ったSPECTによる脳血流検査の研究では，血流の低下は認められなかったと報告しているものもあるが，これらの報告はいずれも対象数が10人に満たない小規模の研究であり，統計上有意にならなかった可能性がある[23,24]．

一方，躁状態や軽躁状態を対象としたPETや機能的（functional）MRIによる研究では，前頭前野背外側部や前頭葉眼窩面の活動低下のほか，帯状回前部の背側部分の活動上昇が明らかにされている．双極性障害患者の兄弟を対象に行った[15O]waterによる脳血流PET検査でも，帯状回前部の背側部分の血流上昇と前頭葉眼窩面の血流低下が明らかにされており，疾患に関連したtraitな変化であろうと推測されている[25]．

しかしながら，双極性障害の初期症状は大うつ病性エピソードであることが非常に多いため，初回エピソードの大うつ病性障害患者のなかにはその後，双極性障害と診断が変更となるケースが存在する．初発，未治療の患者を対象とした研究は非常に有意義であるが，SPECTによる横断的な疾患鑑別ではそのことに留意する必要がある．

②脳室内温度との関連

ちなみに，近年脳画像研究では水分子の運動に着目した撮影法である，拡散テンソル画像が注目されている．基本的には脳内の水分子の移動が，神経突起などの脳内の微小脳構造によって制限を受ける様を画像化し，神経走行などを画像化するのに用いられる．これを用いて，脳室内の水分子の運動量から，脳室内の温度を非侵襲的に測定することが可能となった．脳内の温度は，神経活動に伴う発熱や脳血管を介した放散などによって，ある程度一定に保たれている（図3）．しかし，統合失調症では温度調節の障害がしばしば指摘されていることから，脳室内温度と局所脳血流量との関連について統合失調症患者，双極性障害患者，健常群の3群間での違いを検討した[26]．その結果，双極性障害や健常群では温度と脳血流との間に正の相関が認められたが，統合失調症群では温度と脳血流との関連に障害が認められた（図3）．このことから，統合失調症における脳内の温度調整機能の障害が示唆された．

Ⅳ． 治療とSPECT

大うつ病性障害を対象とした縦断的研究

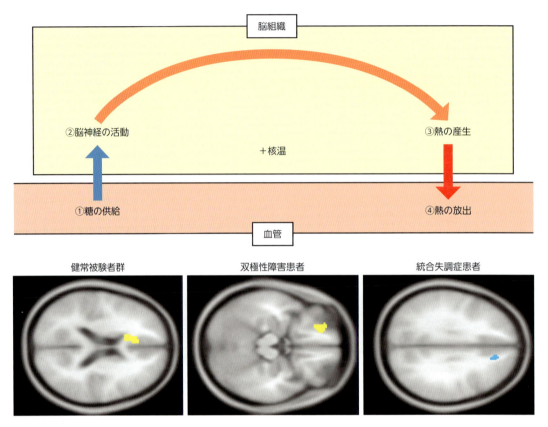

図3
健常群，双極性障害患者群では脳室内温度と脳血流との間に正の相関が保たれていた（黄色部）が，統合失調症群では温度と血流との相関が障害されていた（青色部）．

から，うつ症状の改善に伴い脳血流量は回復すると報告しているものは多く，薬物療法の奏功に伴い左前頭葉の前部の血流低下が回復したというSPECT研究[27-29]のなかには，症状が寛解した後2年間も追跡調査したものもある[27]．このほか，治療によって両側基底核領域の血流量の増加を認めたとする報告もある[30,31]．ただし，大うつ病性障害の治療でよく用いられる電気けいれん療法（electro-convulsive therapy：ECT）を行うと，抗うつ薬を用いた治療による脳血流量の回復と異なり，ECTによる症状改善後，両側の側頭頭頂葉や小脳の血流量が低下したと報告しているSPECT研究もある[32]．また，プレリミナリーな報告であるが，反復型経頭蓋磁気刺激法（repetitive transcranial magnetic stimulation：rTMS）で，大うつ病性障害を治療する前後でASLによって脳血流量を測定した研究では，rTMSでうつ症状が改善した群で

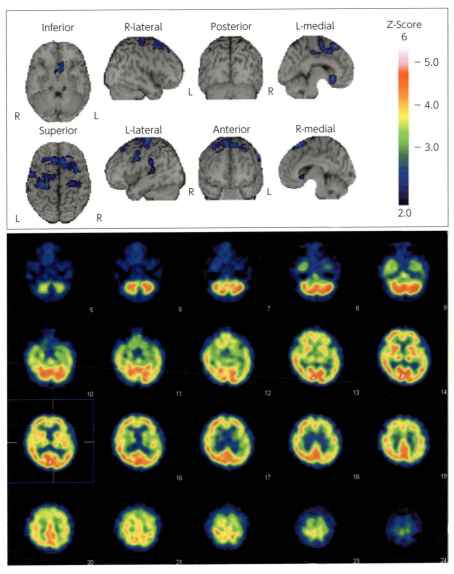

図4 症例画像

は改善しなかった群と比較して，治療前の左前頭前野背外側部の脳血流量が高値であった．しかし，治療前後では脳血流量は変化しなかったと報告している[33]．

SPECT研究を用いた双極性障害を対象とした研究では，帯状回前部の血流量の低下と高次脳機能障害に相関を認めたとする報告が存在するほか[34]，双極性障害に対してリチウムで加療を受けている躁状態の患者に，リチウムを中止する前後でSPECT

を行った報告がある[35]. Goodwin らは, リチウム中止後に帯状回前部の血流量が減少したと報告しており, 薬剤による脳血流量への強い影響を指摘している.

V. 症例提示

① 70 歳, 大うつ病性障害の女性

検査時には抑うつ気分, 不安感, 集中力低下, 睡眠障害, 食思低下, 希死念慮などが認められた. 入院時の安静時 SPECT では, 梁下野の血流低下が認められた (図4).

まとめ

　大うつ病性障害や双極性障害における局所脳血流変化パターンの特徴として, 次の点が挙げられる.

①抑うつ気分と関連して, 梁下野の血流低下が認められる.

②大うつ病性障害患者における血流変化は, 症状と関連して可逆的に変化する.

③双極性障害の初期症状が大うつ病性エピソードであることが非常に多いため, SPECT による横断的な疾患鑑別には注意を要する.

引用・参考文献

1) Ota M, Noda T, Sato N, et al: White matter abnormalities in major depressive disorder with melancholic and atypical features: a Diffusion tensor imaging study. Psychiatry Clin Neurosci 69: 360-8, 2015

2) Arnone D, McIntosh AM, Ebmeier KP, et al: Magnetic resonance imaging studies in unipolar depression: systematic review and meta-regression analyses. Eur Neuropsychopharmacol 22: 1-16, 2012

3) Bora E, Harrison BJ, Davey CG, et al: Meta-analysis of volumetric abnormalities in cortico-striatal-pallidal-thalamic circuits in major depressive disorder. Psychol Med 42: 671-81, 2012

4) Murphy ML, Frodl T: Meta-analysis of diffusion tensor imaging studies shows altered fractional anisotropy occurring in distinct brain areas in association with depression. Biol Mood Anxiety Disord 1: 3, 2011

5) Sexton CE, Mackay CE, Ebmeier KP: A systematic review of diffusion tensor imaging studies in affective disorders. Biol Psychiatry 66: 814-23, 2009

6) Ellison-Wright I, Bullmore E: Anatomy of bipolar disorder and schizophrenia: a meta-analysis. Schizophr Res 117: 1-12, 2010

7) Hallahan B, Newell J, Soares JC, et al: Structural magnetic resonance imaging in bipolar disorder: an international collaborative mega-analysis of individual adult patient data. Biol Psychiatry 69: 326-35, 2011

8) Houenou J, Frommberger J, Carde S, et al: Neuroimaging-based markers of bipolar disorder: evidence from two meta-analyses. J Affect Disord 132: 344-55, 2011

9) Strakowski SM, Delbello MP, Adler CM: The functional neuroanatomy of bipolar disorder: a review of neuroimaging findings. Mol Psychiatry 10: 105-16, 2005

10) Hajek T, Kozeny J, Kopecek M, et al: Reduced subgenual cingulate volumes in mood disorders: a meta-analysis. J Psychiatry Neurosci 33: 91-9, 2008

11) Niida A, Niida R, Matsuda H: Identification of atrophy of the subgenual anterior cingulate cortex, in particular the subcallosal area, as an effective auxiliary means of diagnosis for major depressive disorder. Int J Gen Med 5: 667-74, 2012

12) Drevets WC, Price JL, Simpson Jr, JR, et al: Subgenual prefrontal cortex abnormalities in mood disorders. Nature 386: 824-7, 1997

13) Mayberg HS, Brannan SK, Tekell JL, et al: Regional

metabolic effects of fluoxetine in major depression: serial changes and relationship to clinical response. Biol Psychiatry 48: 830-43. 2000

14) Smith DJ, Cavanagh JT: The use of single photon emission computed tomography in depressive disorders. Nucl Med Commun 26: 197-203, 2005

15) Videbech P: PET measurements of brain glucose metabolism and blood flow in major depressive disorder: a critical review. Acta Psychiatr Scand 101: 11-20, 2000

16) Ho TC, Wu J, Shin DD, et al: Altered cerebral perfusion in executive, affective, and motor networks during adolescent depression. J Am Acad Child Adolesc Psychiatry 52: 1076-91, 2013

17) Lui S, Parkes LM, Huang X, et al: Depressive disorders: focally altered cerebral perfusion measured with arterial spin-labeling MR imaging. Radiology 251: 476-84, 2009

18) Järnum H, Eskildsen SF, Steffensen EG, et al: Longitudinal MRI study of cortical thickness, perfusion, and metabolite levels in major depressive disorder. Acta Psychiatr Scand 124: 435-46, 2011

19) Ota M, Noda T, Sato N, et al: Characteristic distributions of regional cerebral blood flow changes in major depressive disorder patients: A pseudo-continuous arterial spin labeling (pCASL) study. J Affect Disord 165: 59-63, 2014

20) Walther S, Höfle O, Federspiel A, et al: Neural correlates of disbalanced motor control in major depression. J Affect Disord 136: 124-33, 2012

21) Duhameau B, Ferré JC, Jannin P, et al: Chronic and treatment-resistant depression: a study using arterial spin labeling perfusion MRI at 3Tesla. Psychiatry Res 182: 111-6, 2010

22) Gonul AS, Coburn K, ula M: Cerebral blood flow, metabolic, receptor, and transporter changes in bipolar disorder: the role of PET and SPECT studies. Int Rev Psychiatry 21: 323-35, 2009

23) Bonne O, Krausz Y, Gorfine M, et al: Cerebral hypoperfusion in medication resistant, depressed patients assessed by Tc99m HMPAO SPECT. J Affect Disord 41: 163-71, 1996

24) Tutus A, Simsek A, Sofuoglu S, et al: Changes in regional cerebral blood flow demonstrated by single photon emission computed tomography in depressive disorders: comparison of unipolar vs. bipolar subtypes. Psychiatry Res 83: 169-77, 1998

25) Krüger S, Alda M, Young LT, et al: Risk and resilience markers in bipolar disorder: brain responses to emotional challenge in bipolar patients and their healthy siblings. Am J Psychiatry 163: 257-64, 2006

26) Ota M, Sato N, Sakai K, et al: Altered coupling of regional cerebral blood flow and brain temperature in schizophrenia compared with bipolar disorder and healthy subjects. J Cereb Blood Flow Metab 34: 1868-72, 2014

27) Kohn Y, Freedman N, Lester H, et al: Cerebral perfusion after a 2-year remission in major depression. Int J Neuropsychopharmacol 11: 837-43, 2008

28) Navarro V, Gastó C, Lomeña F, et al: Normalization of frontal cerebral perfusion in remitted elderly major depression: a 12-month follow-up SPECT study. Neuroimage 16: 781-7, 2002

29) Passero S, Nardini M, Battistini N: Regional cerebral blood flow changes following chronic administration of antidepressant drugs. Progress in Neuropsychopharmacology and Biological Psychiatry 19: 627-36, 1995

30) Davies J, Lloyd KR, Jones IK, et al: Changes in regional cerebral blood flow with venlafaxine in the treatment of major depression. Am J Psychiatry 160: 374-6, 2003

31) Goodwin GM, Austin MP, Dougall N, et al: State changes in brain activity shown by the uptake of 99mTc-exametazime with single photon emission tomography in major depression before and after treatment. J Affect Disord 29: 243-53, 1993

32) Kohn Y, Freedman N, Lester H, et al: 99mTc-HMPAO SPECT study of cerebral perfusion after treatment with medication and electroconvulsive therapy in major depression. J Nucl Med 48: 1273-8, 2007

33) Weiduschat N, Dubin MJ: Prefrontal cortical blood flow predicts response of depression to rTMS. J Affect Disord 150: 699-702, 2013

34) Benabarre A, Vieta E, Martinez-Aran A, et al: Neuropsychological disturbances and cerebral blood flow in bipolar disorder. Aust N Z J Psychiatry 39: 227-34, 2005

35) Goodwin GM, Cavanagh JT, Glabus MF, et al: Uptake of 99mTc-exametazime shown by single photon emission computed tomography before and after lithium withdrawal in bipolar patients: associations with mania. Br J Psychiatry 170: 426-30, 1997

2 疾患別：SPECTの特徴と使い方

H 精神疾患

③ 自閉症スペクトラム障害（ASD）（自閉症，発達障害）

太田 深秀 Miho OTA 筑波大学医学医療系精神医学

I．はじめに

自閉症スペクトラム障害（autistic spectrum disorder：ASD）とは"社会的コミュニケーションや社会的相互作用の障害"と"限定された，反復的な行動，興味，または活動の様式"で特徴付けられた，さまざまな神経発達症の集まりを指す．今のところ完治する治療法はないが，早期から行動療法を行うことで社会機能障害の軽減がみられること，周辺症状の予後が改善し得ることなど，生活の質（quality of life：QOL）が改善することが明らかとなっている．

また，治療的介入の開始が早期であればあるほど介入効果も大きいことが知られており，その早期発見のための方法論の確立が求められている．しかし児の発育には当然個人差があり，発育の程度を客観的な指標で評価することは困難である．またASDの病態生理を反映した生物学的指標は今のところ見つかっておらず，これらの開発が必須となっている．この項ではASDに特徴的な脳神経学的所見について紹介する．

II．症状：臨床現場でみる自閉スペクトラム障害

① ASD有病率の増加

これまでアメリカ精神医学会の診断基準第4版（Diagnostic and Statistical Manual of Mental Disorders, 4th edition-text revision：DSM-Ⅳ-TR）では"広汎性発達障害"という大きな分類のなかに，①自閉性障害，②アスペルガー障害，③レット障害，④小児期崩壊性障害，⑤特定不能の広汎性発達障害といった下位分類があったが，DSM-5ではその下位分類を廃止，"自閉症スペクトラム症"という名称のなかに含むこととなった．このためASDという疾患概念は，従来の自閉性障害よりも広い範囲をカバーしていることを念頭におく必要がある．

ASDの子どもは言語発達に遅れが出やすいほか，こだわりが強くて融通が利かな

い，他人とかかわりたがらない，感情を伝えるのが苦手，などの症状がみられることが多い．大人になると，求められる水準が高くなるにつれ，職場などのさまざまな場面で周りとのコミュニケーションやかかわりに難しさが生じることが多く，また独特のこだわりなどがみられることもある．

以前は知的発達障害を伴わない自閉症はあまり注目されておらず，1960～70年代の調査では自閉症の有病率は0.04～0.05％程度と認識されていた．しかし，近年になりASDの診察体制が整ったこと，また一般にASDの存在が知られ，ASDの診断を受ける人が増えたからということもあり，世界的にASDの患者数が増加している．米国国立衛生研究所（National Institutes of Health：NIH）の調査では，2000年の調査ではASDの有病率が0.67％に，2012年には1.46％（1,000人に14.6人）と急激に増加していると報告している．日本でも2005年の報告では，自閉症の5歳児までの有病率は0.27％であったが[1]，今井らの2012年に行った5歳児までのASDの有病率調査では4.8％[2]と上昇を認めている．そのほか，性差については男児では42人に1人，女児では189人に1人と，男性に5倍多いことが知られている．ASDの発症に遺伝的要因が強く関連していることが知られており，双生児研究のメタ解析では遺伝寄与率を64～91％と報告している[3]．

②特定部位の脳容積変化

ASDの脳形態変化について調べた先行研究によると，ASDは出生直後には平均より脳体積が15％近く小さい傾向にある．しかし，その後，頭部の大きさは急激に増大し，生後1～2年ごろには健常児よりも10％以上大きくなると言われている．その後緩やかに健常児の平均に近づいていき，最終的に成人では頭部サイズの違いが目立たなくなる[4]．局所的には，感情に関連する扁桃体，表情認知に関連する紡錘状回，他人の行動の理解や模倣，共感に関連する“ミラーニューロンシステム”の一部である下前頭回や上側頭溝，他者の意図の理解に関与する内側前頭前野など，社会認知機能の中枢をなす脳部位の容積変化の報告が多い．このように，年齢による相対的な脳容量の増減が認められていることから，ASDの研究では年齢を考慮した解析が必要である．

ちなみに，ASDにおける社会認知機能障害や常同性といった症状は，統合失調症でもよくみられる症状である．そもそも自閉症はアメリカの児童精神科医，レオ・カナーが「早期幼児自閉症」として1943年に報告したのが最初であるが，この時点でカナーは自閉症を統合失調が幼児期に発症したものと考えていた．このため自閉症患

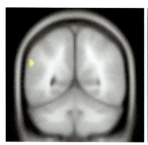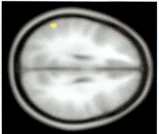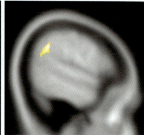

図1　ASL を用いた脳血流評価

児に対して，統合失調症の一症状を表す用語である autism という言葉を当てはめたという経緯がある．その後，自閉症児の追跡調査などを通じて，統合失調症と自閉症とは異なる疾患概念であるということが共通の認識となったが，今でもこの2疾患の類似性がしばしば指摘される．統合失調症における社会性の障害を MRI によって検討した報告では，社会認知機能の障害の程度と左上後側頭回の局所脳容積との間に相関を認めており，ASD における障害領域と一致していたとしている[5]（図1）．

III. 鑑別／診断と SPECT

● SPECT, PET, ASL

ASD を対象に，脳血流量の変化を検討した SPECT や positron emission tomography（PET）の研究でも，側頭葉や側頭頭頂葉，帯状回前部および後部の血流低下が指摘されることが多い[6]．しかし，ほかにも後頭葉や視床，被殻といった基底核領域の脳活動変化を認めたとするものや，ASD に特異的な変化は見られなかったとするものなどもあり，一定の見解をみていない．Arterial spin label（ASL）を用いた研究も1例あり，13.8 ± 2.0 歳の ASD 児と健常児を比較したところ，ASD 児では安静時脳血流で帯状回前部の低下と前頭前野部の増加を認めたとしている[7]．これらの結果の不均一さの一因として，検査時に行っている課題や撮影方法の違いなどが挙げられるほか，スペクトラムでとらえられている ASD 患者の臨床症状の違い（知能指数の違いや常同性の違いのほか，性別や年齢など）が考えられており，統一された検査基準の確立が望まれている．

● デフォルトモードネットワーク（DMN）

近年，機能的 MRI（functional MRI：fMRI）を用いた研究ジャンルにおいてデフォルトモードネットワーク（default mode network：DMN）が高い関心を集めている．これは，特定の課題遂行中に比較して，安静時において活動が高くなる脳領域が幾つか認められたことから注目されるよ

うになった，脳のネットワークのことである．安静時に特に活動が高まる領域は，内側前頭前野，前部帯状皮質，後部帯状回，楔前部，下頭頂葉など広範囲に及ぶ．この脳機能のベースラインとも言えるアイドリング状態は，次に続く行動に向かっての目標志向的な認知的構えを維持していく注意・覚醒状態に関与していると考えられている．また DMN が安静時に活動が高まる領域は，自己参照処理（過去の経験についての自伝的記憶や将来の事象に対する展望的な思考）や，他者の心的状態の推論（心の理論），共感性など情動認知や社会認知に関与する領域でもあり，DMN と ASD の関連が注目されている．

知的障害を有さない自閉症スペクトラム群をもつ青年期男性被検者 19 名と，定型発達被検者 21 名の DMN における脳活動の測定を行い，DMN の中枢領域である内側前頭葉と帯状回後部が機能的連結している脳領域の大きさと連結の強さを fMRI によって測定したところ，自閉症スペクトラム群のほうが，定型発達群と比較して，内側前頭葉と帯状回後部で機能的連結している脳領域が小さく，また連結は弱かった．さらに，その両群の違いが見られた脳領域での脳活動と自閉症の臨床症状の評価尺度である AQ（autism spectrum quotient）とには，負の相関が認められたと報告してい

る[8]．

● 対人応答尺度（SRS）

また，健常被験者における脳血流画像と対人応答尺度（social responsiveness scale：SRS）の点数との関連を検討した．われわれの研究では SRS の総得点と帯状回後部の脳血流量との間に有意な相関が認められ，そのほか SRS の下位スコアでは対人的認知と内側側頭葉，および帯状回後部の局所脳血流量との間に相関が認められた（図2）．

Ⅳ．治療と SPECT

臨床場面において，うつ症状や不安焦燥といった ASD の二次的な症状に対し，抗うつ薬などを用いることがある．これらの薬物は脳神経の活動に影響を与えることがすでに知られており，治療前後の脳活動を FDG で評価した研究がある[9]．彼らはフルオキセチン投与によって不安や強迫症状の改善とともに，帯状回前部や内側前頭葉，前頭葉眼窩面などの脳糖代謝率の増加が認められたと報告している．このように，治療介入の前後での臨床症状の改善と脳活動の変化の関連を検討した研究では，臨床症状の改善に合わせて，疾患特異的な脳活動の変化パターンも通常に戻ることがたびたび認められる．一方，ASD でみられるような認知障害の程度と脳活動変化パターンの障害の関連を横断的に検討した，機能

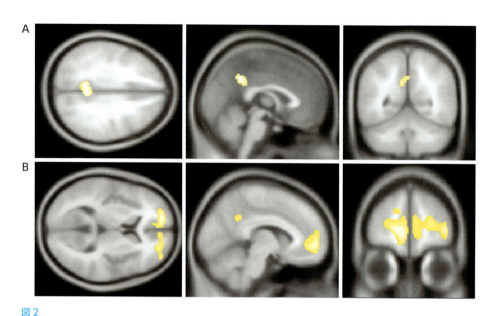

図2
A：SRS-Aの総得点と後部帯状回の脳血流との間に相関が認められた．
B：対人的認知と帯状回，内側前頭前野との間に相関が認められた．

的MRIの報告も多数みられている[10]．その総説によれば，心の理論課題を行ったときに活動が変化する脳領域として上後側頭葉，側頭極，内側前頭葉〜帯状回前部が挙げられるとしている．このほか，心の理論課題の成績と関連する領域として，帯状回後部の働きを指摘している報告もある[11]．

V. 症例提示

① 20歳代前半，社会的コミュニケーション障害の男性

大学入学後から，対人交流の確立に困難を覚えるようになった．検査時には感情交流の少なさ，他人の感情が理解できない，視線が合わない，友人を作ることが困難などの症状が認められた．入院時の安静時SPECTでは左紡錘状回，左上後側頭葉周辺領域の血流低下が認められた (図3)．

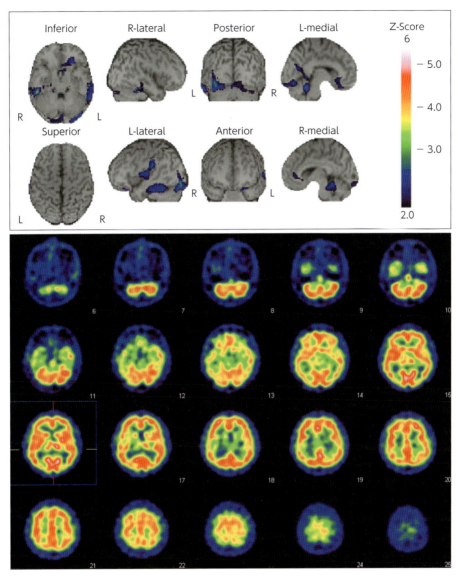

図3 症例

■ まとめ

　自閉症スペクトラム障害における安静時の局所脳血流の特徴として，以下のものが挙げられる．

①ミラーニューロン領域である下前頭回や上側頭溝などの血流変化，

② DMN 領域である内側前頭前野，前部帯状皮質，後部帯状回などの血流変化，

③側頭極領域の血流変化

引用・参考文献

1) Honda H, Shimizu Y, Rutter M: No effect of MMR withdrawal on the incidence of autism: a total population study. J Child Psychol Psychiatry 46: 572-9, 2005

2) 今井美保，伊東祐恵：横浜市西部地域療育センターにおける自閉症スペクトラム障害の実態調査：その 1：就学前に受診した ASD 児の疫学．第 59 回日本小児保健学会 2012 年

3) Tick B, Bolton P, Happe F, et al: Heritability of autism spectrum disorders: a meta-analysis of twin studies. J Child Psychol Psychiatry 57: 585-95, 2016

4) Redcay E, Courchesne E: When is the brain enlarged in autism? A meta-analysis of all brain size reports. Biol Psychiatry 58: 1-9, 2005

5) Ota M, Matsuo J, Sato N, et al: Correlation of reduced social communicational and interactional skills with regional grey matter volumes in schizophrenia patients. Acta Neuropsychiatr 29: 374-81, 2017

6) Zürcher NR, Bhanot A, McDougle CJ, et al: A systematic review of molecular imaging (PET and SPECT) in autism spectrum disorder: current state and future research opportunities. Neurosci Biobehav Rev 52: 56-73, 2015

7) Jann K, Hernandez LM, Beck-Pancer D, et al: Altered resting perfusion and functional connectivity of default mode network in youth with autism spectrum disorder. Brain Behav 5: e00358, 2015

8) Jung M, Kosaka H, Saito DN, et al: Default mode network in young male adults with autism spectrum disorder: relationship with autism spectrum traits. Mol Autism 5: 35, 2014

9) Buchsbaum MS, Hollander E, Haznedar MM, et al: Effect of fluoxetine on regional cerebral metabolism in autistic spectrum disorders: a pilot study. Int J Neuropsychopharmacol 4: 119-25, 2001

10) Frith U: Mind blindness and the brain in autism. Neuron 32: 969-79, 2001

11) Chien HY, Gau SS, Isaac Tseng WY: Deficient visuospatial working memory functions and neural correlates of the default-mode network in adolescents with autism spectrum disorder. Autism Res 9: 1058-72, 2016

3章●SPECT機器・核種・ソフトウエア

Ⓐ SPECT機器

Ⓑ 核種, Isotope（脳血流シンチグラフィ）
―^{123}I-IMP, ^{99m}Tc-HMPAO, ^{99m}Tc-ECD

Ⓒ 解析ソフトウエア

Ⓓ 解析にあたり注意すべきポイント

3 SPECT機器・核種・ソフトウエア

A SPECT機器

① Symbia (Siemens Healthcare)

根本 広文 *Hirobumi NEMOTO*
筑波大学附属病院放射線部

I. はじめに

核医学検査で使用するSPECT機器は，これまでのSPECT単体の装置からSPECT装置にX線CTを搭載したシステムが主流となり，さらにSPECT/PET兼用装置やD-SPECTなどの心臓専用装置も開発され，検出器もNaIシンチレータから半導体検出器へと小型化ならびに高感度化が進んでいる．この項では，SIEMENS社のSPECT装置の現状に関して最新の情報を交えて紹介する．

II. 開発の歴史

SIEMENSのガンマカメラの歴史は古く，1960年代に商用アンガー型カメラの開発に始まり，1970年代には2検出器によるSPECT装置，1980年代にはコリメータ技術精度を高め，より高感度なカメラを開発している．SIEMENSとしてガンマカメラ市場に参入したのは1992年で，ZLC 7500 Orbiterからである．1995年には赤外線センサーを用いた自動近接撮影を可能とした装置を開発し，2000年代に入るとコンピューターの進化に伴い，コリメータ開口補正技術や逐次近似法を用いた画像再構成を取り入れ，より良好な画像の提供が可能となった．2004年にSPECT/CTを市場に導入した．SPECT/CT装置ではX線CTによる精度の高い吸収補正が可能で，CT画像とSPECT画像を高精度に重ね合わせることによって，より診断価値の高いデータが提供できるようになった．

その後も2008年Symbia E，2014年Symbia Evo Excel，診断用X線CT搭載型として2006年SymbiaTシリーズ，2013年Symbia Intevoシリーズが臨床現場で使用可能となった（図1）．また，画像解析とソフトの面でも2008年には高速心臓用IQ・SPECT，2013年には高分解能骨スキャン，さらにSymbia Intevoシリーズ

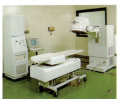
Siemens 製 ZLC-75E
（SPECT 対応）
1981 年　島津発表

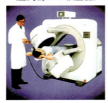
Siemens 製 ロータカメラ
（国内初の 2 検出器）
1983 年　島津発表

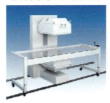
Siemens 製 BodyScan
（大視野角型 2 検出器）
1984 年　島津発表

→ シーメンスのガンマカメラ市場参入　マルチスペクトシリーズ

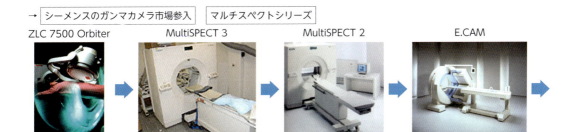

ZLC 7500 Orbiter　　MultiSPECT 3　　MultiSPECT 2　　E.CAM
1992 年 1 月　　　　1992 年 5 月　　　1992 年 12 月　　1996 年 9 月

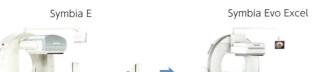

Symbia E
2008 年 3 月

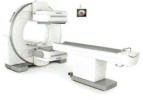

Symbia Evo Excel
2014 年 3 月

診断用 CT 付 SPECT・CT

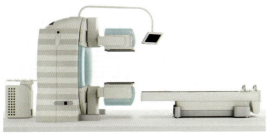

Symbia T シリーズ
2006 年 7 月

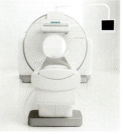

Symbia Intevo シリーズ
2013 年 9 月

図 1　Siemens 機器の歴史
（画像提供：Siemens Healthcare）

では，シングルフォトンでの絶対定量解析（xSPECT）と新たな技術開発が行われ，進化を遂げている．

現行のSPECT/CTでは，減弱補正に用いるCT画像は，SPECT画像のボクセルサイズにダウンサンプリングされており，CT本来の高分解能情報をSPECTの画質改善に活用されるようにまで至っていない．「SPECTをCTのイメージフレームに揃える」のコンセプトの下，開発されたxSPECTではCT座標系を基準に，SPECTをCTに高精度にアライメントすることで，CTデータを位置合わせのために加工することなく，撮像時の高分解能情報を最大限活用することが可能である．xSPECT画像再構成モデルを図2に示す．

Ⅲ．特　徴

xSPECTは新しいさまざまな補正情報をOSEM法（ordered subset expectation maximization method，期待値最大化法）に組み込むことで，画像再構成の収束処理に時間を要する．そのためにOSCGM（ordered subset conjugate-gradient minimizer）が開発された．CG（conjugate-gradient，共役勾配）法に搭載される従来のメリット関数は，低カウントデータのようなノイズの多い環境には適さないという課題があったために，ノイズ環境に強いデータモデルに修正し，新しいメリット関数のCG法を使用することで，収束性能が大幅に向上し，臨床利用が可能となった．

また，SPECTの画像再構成においても，

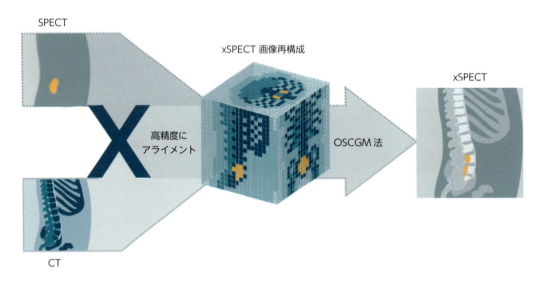

図2　xSPECT画像再構成モデル

高分解能画像を得るために，ガントリー回転時に生じるたわみ補正やコリメータ開口補正を行っている．特にコリメータ開口補正では，これまでコリメータ孔の幾何学的構造に応じてガウス分布の点拡がり関数（PSF：point spread function）を算出し，分解能補正情報として用いていたが，xSPECTでは点拡がり応答関数（PSRF：point spread response function）として，LEHRコリメータ視野全域に視野中心の実測PSRFを三次元的に展開したデータを使用している．

さらにコリメータベクトルマップを用い，コリメータ孔の方向偏差の補正を行っている．ベクトルマップとは，コリメータ鋳造の過程で生じる無数にあるコリメータ孔の方向の実設計に対する微小な偏差を，SIEMENS特許技術で測定した分布情報である（図3）．xSPECT Boneでは骨組織と非骨組織を区別するため，セグメンテーション技術を応用したアプリケーションで，CT画像から空気・脂肪・軟部組織・海綿骨・皮質骨・金属の6つのゾーンマップを作成することで，分解能の高い画像を提供されるようになった（図4）．また，近年SPECT画像でも定量化のさまざまな手法が研究されているが，xSPECT Quantは^{57}Co密封点線源を用いたクロスキャリブレーションにより，簡便にSPECTボクセル値をBq/mLやSUVに定量化するこ

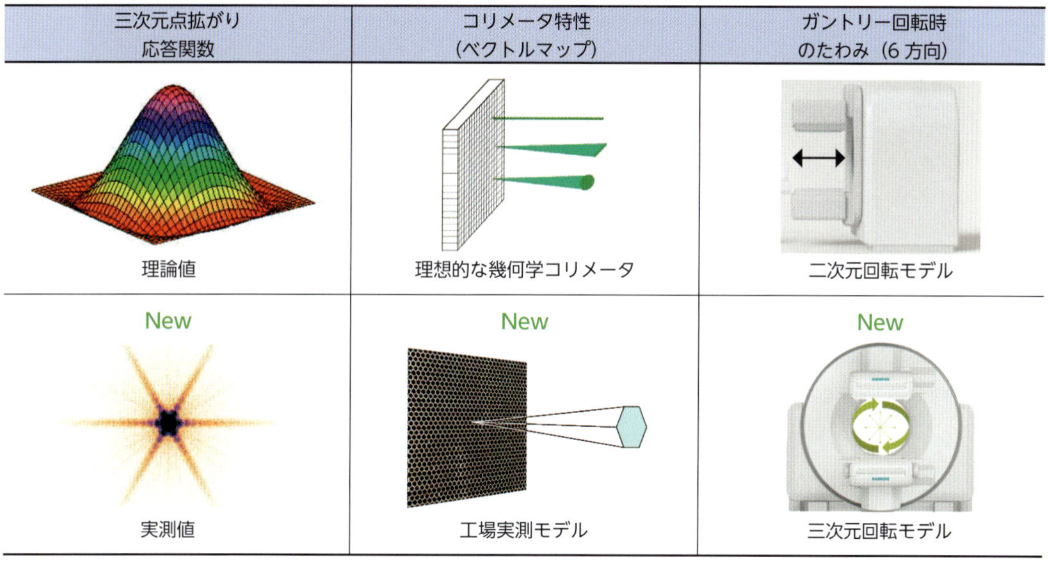

三次元点拡がり応答関数	コリメータ特性（ベクトルマップ）	ガントリー回転時のたわみ（6方向）
理論値	理想的な幾何学コリメータ	二次元回転モデル
New 実測値	New 工場実測モデル	New 三次元回転モデル

図3　ベクトルマップ

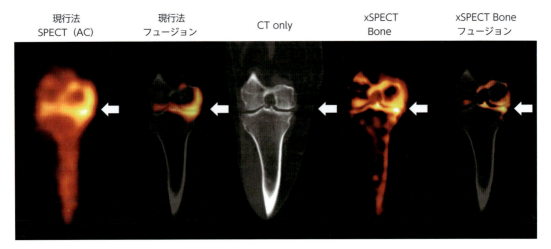

図4　xSPECT Bone

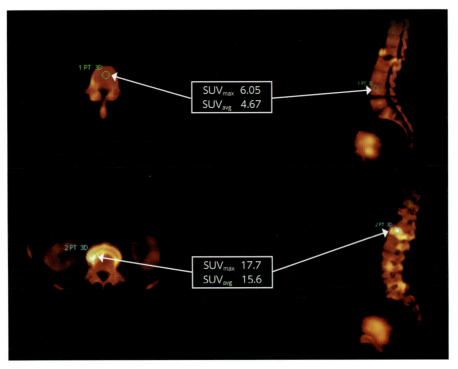

図5　xSPECT Quant

とが可能で，高精度かつ再現性の高い三次元定量画像が得られる（図5）．

Ⅳ．脳SPECT検査

以下，筑波大学附属病院核医学検査室での脳SPECT検査に関して，その内容を簡

単に紹介する．診断価値の高い脳SPECT画像を提供するために重要なことは，機器の始業・終了点検であり，トレーサー投与後に装置のトラブルで検査ができないということがないようにしなければならない．脳SPECT検査では，認知機能障害・パーキンソン症候群・脳神経変性疾患など，ほかの検査に比較して対応に注意を要する症例が多く，患者やその家族をよく観察し，さまざまな情報を得て，適切に対応することが大切である．表1に注意が必要な症状（状態）を示す．

これらの症状がある場合，診断価値の高い検査ができるかどうかの判断をする必要があり，不可能と判断した場合，検査依頼医師に連絡・相談のうえ，中止にするか鎮静剤を使用して施行するかの判断を仰ぐ．トレーサー投与後の中止は患者の不利益（被曝するだけ）のみとなるので，絶対に避けなければならない．

表1　注意が必要な症状（状態）

- 会話がかみ合わない．
- 同じ話を繰り返す．
- 目を合わせない．
- 怒りっぽい（易怒）．
- 落ち着きがない．
- 待合室の椅子に座っていられない．
- 閉所や暗所が苦手で，検査台に寝ていられない．
- 検査中，徐々に不穏になってしまう．
- パーキンソン症状による転倒の危険性や体動．
- 舞踏病（ハンチントン病）による体動．

Ｖ. 各種脳 SPECT 検査の実際

当院で使用している脳血流SPECT製剤，^{99m}Tc-ECD，^{123}I-IMP，ベンゾジアゼピン受容体シンチグラフィ（^{123}I-IMZ），ドパミントランスポータシンチグラフィ（^{123}I-FP-CIT）ならびに塩化タリウム（^{201}Tl）脳腫瘍SPECTの収集条件ならびに再構成条件を表2に示す．^{99m}Tc-ECDを用いたPatlak plot法による脳血流量測定は，非侵襲的かつ比較的簡便・安全な方法として広く用いられている．当院では安静時とacetazolamide負荷時（post acetazolamide test, p-ACZ）のSPECT検査1日法（p-ACZ ECD Patlak resting and vascular reserve, p-ACZ ECD Patlak RVR）を行っており，そのプロトコルに合わせて，トレーサー静注7分後よりSPECT撮像を開始している．

それに対し^{123}I-IMPは，各診療科で撮像開始時間が異なる．脳神経外科ではGraph plot法を用いたRAMDA法（rest and true ACZ images estimated method using dynamic acquisition）を使用するため，トレーサー静注5分後よりSPECT撮像を開始する．神経内科では非採血の定量を行っておらず，トレーサー静注後20分程度で撮像を開始する．^{123}I-IMPは撮像開始時間・収集時間・再構成方法などで画質が変わり，画像統計処理の結果にも影響が大きい．そのため診療科の医師と綿密な協議の

表 2　画像収集条件および再構成条件

収集条件					
	^{99m}Tc-ECD	^{123}I-IMP	^{123}I-IMZ	^{123}I-FP-CIT	^{201}Tl
Collimator	LEHR				
Photo peak	140Kev (± 7.5%)	159Kev (± 7.5%)	159Kev (± 7.5%)	159Kev (± 7.5%)	70Kev (± 10%), 166Kev (± 7.5%)
Mode	Step and shoot	Continuous	Step and shoot	Continuous	Step and shoot
Time per View (or rot)	16~25 sec	3 min / rot	15 sec , 35 sec	5 min / rot	25 sec
Number of View (or rot)	45 (90projection)	5 ~ 8 rot	45 (90projection)	5 ~ 9 rot	45 (90projection)
Orbit	Circular				
Radius	11.5~13.0 cm				
Matrix size	128 × 128				
Magnify	1.45				
Pixel size	3.29 × 3.29 mm				

再構成条件					
Method	Filtered back projection				
Pre filter	Butter woth				
Cutoff :	0.61cycle/cm	0.53cycle/cm	0.53cycle/cm	0.53cycle/cm	0.45cycle/cm
Order :	10				
Reconstruction filter	Ramp filter				

下で検査プロトコルを決定し，同一条件下で検査することが重要である．

^{123}I-IMZ は静注 15 分後と 3 時間後（小児は 2 時間後）に早期像 15 sec/step 撮像する．同様に塩化タリウム（^{201}Tl 脳腫瘍）検査も静注 15 分後と 3 時間後の撮像を行い，T/N ratio に加えて retention index を算出するのが一般的である．^{123}I-FP-CIT は静注 4 時間後に撮像している．

SPECT 画 像 に お け る 吸 収 補 正 は，SPECT/CT の普及によって CT 吸収補正が主流となってきたが，Chan's による補正を行っている施設も少なくない．この際にはプールファントムやホフマンファントムなどを使用し，あらかじめ基礎的データを取得し，検討をしておくことが重要である．

再構成法においてもフィルター補正逆投影法（FBP 法）や逐次近似法（OS-EM 法）などがあり，それに対応するフィルターについても同様に，依頼医・読影医を含め検討しておく必要がある．加えて画像統計解析では，当該施設にある装置ごとのノーマルデータベース構築することが理想的であるが，現実的ではない．ホフマンファントムを使用して施設間補正を行ったとしても，補正しきれない部分があることを認識しておかなければならない．

Ⅵ. 小児脳 SPECT の検査について

小児の脳 SPECT 検査する場合，鎮静をかけるか否かの判断が重要である．SPECT 検査の拘束時間は 20 分程度であり，われ

われの経験では女児は5歳を超えると実施可能なことが多いが，男児の場合は小学校低学年でも鎮静が必要となることが多い．検査に先立って実際にSPECT装置に寝てもらい，会話しながら検査のシミュレーションを行い，鎮静の必要性を判断するのも良い方法である．また，CT・MRI・血管造影検査などの検査で鎮静をする場合は，その検査に引き続き脳SPECT検査を施行する体制を組むことが理想的である．特に血管造影検査の際は挿管した状態での鎮静になることがあるので，診療科・麻酔科の医師ならびに看護師との連携も重要である．

Ⅶ．おわりに

以上，SPECT装置の現況に加えて脳SPECT検査における基本事項や注意点について概説した．SPECT装置においては，機器の始業・終了点検と保守点検（固有均一性管理，peaking and tuning）が重要である．つねにSPECT装置や周辺機器の良好な状態を維持するよう心掛け，小さな異常でも気付けるスキルを身につけて検査に当たる必要がある．

Topics

〈付録〉核医学検査マニュアル

以下は当院に整備されている核医学検査マニュアルである．マニュアルの作成や整備は検査のスムーズな進行，患者の転倒・転落などの事故防止や新人教育の点で重要である．加えて，そのマニュアルを検査に当たるメディカルスタッフに周知させるとともに，毎年ブラッシュアップしていくことが大切である．

①検査説明書・予約表・前処置一覧・RI最大使用量・タイムスケジュール

②始業・終業点検表・感染性廃棄物の取り扱い

③機器使用マニュアル・データ収集マニュアル・画像再構成マニュアル

④放射線部事故防止マニュアル・核医学事故防止マニュアル

⑤患者対応・技師教育マニュアル

⑥日本核医学会で整備されているガイドライン

■ まとめ

① 適切で適正な画像情報を提供するために

- ・SPECT 装置管理と各種マニュアル整備

- ・画像収集条件・再構成条件の検討

- ・学会・研修会・研究会等でのスキルアップ

② 安全で安心な医療を提供するために

- ・安全・安心な検査が行える環境整備（転倒・転落防止対策）

- ・患者や家族とのコミュニケーション能力向上

- ・インフォームド・コンセントの重要性

引用・参考文献

1) 尾川浩一, 篠原広行：“第1章 核医学の基礎”, 51（利波紀久, 久保敦司編, 久田欣一監修：最新臨床核医学. 第3版, 金原出版, 東京, 1999）

2) 松田博史, 棚田修二, 星博昭, 他：“第2章 臨床核医学”, 91（利波紀久, 久保敦司編, 久田欣一監修：最新臨床核医学. 第3版, 金原出版, 東京, 1999）

3) 岡林篤弘, 大西拓也, 小倉利幸：“Ⅰ-1 脳神経系”, 3（對間博之, 飯森隆志, 甲谷理温編, VERSUS 研究会監修：超実践マニュアル核医学. 医療科学社, 東京, 2016）

4) 松友紀和, 甲谷理温, 鈴木康裕：“Ⅱ-1 撮像装置と収集条件設定”, 331（對間博之, 飯森隆志, 甲谷理温編, VERSUS 研究会監修：超実践マニュアル核医学. 医療科学社, 東京, 2016）

5) 久保直樹, 大西英雄, 篠原広行, 他：“第4部 画像技術”, 137（日本核医学技術学会出版委員会編. 福喜多博義監修：核医学技術総論. 山代印刷出版部, 京都, 2009）

6) 増田安彦, 高橋正昭, 片渕哲朗, 他：“第5部 ガンマカメラを用いた検査”, 217（日本核医学技術学会出版委員会編.

福喜多博義監修：核医学技術総論. 山代印刷出版部, 京都, 2009）

7) 根本広文, 中居康展, 畠山六郎, 他：99mTc-ECD Patlak plot 法を用いた脳血流 acetazolamide 負荷定量値の臨床的意義について：脳血流と生活習慣病との関連について. 核医学 49：329-40, 2012

8) 根本広文, 岩坂明美, 橋本新吾, 他：99mTc-ECD 脳血流 SPECT 画像統計解析の後期高齢者ノーマルデータベース構築について. 核医学 52：353-62, 2015

9) Cachovan M, Vija AH, Hornegge J, et al: Quantification of 99mTc-DPD concentration in the lumbar spine with SPECT/CT. EJNMMI Res 3: 45,2013

10) Armstrong IS, Hoffmann SA: Activity concentration measurements using a conjugate gradient (Siemens xSPECT) reconstruction algorithm in SPECT/CT. Nucl Med Commun 37: 1212-7, 2016

11) 根本広文：脳核医学の有用性について：eZIS 高齢者 NDB の検討を中心に. 群馬県核医学研究会会誌 29: 35-40, 2014

3 SPECT機器・核種・ソフトウエア

A SPECT機器

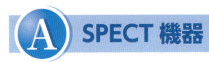

② Discovery（GE Healthcare）

村田 馨 *Kaoru MURATA*
（公財）筑波メディカルセンター放射線技術科

I．装置の歴史

1957年，アンガーカメラが世に出てからこれまでのGE装置のおもな歴史を図1に示した．2000年前後，アンガーカメラが主流であった時代から，その後，吸収補正機能が加わった装置が普及するようになっ

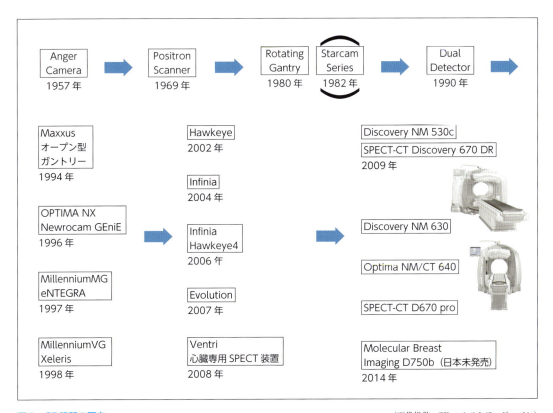

図1 GE機器の歴史

（画像提供：GEヘルスケア・ジャパン）

ていく．そのなかの装置を幾つか紹介する．

① Infinia（販売終了）

X線による吸収補正装置搭載稼働型2検出器可変シンチレーションカメラシステムである（吸収補正用CTが搭載されたモデル）．

クリスタル厚3/8インチ，1インチの2シリーズが存在しており，有効視野は540×400 mm．ストレッチャー，立位，座位などさまざまな撮像シーンに対応可能であった．手動入力であった患者情報もガンマカメラ，処理装置と連携するようになった時代である．

② Ventri（販売終了）

コンパクト設計の心臓専用SPECT装置である．心臓撮像に特化したヘッド／アームサポート，レッグサポート，腹臥位用サポートなどのアクセサリーが充実しており，180°，360°収集，腹臥位，右胸心にも対応している．

③ Discovery NM 530c

GE独自の技術alcyone technologyを用いた，半導体検出器による心臓専用SPECT装置．Alcyone technologyとはCZT（テルル化亜鉛カドミウム）半導体検出器と心臓にフォーカスしたマルチピンホールコリメータの組み合わせによるシステムである．

半リング状に配置された複数の検出器はすべて心臓にフォーカスされ，180°方向のデータを同時に収集する（図2）．そのため，

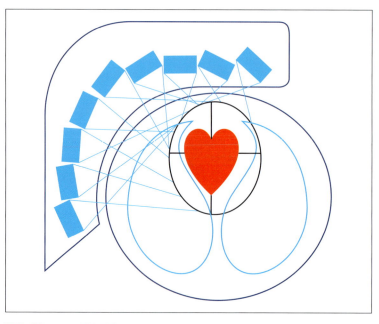

図2　Discovery NM 530c　　　　　　　　　　　（画像提供：GEヘルスケア・ジャパン）

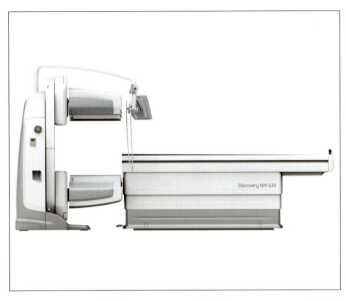

図3　Discovery NM 630　　　　（画像提供：GEヘルスケア・ジャパン）

回転に伴うアーチファクトを排除し，検査時間の短縮も可能になった．また，マルチピンホールコリメータによる収束コリメーションによって散乱線の影響も少ない．

④ Discovery NM 630 について

Discovery NM 630（当施設導入装置，以下NM630）はシンチレータと光電子増倍管で構成された検出器をもつアンガーカメラである．吸収補正用X線CT装置付きは，類型でOptima NM/CT640となる．

NM630の特長，標準構成，オプション（以下，Op）について紹介する．まず多軸同時動作機構が採用されたことで，さまざまな機械的動作が速くなった．これは以前の使用装置と比較すると非常にストレスフリーで，短時間検査が可能となった．コリメータ交換も非常に素早い．全身撮像検査は，撮像範囲を寝台横のボタンで設定できるようになった（図3）．

標準で構成されるコリメータは低エネルギー高分解能用（LEHR），中エネルギー用（MEGP）であり，ヨード製剤に対応するには拡張低エネルギー用（ELEGP：Op）を構成することをお勧めする．

再構成ソフトウエアの特長は，EvolutionとDaTQUANTである（両者：Op）．Evolutionとは逐次近似再構成（3D-OSEM）にコリメータ・検出器応答関数を組み込むことで空間分解能を改善したソフトで，吸収補正，散乱線補正とは別のコリメータと線源間距離がもたらす分解能低下を補正する．当施設ではおもに心筋血流SPECTに用いてお

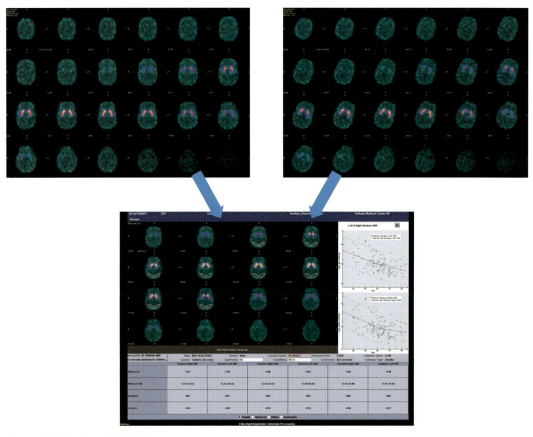

図4 DaTQUANT を用いた解析

り，骨シンチグラフィではほぼ使用していない．Evolution for Bone が SPECT データに対応するものであるのに対し，当院では被検者の体動リスクを加味し，全身シンチグラフィを主体としているためである．

　DaTQUANT はドパミントランスポータシンチグラフィ（^{123}I-FP-CIT，以下，ダットスキャン®，日本メジフィジックス）で使用する，解析ソフトウエアである．得られた SPECT データを標準脳に合わせ込むこと（図4）で自動 ROI 設定し，線条体内を尾状核，被殻の前部，後部を自動で ROI 設定し，摂取率，左右差を自動算出する．またノーマルデータベースと比較可能な特長を持つ．このソフトは以前の使用装置でも後付けで導入可能であるが，非常に高価であり，装置更新の際に付属するのが賢明であろう．

　以前は被検者のポジショニングが重要で，体表から確認できる箇所で位置合わせする必要があった．線条体の傾きに対する個体差を合わせるべく，OM ラインの角度を手

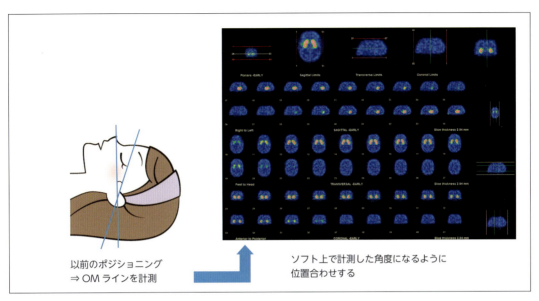

図5 被検者のポジショニングと画像処理

動で計測し，収集後の画像処理段階で計測角度になるように画像を回転させて位置を調整していた(図5)．ただし，この方法では従事者の計測の仕方で個人差が出るのは否めない．当施設のダットスキャン撮像収集条件を表1に示す．

1回転（360°）収集あたり，10分撮像を3回転行い，計30分の収集条件を組んでいる．結果として3回転分の収集データが取得できるわけだが，処理工程で3回転分のデータを加算し再構成処理を行う．収集回数を増やすことで当然カウントを稼ぐことができ，また被検者が動いてしまった場合にはその箇所のデータを省くことで，再撮を防げる場合もある．裏を返せば収集回数を増やすことで撮像時間が長くなり，被

検者に負担がかかることに注意して条件を組む必要がある．

吸収補正と散乱線補正は使用することで，画像コントラストや定量性の向上が見込まれるが，同時にカウントの低下にもつながる．補正の有無が定量値にどの程度の差を

> **臨床 MEMO**
>
> **従事者のひと言①**
> 　吸収補正用CT搭載モデルが必要か，アンガーカメラを選択するかで大きく異なる．心臓に特化しているならばCT搭載モデルをぜひ設置したいが，設置届けや管理も異なるので注意が必要である．また，導入前にどのような検査，画像処理が目的なのかを明確にしておくことが重要である．装置本体，画像処理装置（おもに処理ソフト），付属品（心電図モニター，固定具などの備品）の標準構成を早い段階で把握しておきたいものである．

表1　ダットスキャン撮像収集条件

収集条件	再構成条件
収集時間：30 min（静注後 3.5 ～ 4h に撮像） スキャンモード：continuos Rototion：3 Time per rotation：10 min 拡大率：1.5 Matrix：128 × 128	Reconstruction type：OSEM Prefilter type：Butterworth Cutoff：0.6cycle/cm Power：10 Iteration：2 Subset：10 吸収補正：なし 散乱線補正：なし

もたらすかを事前にファントムなどで撮像し，自施設の装置特性を知っておくことが重要である．

Ⅱ. 撮像時のトラブルについて

装置トラブルは起きないことが望ましいが，起きたときにどのように対応できるかが重要である．これまでに経験したトラブルの幾つかを挙げる．

①ガリウムシンチグラフィで格子状のドットが出現した．SPECT 画像にも現れている（図6）．⇒検出器内のメインコントロール基盤の不具合によるものであった．

②心筋 MIBG 検査の早期像に半円弧状の陰影が出現した．遅延像では消失している（図7）．⇒光電子増倍管の一つが不安定状態になっており，交換となった．

③脳血流検査終了時にプラナー画像，サイノグラムにてコリメータ間の収集カウン

臨床 MEMO

従事者のひと言②

始業前点検はもちろん大事だが，検査中の画像にも注意が必要である．装置内部の不具合によるものは従事者では対応ができない部分であるが，いち早く不具合に気付くことはできる．そのため収集直後の画像確認，プラナー画像，サイノグラムにも注意を払いたい．また目的部位以外のところにも視野を広げ，観察する姿勢が大事であると考える．

トに差があるのに気付いた．⇒ガントリー片方の電圧供給ケーブル連結部に緩みが確認された．

Ⅲ. 新しい装置，システムについて
① Discovery NM/CT 670 CZT

世界初の CZT 半導体検出器を搭載した，全身用 SPECT/CT 装置である．高いエネルギー分解能により，エネルギーピークの弁別が容易で，2 核種同時収集検査の精度が向上する．また被曝量や検査時間を従来

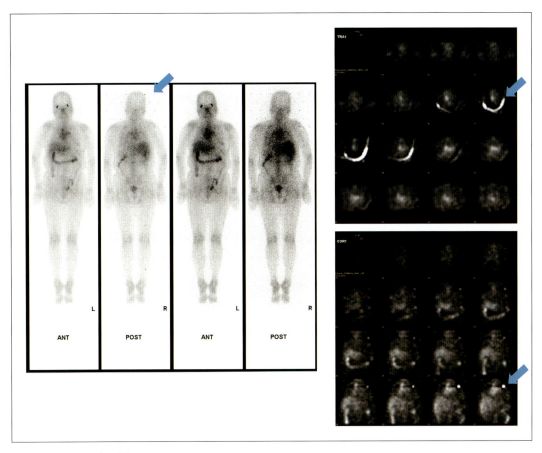

図6 撮像時のトラブル（1）

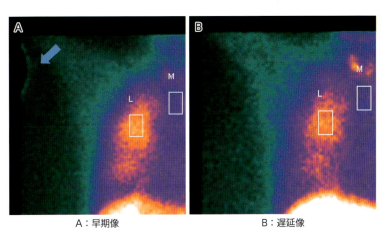

A：早期像　　　　　　　　　　B：遅延像

図7 撮像時のトラブル（2）

の 1/2 にすることで患者負担の軽減，定量
性向上による診断能の向上が期待されてい
る．

② Q.Metrix

SPECT 画像において，PET の SUV の

ような定量化を目指した技術である．吸収
補正，散乱線補正，分解能補正などさまざ
まな要因はあるが，今後の統一，規格化が
期待されている．

■ まとめ

① GE 装置の歴史について紹介した．

② SPECT 装置（Discovery）の構成，特徴（Evolution と DaTQUANT）について
説明した．装置更新にあたり，装置の構成，特性を事前に知っておくこと，自施
設に合った趣旨選択が重要である．

③ 日常点検や定期点検だけでなく，検査中にも装置の異変を察知し，早急な対応が
必要とされる．

引用・参考文献

1) 日本核医学技術学会出版委員会編．福喜多博義監修：核医学
技術総論．第 2 版改訂版．山代印刷出版部，京都，2010

2) 金森勇雄，福山誠介，坪井隆也，他：実践核医学検査：診療
画像検査法．医療科学社，東京，2009

3) 日本核医学技術学会出版委員会編．福喜多博義監修：核医学
画像処理．山代印刷出版部，京都，2010

4) Shimizu S, Namioka N, Hirose D: Comparison of
diagnostic utility of semi-quantitative analysis for DAT-
SPECT for distinguishing DLB from AD. J Neurol Sci
377. 50-4, 2017

3 SPECT 機器・核種・ソフトウエア

A SPECT 機器

③ GCA-9300R (Canon Medical Systems)

市原 隆 *Takashi ICHIHARA*
藤田保健衛生大学医療科学部放射線学科

I. 開発の歴史

GCA-9300A（現在はGCA-9300R，図1A）は，頭部SPECTにおいて空間分解能5 mmを目標に，1989年から1991年にかけて開発された．SPECTの画質において，最大の画質低下であるリング状アーチファクトが出ないように工夫されている．またコリメータは空間解像度を上げると感度が低下するので，感度低下を抑える目的でファンビームコリメータ（図1B）が採用された．頭

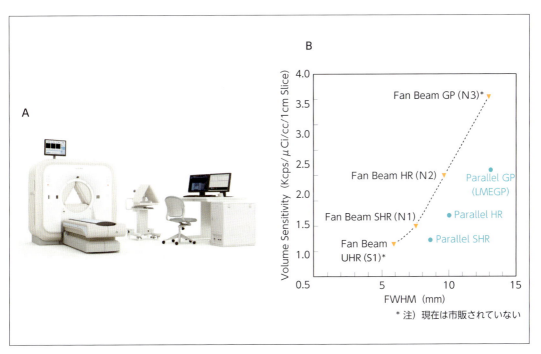

＊注）現在は市販されていない

図1　開発の歴史

部 SPECT の空間解像度は，タングステンフォイルを用いた UHR ファンビームコリメータを用いたときに空間分解能 5〜6 mm を達成した．通常 ^{99m}Tc 標識の脳血流製剤の使用時は SHR ファンビームコリメータ（通称：N1）で空間分解能 7 mm，^{123}I 標識の脳血流製剤の使用時は HR ファンビームコリメータ（通称：N2）で空間分解能 9 mm を実現している．

　HR ファンビームコリメータは感度と分解のバランスが良く，臨床での使い勝手も良く，^{99m}Tc 標識の脳血流製剤や ^{123}I 標識製剤の短時間の SPECT 収集で高画質の画像が得られる．SPECT では，これまで人体を一様な減弱体とみなして補正を行う方法が広く施行されてきたが，脳血流 SPECT や心筋 SPECT においてその補正精度は不十分であった．筆者らは装置の開発と同時に，現在多用されている TEW 散乱線除法[1, 2] を開発した．また減弱補正を精度よく行うためには断面内の減弱係数の分布，特に頭蓋骨部の情報を知り，これを用いて蓋骨部を含む不均一減弱体における減弱補正を行う必要がある[3, 4]ことが報告されていたが，永らく普及しなかった．

Ⅱ. ワークフローの開発

　1990 年代の東芝のデータ処理装置には，ユーザーがアプリケーションソフトを簡単に作成できるように GPL という画像処理言語が搭載されていた．当時のデータ処理装置は，コマンドライン入力によって処理が実行されるものであった．すべての画像処理や解析ソフトは，2 文字コマンドの組み合わせで自由につなげて連続処理が可能であり，独自に組み合わせたものを新たなアプリケーションとして登録し，実行することができた．

　2000 年代になってウィンドウシステムが主流となり，画像処理言語 GPL に代わるグラフィックユーザーインターフェース（GUI）ベースのアプリケーションとして，現在のワークフローが S 社と共同開発された．当時 S 社は長年 Mac ベースの核医学画像処理装置を採用しており，転換時期でもあった．筆者らは当時，画像処理のワークフロー基本コンセプトを立案し，専任の技術者を駐在させて S 社の技術陣と議論を重ねた．当初はアプリケーションの開発効率，利便性，継続性や拡張性が理解されず，ワークフローの共同開発はいったん決裂した．1 年後に突如 S 社からワークフローのプロトタイプのデモがあり，両社が共同で進める大きな転機となった．図 2 は TEW 散乱補正と CT 画像を SPECT 画像へ位置合わせして，減弱補正を行う一連の処理によるワークフローである[5]．

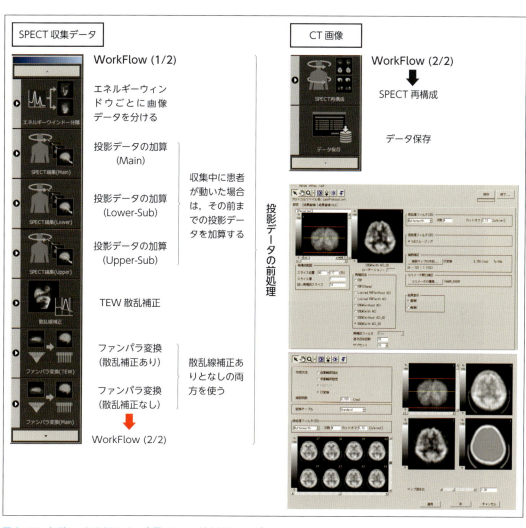

図2 Work Flow SPECTによる定量のための基本技術とアプリケーション

III. CT像の位置合わせとCT画像ベースの減弱補正（CT-AC）

近年のPACS（picture archiving and communication system，画像保管・電送システム）の普及に伴い，診断用に撮像されたX線CT像をSPECTの減弱補正に簡便に適用することが可能となった．頭部のような動きがない部位では，CT値をSPECTにて使用されるγ線のエネルギーの減弱係数値に変換でき，簡単に減弱補正できる．CT-ACでは投影データからの散乱線除去は必須である．図3は^{123}I-IMP SPECTの例，図4は^{99m}Tc-ECD SPECTの例である．今後は，MR像をSPECTの減弱補正に簡便

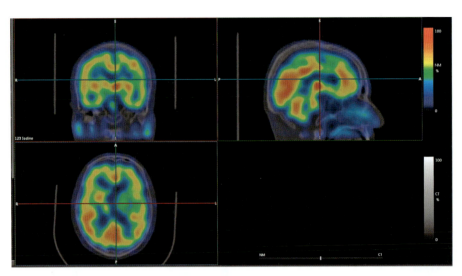

図3　^{123}I-IMP SPECTとCTの位置合わせとCT減弱マップ作成

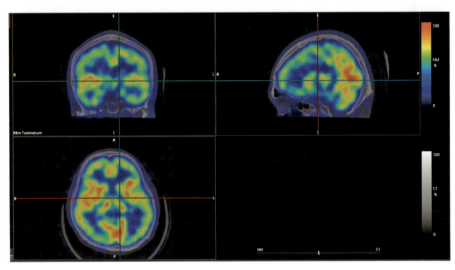

図4　^{99m}Tc-ECD SPECTとCTの位置合わせとCT減弱マップ作成

に適用することも可能になる．

　あらかじめキュリーメータによって放射能を測定した注射シリンジ（注射器内での減弱が最小になるように，γ線の平均自由行程に比べて径の小さいものを用いる）を用いて，空気中でSPECTデータを収集し，散乱吸収補正後SPECT計数値を放射能に換算する係数値（cross calibration）[3] を利用することにより，SPECT値は放射能濃度（Bq/mL）への換算ができる．

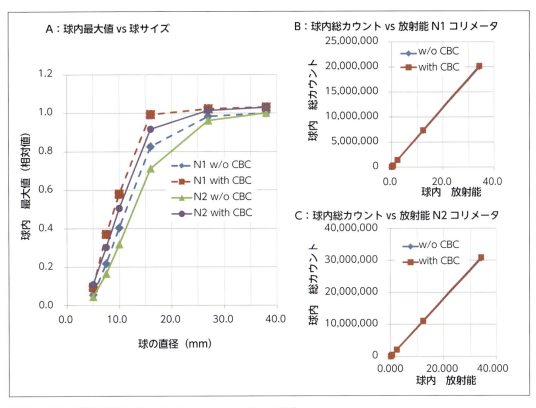

図5 コリメータ開口補正（collimator blurring correction：CBC）

Ⅳ．コリメータ開口補正

　ワークフローの再構成として3D-OSEMを選ぶと，コリメータ開口補正（collimator blurring correction：CBC）が可能となる．CBCでは収集に使用されたコリメータを自動認識し，コリメータ固有のコリメータ表面からターゲット部位までの距離ごとのpoint spread function（PSF）を利用して，空間分解能が補正される．散乱補正，CT-AC時にはCBCによってSPECT値のカウントは，補正前後で保存されるのが最大の特長である．図5は，日本核医学会・分子イメージング戦略会議が定めたBTファントム（外容器内径：200 mm，内部に配置される球体の直径：5，7.5，10，16，27，38 mm，放射能はそれぞれ5 mm球：0.085，0.274，0.646，2.40，12.23，34.1 MBq，球体の配置：直径120 mmの距離に60°ごと）の球体に，同一濃度のTc-99m水溶液を入れてSPECT撮像し，128×128マトリクスの標準プロトコル[5]にて撮像後，散乱補正，CT-AC，CBC処理ありとなしの比較を行った結果を示す．BTファントムの再構成条件は3D OS-EM

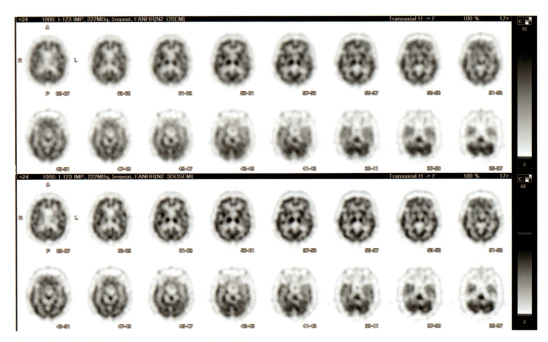

図6 IMP SPECT 正常ボランティアデータ（N2）CBC の比較

を使用し CBC の ON，OFF が異なる．その他条件 Pre-filter：Butterworth（Order 8, cut-off 0.58 cycles/cm），Iteration 10, Subset 10 は同一である．CBC により空間分解能は改善し (図5A)，N1，N2 コリメータそれぞれで SPECT 値のカウントは CBC 処理前後で保存され，球体の放射能に比例した SPECT 値となっていることがわかる (図5B, C)．

このように CBC によって SPECT の定量性が維持されるので，今後，脳血流の統計解析や ^{123}I-FP-CIT によるドパミントランスポータ SPECT の定量解析への応用が期待できる．

IMP SPECT 正常ボランティアデータ（N2）CBC の比較を (図6) に示す．SPECT の収集条件は N2 コリメータおよ 128 × 128 マトリクスによる標準プロトコル[5]を使用し，再構成条件は CBC が ON，OFF ともに BT ファントムと同一条件である．

N2 with CBC は without CBC に比べて以下の傾向が見られる．

① BG（脳室）の濃度が変わらずに白質，灰白質のコントラストが上がっている．
② 中心灰白質（尾状核，被殻）と大脳皮質の辺縁が鮮鋭化している．

引用・参考文献

1) Ichihara T, Ogawa K, Motomura N, et al: Compton-scatter compensation using the triple energy window method for single and dual isotope SPECT. J Nucl Med 34: 2216-21, 1993

2) 高山卓三, 市原 隆, 本村信篤：TEW 散乱線補正法における収集エネルギーウインドウの設定法. 核医学 34：701, 1997

3) Ichihara T, Motomura N, Ogawa K, et al: Evaluation of SPET quantification of simultaneous emission and transmission imaging of the brain using a multidetecor SPET system with TEW scatter compensation method and fan-beam collimation. Eur J Nucl Med 23: 1292-9, 1996

4) Licho R, Click SJ, Xia W, et al: Attenuation Compensation in 99mTc SPECT Brain Imaging：A Comparison of the Use of Attenuation Maps Derived from Transmission Versus Emission Data in Normal Scans. J Nucl Med 40: 456-63, 1999

5) 外山 宏, 宇野正樹, 市原 隆, 他：I-123 標識イメージング製剤による定量脳血流 SPECT のための収集処理方法の標準化：多施設評価と標準プロトコルによる 123I-IMP 脳血流 SPECT 像および 123I- イオフルパンによるドパミントランスポータ SPECT を用いた標準データベースの構築. 核医学 54：603-7, 2017

3 SPECT 機器・核種・ソフトウエア

Ⓑ 核種, Isotope (脳血流シンチグラフィ)

佐藤 始広 *Motohiro SATO*
元・筑波大学医学医療系画像診断・IVR 学応用分子イメージング学

籏野 健太郎 *Kentaro HATANO*
筑波大学医学医療系画像診断・IVR 学応用分子イメージング学
次世代分子イメージングつくば画像検査センター

大里 勝 *Masaru OSATO*
次世代分子イメージングつくば画像検査センター

Ⅰ. はじめに

脳血流 SPECT 用 ト レ ー サ ー と し て，^{133}Xe に代表される拡散型トレーサーと蓄積型トレーサーがこれまで使用されてきた．現在広く臨床現場で用いられている蓄積型トレーサーには，^{123}I-IMP，^{99m}Tc-HMPAO，^{99m}Tc-ECD の 3 製剤があるが，これらの化合物はいずれも脂溶性が高く，脳血流分布に応じて高率に脳組織に摂取され，その後長時間脳内に保持されるという性質を有する．この蓄積型トレーサーは脳組織における取り込みと脳内保持機構が製剤ごとに異なるため，臨床応用に際しては，表1 に示すようなおのおののトレーサーの特徴をよく理解しておくことが重要である．以下，これらのトレーサーについて概説する．

Ⅱ. ^{123}I-IMP

①製剤の特徴

^{123}I-IMP（N-isopropyl-p ［^{123}I］-iodoamphetamine）は，1980 年 Winchell らにて開発され[1]，Kuhl らが臨床例で動脈採血法を用いて定量的な脳血流 SPECT 画像が得られることを示し，広く臨床応用されるようになった[2]．本製剤は静脈内投与後，その大部分が一度肺に取り込まれ，その後，徐々に動脈血中に送り出されるという，ほかの製剤とは異なる動態を有する．血液中の ^{123}I-IMP は初回循環で 90％以上が脳組織に取り込まれ，その後長時間脳内に停滞する．脳の放射能は投与後 20〜30 分でピークに達し，その後約 30 分間はほぼ一定値（plateau 状態）となる (図1)．これはトレーサーが単に脳内にとどまってい

表1 蓄積型脳血流トレーサーの特徴と比較

	123I-IMP	99mTc-HMPAO	99mTc-ECD
標識薬剤	123I 半減期（13.27時間）	99mTc 半減期（6.01時間）	99mTc 半減期（6.01時間）
販売製品名	パーヒューザミン®（NMP） イオフェタミン®（FRI）	セレブロテック®（NMP）	ニューロライト®（FRI）
剤形	注射液	凍結乾燥注射剤（標識キット）	注射液 凍結乾燥注射剤（標識キット）
集積機序	非特異的アミンレセプター？	エステル基加水分解	幾何学的構造変化 GSH 濃度に依存
脳内半減期	20～40分	24時間以上	約15時間
標識率 標識化合物の安定性	高（ほぼ100%） 安定	低（90%）不安定	高（約98%）安定
一回循環での摂取率	90%以上	80%前後	80%前後
脳血流と集積との直線性	優れている	劣る	劣る
血液中への逆拡散	少ない	多い	中程度
血中濃度	低値	高値	比較的低値
脳内分布	緩徐に変化	短時間で固定 変化なし	短時間で固定 以後緩徐に変化
成人投与量	111～222 MBq	370～740 MBq	370～740 MBq
SPECT 撮像時間	静注10～20分後から	静注数分後からいつでも可能	静注数分後からいつでも可能
SPECT 解像度	中等度	高い	高い
緊急時検査	困難	可	可
定量法	Microsphere 法／ARG 法／NIMS 法など	Patlak plot 法	Patlak plot 法

NMP：日本メジフィジックス，FRI：富士フイルム RI ファーマ

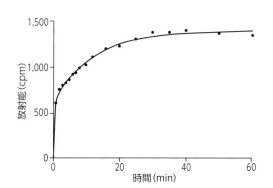

図1 123I-IMP の脳内分布の経時的変化

る状態ではなく，肺から放出された123I-IMP の脳への流入と脳からの123I-IMP の洗い出しがほぼ等しいため，動的な平衡状態が生じることによる．

123I-IMP の投与初期の分布画像は局所脳血流分布を示すが，投与後に脳組織からの洗い出しと肺から放出された123I-IMP の脳への流入が続くことにより，数時間後には再分布とよばれる脳内分布の変化が生じるので撮像時間に制限がある．123I-IMP の初期分布像における脳内摂取量と実際の脳血流との間の比例直線性は99mTc-標識脳血流トレーサーよりも優れており，脳血流の定量性に優れるとともに，軽度の脳血流低下領域や高血流域の描出能が99mTc-標識脳血流トレーサーよりも良好であるという特徴を有する[3]．ただし，SPECT 画像の空間分解能は123I 製剤のため投与量が制限されるので，99mTc-標識脳血流トレーサーよりも若干劣る．

②撮像法・解析法

^{123}I-IMP 111-222 MBq 静注 10〜30 分後から，15〜30 分程度の SPECT 収集を行うのが一般的である．

脳血流値の定量的評価法として，持続動脈採血法（マイクロスフェア法）や 1 点動脈採血法（ARG〔autoradiography〕法）が開発されており，さらに非採血法として NIMS（non invasive microsphere）法，IMP-Grapho plot 法も提唱されている (表2)．また，安静時と acetazolamide 負荷時の脳血流量測定を 1 回の検査で行う dual table ARG 法も開発されており，脳循動態検査などに有用性が示されている．

統計学的解析法として 3D-SSP（3D stereotactic surface projections）が広く普及している [4]．

Ⅲ. ^{99m}Tc-HMPAO

①製剤の特徴

^{99m}Tc-HMPAO（^{99m}Tc-d，l-hexamethyl-propyleneamine oxime）は，1983 年ミズーリ大学で開発されたプロピレンアミンオキシム（PnAO）を基に 1984 年に英国アマシャム社で開発された脳血流イメージング製剤で，^{99m}Tc 脳血流製剤としては最初に臨床応用された [5]．^{99m}Tc- 標識脳血流トレーサーのため，高解像度の画像を得ることができる．また，本製剤は標識キットとして提供され，院内調製が可能で緊急検査に対応できるという利点を有するが，標識率は 90% 前後で，時間とともに徐々に低下するので，取り扱いには注意が必要である．

本製剤は血液脳関門を通過後，すみやかに脂溶性から水溶性の化合物に変化し，脳組織内にとどまる．静注後，初回循環での脳への摂取率は 80% 前後で，投与量の約 5% が脳内に集積する．脳の放射能は静注

表2　各種蓄積型脳血流トレーサーによる代表的脳血流定量法

	Microsphere 法	ARG 法	NIMS 法	Patlak plot 法
放射性医薬品	^{123}I-IMP	^{123}I-IMP	^{123}I-IMP	^{99m}Tc-HMPAO，^{99m}Tc-ECD
動脈採血	持続採血	1 点採血	非採血法	非採血法
オクタノール抽出	要	不要	不要	不要
クロスキャリブレーション	必要	必要	不要	不要
撮像法	脳 planar + SPECT ないし dynamic SPECT	1 回 SPECT scan	胸部 dynamic scan + 脳 planar + SPECT	dynamic scan + SPECT
acetazolamide 負荷	split dose 法	dual table ARG 法	-	RVR 法
信頼性	最も高い	比較的高い	やや劣る	やや劣る

1分後にピークに達し，約2〜3分後まではやや減少するが，その後は長時間安定である．^{99m}Tc-HMPAOは血中濃度がほかのトレーサーと比較して高く，脳血管床が増大した病態の評価や低血流域の過大評価に注意が必要である．

また，^{99m}Tc-HMPAOの脳組織内から血液中への逆拡散が認められることや，初回循環での脳組織への取り込みがやや低いことから，^{99m}Tc-HMPAOの集積性と脳血流との直線性は^{123}I-IMPに比較すると劣る[3]．このことは，^{99m}Tc-HMPAO脳血流シンチグラフィにおいて，健常部と脳血流低下部位のコントラスト低下をきたし，acetazolamide負荷試験の際などに問題となる．この対処法としてLassenらの直線化補正が行われているが，誤差も増幅されるので注意を要する．

また，本製剤では血液脳関門の破綻した亜急性期の脳梗塞では，水溶性代謝物の集積などによって，^{99m}Tc-標識化合物の過剰集積を示すことが報告されている．正常脳においても小脳半球，基底核，脳幹の集積がほかのトレーサーよりも高く，読影に当たっては注意を要する．

②撮像法・解析法

通常740 MBqの^{99m}Tc-HMPAO静注後，高分解能コリメータを用いて撮像する．静注後5分以降の脳内放射能分布が変化しないことを利用して，Matas test時の脳血流評価やてんかん発作時の脳血流評価などのsnap shot撮像が可能である．また，acetazolamide負荷検査など，2回の脳血流分布を連続して撮像するsplit dose法による検査が開発されている．Patlak plot法による，非侵襲的な脳血流定量法が広く普及している[6]（表2）．

Ⅳ. ^{99m}Tc-ECD

①製剤の特徴

^{99m}Tc-ECD（^{99m}Tc-ethyl-cysteinate dimer）は，脂溶性の^{99m}Tc-ECDが血液脳関門通過後，脳内の非特異的エステラーゼ活性によるエステル基の加水分解を受けて水溶性の化合物へと代謝され，脳実質内に保持されると考えられている[7]．脳の放射能は静注1分後にピークに達し，約2〜3分後まではやや減少するが，その後は長時間安定である（図2）．初回循環での脳への摂取率

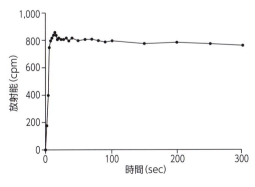

図2　^{99m}Tc-ECDの脳内分布の経時的変化

は ^{99m}Tc-HMPAO よりもやや低いとされるものの，脳組織から血液中への逆拡散の影響は少なく，血液中の放射能がすみやかに消失するので ^{99m}Tc-HMPAO よりも高コントラストのSPECT画像が得られる[3].

先に述べた ^{99m}Tc-ECD の化学的保持機構は，脳梗塞などの病的脳組織で問題となる．すなわち脳梗塞の急性期から亜急性期にはほかの脳血流SPECT検査では血流残存があるにもかかわらず，^{99m}Tc-ECD では保持が見られない（hypofixation）．この原因は retention に関与するエステラーゼ酵素が，脳血管障害では早期に減少するためと考えられている．しかし，この性質から本製剤による脳梗塞早期の viability 評価の有用性が報告されている．正常での脳内分布はほかのトレーサーに比較すると，前頭葉・後頭葉内側皮質で高く，側頭葉内側，基底核，脳幹で低いので注意が必要である．

本製剤は調製キット製剤と調製済みのシリンジ製剤の双方で供給されているが，院内調製の際には標識後時間とともに標識率が上昇するので，^{99m}Tc-HMPAO と異なり30分以降の静注が望ましい．

②撮像法・解析法

撮像法は，脳内動態が類似する ^{99m}Tc-HMPAO とほぼ同様である．また，^{99m}Tc-HMPAO で施行されている負荷検査などが本製剤にも応用可能である．

本製剤も Patlak plot 法による非侵襲的な脳血流定量検査が広く普及している (表2)．また，統計解析法として eZIS（easy Z score imaging system）が広く臨床現場で使用されている[8].

V. おわりに

このような各トレーサーの特徴から，一般の検査にはシリンジキットで提供され，標識後安定した ^{123}I-IMP，もしくは ^{99m}Tc-ECD が汎用されている．この2製剤は定量法，および統計学的解析法も広く普及している．一方，緊急検査には，院内調製が可能で調製後すぐに使用できるのが最も有利である．しかし，いずれの脳血流トレーサーも理想のトレーサーとは言えず，検査と画像評価に当たっては各製剤の特徴を十分に理解して使用する必要がある．

■ まとめ

① ^{123}I-IMP は，脳血流の定量性に優れるとともに，軽度の脳血流低下領域や高血流域の描出能が ^{99m}Tc- 標識脳血流トレーサーよりも良好であるという特徴を有する．

② ^{99m}Tc-HMPAO は，^{99m}Tc- 標識脳血流トレーサーのため，高解像度の画像を得ることができる．院内調製が可能で，緊急検査に対応できるという利点を有する．

③ ^{99m}Tc-ECD は，脳組織から血液中への逆拡散の影響は少なく，血液中の放射能がすみやかに消失するので ^{99m}Tc-HMPAO よりも高コントラストの SPECT 画像が得られる．

　筆頭著者の佐藤始広先生は，2017 年 8 月に本原稿を単独でご脱稿後，同年 9 月 15 日に急逝された．ご親族の了承のもと，共同研究者の簑野，大里が共著者として確認を行い，本書に掲載することとした．心より佐藤始広先生のご冥福を申し上げる．

引用・参考文献

1) Winchell HS, Horst WD, Braun L, et al: N-isopropyl-[^{123}1] p-iodoamphetamine : single pass brain uptake and washout; binding to brain synaptosomes and localization in dog and monkey brain. J Nucl Med 2: 947-52, 1980

2) Kuhl DE, Barrio JR, Huang SC, et al: Quantifying local cerebral blood flow by N-isopropyl-p- [^{123}1] iodoamphetamine (IMP) tomography. J Nucl Med 23: 196-203, 1982

3) Iida H, Akutsu T, Endo E, et al: A multicenter validation of regional cerebral blood flow quantitation of using [^{123}I] iodoamphetamine and single photon emission computed tomography. J Cereb Blood Flow Metab 16: 781-93, 1996

4) Minoshima S, Frey KA, Koeppe RA, et al: A diagnostic approach in Alzheimer's disease using three-dimensional stereotactic surface projections of fluorine-18-FDG PET. J Nucl Med 36: 1238-48, 1995

5) Sharp PF, Smith FW, Gemmell HG, et al : technetium-99m HM-PAO stereoisomers as potential agents for imaging regional cerebral blood flow: human volunteer studies. J Nucl Med 27: 171-7, 1986

6) Matsuda H, Tsuji S, Shuke N, et al: A quantitative approach to technetium-99m hexamethylpropylene amine oxime. Eur J Nucl Med 19: 195-200, 1992

7) Léveillé J, Demonceau G, De Roo M, et al: characterization of technetium-99m-L, L-ECD for brain perfusion imaging, Part 2: Biodistribution and brain imaging in humans. J Nucl Med 30: 1902-10, 1989

8) Matsuda H, Mizumura S, Nagao T, et al: Automated discrimination between very early Alzheimer disease and controls using an easy Z-score imaging system for multicenter brain perfusion single-photon emission tomography. AJNR Am Neuroradiol 28: 731-36, 2007

9) 橋川一雄：" 脳血流 SPECT の検査法 "，52-67（西村恒彦編：最新 脳 SPECT／PET の臨床：脳機能検査法を究める．第 3 版．メジカルビュー社，東京，2012）

10) 桑原康雄："Ⅰ中枢神経系 "，1-30（日本核医学会核医学イメージングガイドライン作成委員会編：核医学診断ガイドライン 2008. 日本核医学会，東京，2008）

3 SPECT 機器・核種・ソフトウエア

C 解析ソフトウエア

① eZIS

松田 博史 *Hiroshi MATSUDA*
国立精神・神経医療研究センター脳病態統合イメージングセンター

I. はじめに

脳血流 SPECT の診断においては，視覚評価が基本である．しかし，軽微な変化をとらえたり定量的に評価したりすることは困難である．この欠点を補うために，長らく関心領域を手動で設定することが行われてきた．しかし，手動の設定は恣意性が高く，さらに見落としがないように全脳の各領域に設定することは時間がかかり，臨床現場に応用することは難しい．

II. eZIS

① 統計画像解析

視覚評価や手動の関心領域設定の欠点を補うために，1990年代半ばから開発され今日まで広く用いられている手法として，統計画像解析がある．脳画像を統計学的に解析するためには，個々の脳が同じ形態であることが必要となる．この同じ形態として用いられる脳を標準脳といい，この標準脳に形態変換することを解剖学的標準化という．また形態変換の際に用いられる標準脳はテンプレートとも呼ばれる．標準脳としては，Talairach の標準脳が Brodmann 領野[*1]の特定に優れているため，よく用いられる．ただし，この Talairach の標準脳は一個人の剖検脳に基づくものであり小脳や脳幹部も含んでいないことから，多数の正常例の生体脳の MRI に基づく Montreal Neurological Institute（MNI）の標準脳が考案され，Talairach の標準脳と同様に繁用されている．両方の標準脳の位置合わせのために，座標変換式が設定され

臨床 MEMO

*1 Brodmann 領野

Brodmann は，1909 年にヒトの大脳皮質を 52 の分野を含む 11 の領域に区分し，各皮質野に番号を付して詳細な脳図譜を作った．現在，この Brodmann の番号が皮質部位の表示に最もよく用いられており，実用的価値が高い．

ている.

easy Z-score imaging system（eZIS）[1]では，この解剖学的標準化にstatistical parametric mapping（SPM）[*2]の2002年版SPM[2]を用いている．eZISにおける解剖学的標準化においては，まず，線形変換により3次元的な大きさの補正を行う．次に，非線形変換にて曲面的に，より詳細な解剖学的補正を行う．この非線形変換における解剖学的な補正では数学的な基底関数が用いられており，解剖学的標準化を行う画像と同種類の画像のテンプレートに対して離散コサイン変換を用いている．最新のSPMの2012年版では，より正確な解剖学的標準化が可能なdiffeomorphic anatomical registration using exponentiated lie algebra（DARTEL）と呼ばれる非線形変換が用いられているが，SPECTの空間解像力は乏しいため，DARTELを用いる効果はみられない．

臨床 MEMO

*2 Statistical Parametric Mapping

英国のロンドン大学で開発された世界標準の画像解析フリーソフトウエア．米国のMathWorks社が開発している数値解析ソフトウエアであるMatlab上で作動する．1990年代前半から開発が進んでいる．MRI，PET，SPECTのみならず，脳波や脳磁図のデータも解析可能である．

（http：//surfer.nmr.mgh.harvard.edu/）

---

②平滑化

解剖学的標準化の後には，半値幅で等方向12 mmの平滑化を行う．平滑化は脳機能局在の個人差をより少なくするとともに，信号対雑音比を向上させ，さらに画像の計数率分布を正規分布に近づける．多数の健常者の脳血流SPECTからこのように処理して作製された正常データベースにおいて，一定の灰白質領域でマスクされた各正常画像データの全ボクセル平均の1/8より大きい値のボクセルの平均，またはカウントの高いほうの小脳半球の平均を用いてカウントの正規化を行い，これらのデータから各ボクセルの平均と標準偏差画像を作製する．同様に患者データも全脳平均カウント，または高いほうの小脳半球の平均カウントで正規化する．次に横断，矢状断，冠状断像において，各ボクセルで次式によりZ-scoreを求める．

Z-score ＝（正常群ボクセル平均値－症例ボクセル値）／（正常群ボクセル標準偏差）

このZ-scoreのカラーマップが標準脳の断層上に表示される．さらに断層像で作成したZ-scoreマップを基に，脳表から脳表面法線方向に14 mmまで検索し，閾値として設定したZ-scoreより大きい値の平均を求め，脳表値として表示する．

③機種間の補正

正常データベースの作製に当たっては，

各施設において全国一定の基準で健常者を募り，施設ごとのデータベースを作製することが理想である．なぜなら，SPECT装置で得られる画像は機種間差が大きく，さらに画像処理の方法も各施設で異なるため，ほかの施設の画像データベースをそのまま用いることはできないからである．eZISでは，この正常画像データベース共有化のために，異なるSPECT装置間での画像変換プログラムが含まれている[2]．このために，Hoffmanの脳ファントムを異なる装置間または異なるコリメータや処理条件で撮像し，標準脳に形態変換を行っておく．この異なる条件下での変換マップを画像の割り算によって作成する．この変換マップを実際の症例での標準脳に形態変換

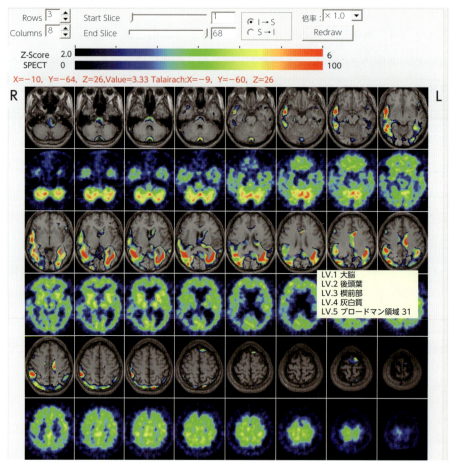

図1 eZIS最新版の解析結果
SPECTの原画像と標準脳のMRI上に表示したZ-scoreマップ．マウスのカーソルをZ-scoreのカラーマップ上に持って行くと，解剖学的位置が自動的に表示される．

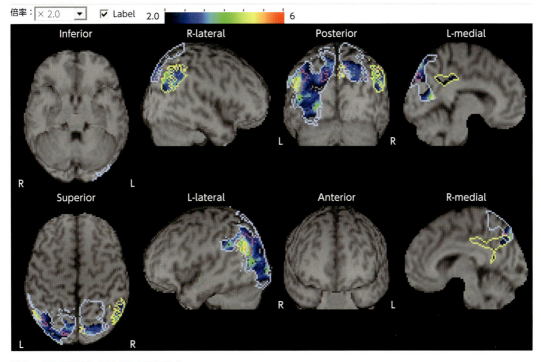

図2 eZIS最新版における疾患特異領域
アルツハイマー型認知症初期およびレビー小体型認知症に対する領域が，後部帯状回，後部帯状回から楔前部，頭頂葉皮質，後頭葉皮質に設定されている．

した画像に乗算することによって，データを変換するものである．

機種間の補正によって共通の正常データベースを用いることが可能となり，認知症患者の経過を異なる施設や機種で追うことが可能となった．ただし，この補正法も完璧なものではなく，補正によるアーチファクトの出現に留意する必要がある．eZISでは^{99m}Tc-ECDによる脳血流SPECTに対しては20〜80歳以上まで，^{123}I-IMPによる脳血流SPECTに対しては20〜60歳以上までの正常データベースが搭載されている．

Ⅲ．おわりに

eZISの最新バージョンでは，Z-scoreの解剖学的位置を自動的に知ることができる (図1)．さらに疾患特異領域として，アルツハイマー型認知症初期とレビー小体型認知症に特異的な血流低下領域が設定されている (図2)[1,3]．アルツハイマー型認知症に対しては，その領域の血流低下程度 (severity) や範囲 (extent)，および特異的な血流低下範囲と全脳での血流低下範囲の比 (ratio) を表示することができる．レビー小体型認知症に対しては，後頭葉の

血流低下に対して後部帯状回の血流が相対的に保たれるという cingulate island sign のスコアを表示できる（図3）．eZIS の欠点として，軽度の左右差を評価することができないことが挙げられる．このため，原画像をつねに参照することが必要である．

A. 後部帯状回，楔前部，頭頂

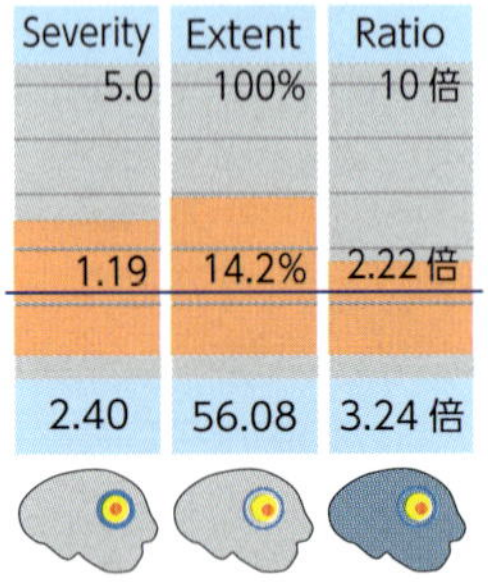

	Severity	Extent	Ratio
	5.0	100%	10 倍
	1.19	14.2%	2.22 倍
	2.40	56.08	3.24 倍

参考：

解析方法	識別能の正診率	AUC	95%信頼区間	閾値
1 Severity	85%	0.924	0.850-0.965	>1.19
2 Extent	86%	0.924	0.865-0.972	>14.2%
3 Ratio	80%	0.862	0.759-0.929	>2.22 倍
4 Visual	80%	0.866	0.771-0.930	

B. 後部帯状回，後頭

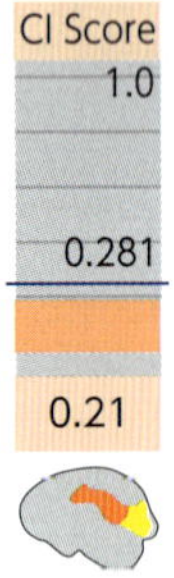

	CI Score
	1.0
	0.281
	0.21

Z-score の合計

後部帯状回	3231,892
後頭	15416,852

参考：

解析方法	識別能の正診率	AUC	95%信頼区間	閾値
CI Score	85%	0.882	0.695-0.974	<0.281

図3 eZIS 最新版における疾患特異領域解析結果
アルツハイマー型認知症初期に対しては，severity，extent，ratio の各指数，レビー小体型認知症に対しては，CIScore が表示され，異常の閾値と比較することができ診断補助となる．
（文献1および文献4を参考に作成）

まとめ

① 視覚評価や手動の関心領域設定の欠点を補うために，統計画像解析がある．

② 脳画像を統計学的に解析するためには，個々の脳が同じ形態であることが必要となる．

③ 標準脳に形態変換することを解剖学的標準化という．

④ 解剖学的標準化の後には，平滑化を行う．平滑化は脳機能局在の個人差をより少なくするとともに，信号対雑音比を向上させ，さらに画像の計数率分布を正規分布に近づける．

引用・参考文献

1) Matsuda H, Mizumura S, Nagao T, et al: Automated discrimination between very early Alzheimer disease and controls using an easy Z-score imaging system for multicenter brain perfusion single-photon emission tomography. AJNR Am J Neuroradiol 28: 731-6, 2007

2) Matsuda H, Mizumura S, Soma T, et al: Conversion of brain SPECT images between different collimators and reconstruction processes for analysis using statistical parametric mapping. Nucl Med Commun 25: 67-74, 2004

3) Imabayashi E, Yokoyama K, Tsukamoto T, et al: The cingulate island sign within early Alzheimer's disease-specific hypoperfusion volumes of interest is useful for differentiating Alzheimer's disease from dementia with Lewy bodies. EJNMMI Res 6: 67, 2016

4) Imabayashi E, Soma T, Sone D, et al: Validation of the cingulate island sign with optimized ratios for discriminating dementia with Lewy bodies from Alzheimer's disease using brain perfusion SPECT. Ann Nucl Med 31: 536-43, 2017

3 SPECT 機器・核種・ソフトウエア

C 解析ソフトウエア

② 3D-SSP

内田 佳孝 *Yoshitaka UCHIDA*
医療法人社団翠明会山王病院 PET 画像センター

I．はじめに

通常の脳血流 SPECT 画像では，血流分布を示す断層画像を視覚的に評価して集積低下部位を見つけ出す必要があるので，その読影には熟練を要するだけでなく，結果の評価が画質の差や読影者の差異による主観的な判断の違いに大きく影響されるという問題点がある．ここで紹介する 3D-SSP (three-dimensional stereotactic surface projections，図1）は，この脳血流 SPECT 画像から血流低下部位だけを陽性所見として描出させる解析ソフトウエアで，病気に

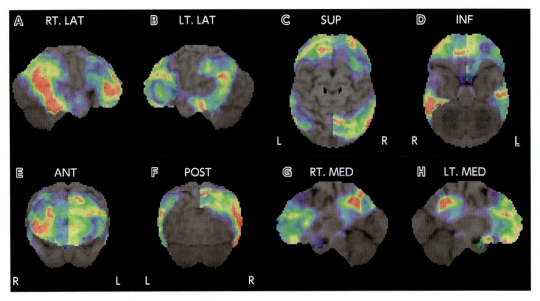

図1　アルツハイマー型認知症患者の 3D-SSP 画像
A：右脳外側面像 (RT.LAT)，B：左脳外側面像 (LT.LAT)，C：上面像 (SUP)，D：下面像 (INF)，E：前面像 (ANT)，F：後面像 (POST)，G：右脳内側面像 (RT.MED)，H：左脳内側面像 (LT.MED)．

伴う脳血流低下の程度と広がりを定量的に精度高く，かつ視覚的な診断が容易である画像として描き出すことが可能になる．

ここでは，この3D-SSPの概略と特徴，さらに二次的に開発されたソフトウエアの紹介などを中心に解説する．

Ⅱ．3D-SSPの概要，使用方法

3D-SSP[1]は，Minoshimaらによって開発された統計学的画像診断ソフトウエアである．脳血流低下部位を陽性所見として描き出すには，簡単にいうと〔正常データ〕から〔患者データ〕を引き算すれば可能になる (図2)．ただし，脳血流SPECT画像は各個人で大きさも形状も異なっているので，各画像を同一の標準脳図譜上に変換する（解剖学的標準化）必要がある．3D-SSPでは再構成した脳血流SPECT画像をTalairachの標準脳図譜（voxel size：2.25 mm）上に変換して，さらに線形変換と非線形変換で標準脳との大きさの違いや位置ずれの補正を行う．血流低下部位の算出は，脳内局所の各pixel（voxel）内の患者画像のカウント値と複数の正常ボランティアの画像から得られた平均値と標準偏差値を比較することで，全pixel（voxel）に対してZ-scoreを算出することで得られる（〔Z-score〕＝〔〔正常平均〕−〔患者データ〕〕／〔正常標準偏差〕）．Z-score (図3) とは患者画像が正常平均より正常SDの何倍低下しているかを示す数値で，血流低下の程度を表す数値であるが，血流定量絶対値ではない．

3D-SSPでは患者データと正常データを比較してZ-scoreを算出する際に，解剖学的標準化が終わった断層画像上の皮質カウント値を脳表に抽出（データ抽出）してから比較計算するが，データ抽出をせず，断層画像上で両データを直接比較計算する方法（3D-SSPTomo）で結果を表示すること

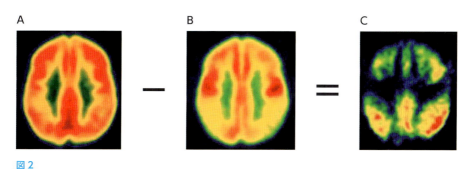

図2
A：normal，B：patient，C：subtraction.
正常画像から患者画像を引き算することで，脳血流低下部位を陽性像として描出することができる．

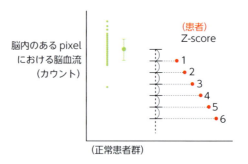

図3 Z-score の意味
ある脳内 pixel における集積を示している．グラフの左列は正常者の集積の分布と平均・標準偏差を示している．患者の集積が正常者の平均より〔正常者の標準偏差〕×1 だけ低下している場合は Z-score が1，〔正常者の標準偏差〕×4 低下している場合は Z-score が4 であることを示している．

もできる．3D-SSPTomo は深部灰白質や海馬などの評価に適するが，3D-SSP では脳表へのデータ抽出により萎縮の影響や解剖学的標準化時のずれによるアーチファクト所見の発生が大幅に軽減されるので，認知症の診断を行うだけなら結果の視覚的解析が容易でアーチファクトの発生も少ない3D-SSP のほうが有利である．前項の eZIS もほぼ同様のソフトウエアであるが，eZIS では患者データと正常データを比較する際に，断層画像上で両データを直接比較計算する方法を用いている．また非線形変換の計算方法にも若干の差異が見られるが，どちらのソフトウエアを用いても得られる結果はほぼ同じである．

3D-SSP や 3D-SSPTomo の解析実行には，比較する正常データベースが必要である．正常データベースは施設ごとに作成することが好ましいが，自施設での作成が困難な場合は，日本メジフィジックス社から主要なガンマカメラごとの正常データベースを入手し使用することができる．

以前の古いバージョンでは，解剖学的標準化過程におけるエラーによりアーチファクトが発生することがあったが，最新の3D-SSP ではほぼ改善されている．また脳血流 SPECT の画像はカウント値のみの定性画像であるので，何らかの方法で正規化を行わないと他画像（正常画像）と比較することはできない．そのため 3D-SSP では4カ所の特定部位（全脳平均値，小脳，視床，橋）で正規化して比較を行い，その結果をすべて表示している（図4）．この正規化する部位の血流が低下や増加していると，正規化した値が不正確になり解析結果画像が適切でない画像になる．具体的には正規化部位の血流が低下しているとZ-score が全体的に小さくなり，逆に正規

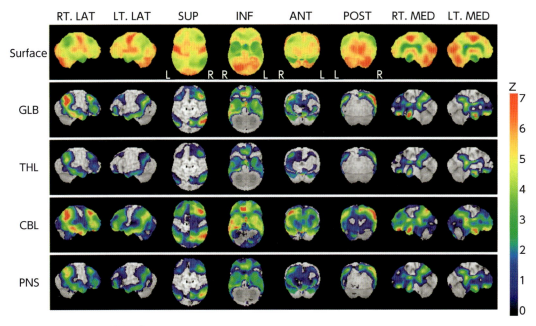

図4　正規化部位による結果の違い
上段から脳血流画像（Surface），全脳平均で正規化したZ-score画像（GLB），視床で正規化したZ-score画像（THL），小脳で正規化したZ-score画像（CBL），橋で正規化したZ-score画像（PNS）である．

化部位の血流が増加しているとZ-scoreが全体的に大きくなるため，血流低下の程度を過小過大評価する可能性がある．したがって，画像の評価を行う際には4つのすべての画像を詳細に観察するのに加えて，正規化部位に病変がないかどうかをオリジナル画像で確認して判断する必要がある（全脳平均値で正規化した画像は比較的この影響を受けにくい）．

III. AZEパッケージ内のほかのソフトウエア

I・II項でも述べたが，3D-SSPは脳血流SPECT画像から血流低下部位を自動的に検出して，低下部位だけを描出するというきわめて臨床に特化したソフトウエアである．そのため開発当初から日常臨床の場で使用するだけなら開発者（Minoshima）の許可があれば誰でも無料で使用することができ，日本メジフィジックス社からは3D-SSP解析のインターフェイスソフトウエアであるiSSPが無償で提供されていた．その後，3D-SSP解析結果の研究的利用のための半定量的なソフトウエアも開発され，そのインターフェイスソフトウエアも日本メジフィジックス社から無償で提供されていた．しかし，医薬品医療機器等法の改正を受け2016年よりAZE社から

3D-SSPとともにパッケージ化し，有料で販売されるようになった（有料化の過程はもう少し複雑であるが，ここでは割愛する）．ここではAZE社のパッケージ内に含まれる，二次的なソフトウエアを簡単に紹介する．

① 3D-SSPView：図5

オリジナルソフトウエアの3D-SSPは上記の統計画像解析を行うソフトウエアであるが，解析結果を表示する機能はない．そのため，解析結果を画像として表示するソフトウエアが「3D-SSPView」である．以前のiSSPのインターフェイス部分に相当する．3D-SSPのトレードマークでもある，脳表に抽出した画像での表示である．「3D-SSPView」にはレポート機能も含まれている

② 3D-SSPTomo：図6

iSSPが配布された当初は，3D-SSPの結果表示は上記の脳表抽出画像のみであったが，早い段階から断層画像上での結果表示の希望が多かった．それを可能にしたのが，この「3D-SSPTomo」である．上記2項で説明した通り「3D-SSPView」とは解析過程に少し違いがあり，両解析結果の間には若干の差異が生じる場合があるので注意が必要である．（詳細はAZE社，日本メジフィジックス社作成のパンフレット

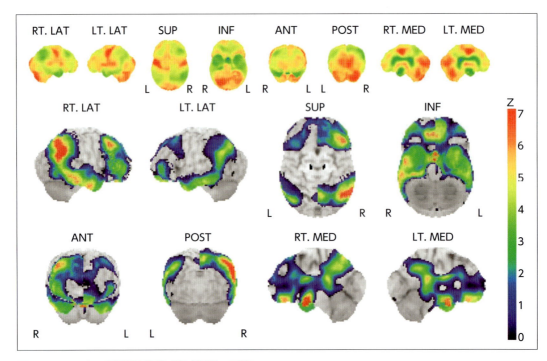

図5　アルツハイマー型認知症患者の3D-SSPView画像

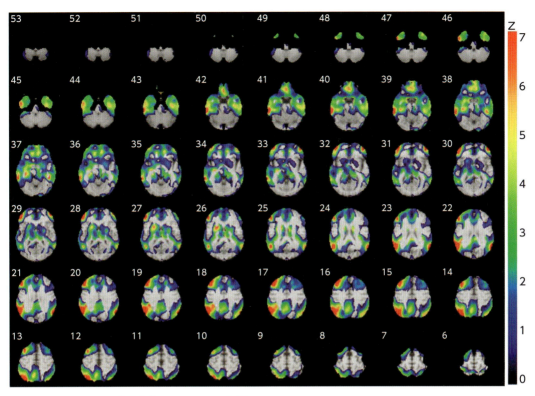

図6 アルツハイマー型認知症患者の 3D-SSPTomo 画像

「3D-SSP／Tomographic Analysis」参照）

③ S.E.E.

東邦大学の水村ら[2]によって開発された半定量解析用ソフトウエアである．3D-SSP で得た結果（Z-score）に閾値を設定して，領域ごとに「血流低下部位の範囲（各領域全体との割合〔％〕）」と「低下程度（低下部位の Z-score の平均値）」を数値で表示する．かなり研究的なソフトウエアである．領域は各半球による分類から Brodmann 野による分類まで，さまざまな用途に対応している．なお，脳表に抽出したデータであれば，ほかの数値データ（例えば，定量値など）でも解析可能である．

IV. おわりに

各診療科医の医師に画像検査をオーダーしてもらうには，検査の有用性が証明されていることが重要であるが，表示される結果の解釈が初心者でもわかりやすく容易であることも重要であると考えられる．脳血流 SPECT 画像では正常の血流画像から集積低下部位を見つけ出すという，かなり難しい読影技術が必要であるが，3D-SSP な

どの統計学的画像診断法の普及によって読影が非常に容易になった．特にアルツハイマー型認知症における側頭頭頂葉連合野と後部帯状回から楔前部にかけての血流低下

画像は非常に印象的で，ふだん脳血流SPECT画像を見慣れていない各診療科の医師も，その所見を容易に確認することができる．

■ まとめ

① 3D-SSP は，脳血流 SPECT 画像から血流低下部位だけを陽性所見として描出させる解析ソフトウエアである．

② 認知症の診断を行うだけなら，3D-SSPTomo に比べ，結果の視覚的解析が容易でアーチファクトの発生も少ない 3D-SSP のほうが有利である．

③ 3D-SSP や 3D-SSPTomo の解析実行には，比較する正常データベースが必要である．正常データベースは施設ごとに作成するか，既成データベースを入手することもできる．

引用・参考文献

1) Minoshima S, Frey KA, Koeppe RA, et al: A diagnostic approach in Alzheimer's disease using three-dimensional stereotactic surface projections of fluorine-18-FDG PET. J Nucl Med 36: 1238-48, 1995

2) Mizumura S, Kumita S, Cho K, et al: Development of quantitative analysis method for stereotactic brain image: assessment of reduced accumulation in extent and severity using anatomical segmentation. Ann Nucl Med 17: 289-95, 2003

3 SPECT 機器・核種・ソフトウエア

D 解析にあたり注意すべきポイント

山下 典教 *Norikazu YAMASHITA* JAとりで総合医療センター放射線部核医学検査室

I. はじめに

統計学的画像解析ソフトウエアである easy Z-score imaging system（eZIS）[1] を用いて，患者SPECTデータの解析を行うにあたり，日常の現場にて注意すべき3つのポイントについて概説する．

なお，eZISを用いる際は，プロセスの中枢となる解剖学的標準化や施設間補正，解析結果の手法や表示についても熟知しておくことが望ましい．本項ではそれらについて言及していないが，今日まで多くの文献や解説書が出ているので，そちらを参考に理解を深めていただきたい．

II. 注意すべき3つのポイント

①適切な健常者画像データベースが選択されているか：患者SPECTデータの年齢，性別の確認

eZISの特徴として，同年代の健常者画像データベース（normal database：NDB）に対する統計解析がある[2]．現在のversionには80歳代の健常高齢者データベースも搭載されており[3]，患者の年齢に対応したNDBでの解析が診断能の向上につながるとされている．

解析は，対象となる患者SPECTデータを入力すれば，年齢・性別（性別は60歳以上より）に対応するNDBを自動で選択し，処理が実行される（図1）．この機能はDICOM（digital imaging and communications in medicine）[4] データである，患者SPECTデータから年齢，性別を参照することで行われる．これは，患者SPECTデータの情報が患者と間違いなく一致していることで，はじめて有効な機能となる．もし入力する患者SPECTデータの年齢・性別が何らかの理由で患者の値と異なっていた場合，その機能が起因し，本来の患者の年齢・性別とは異なるNDBが選択された処理となり，解析結果に変化が生じてしまう．

近年，各種の放射線診断・検査では，院内や放射線部門で構成された患者情報システムからmodality worklist management

脳SPECTパーフェクトガイド **343**

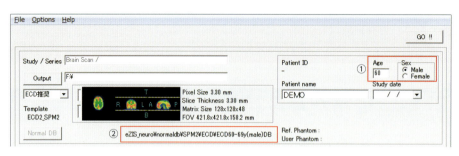

図1 患者 SPECT データの年齢，性別と，選択された NDB 表記の例
①患者 SPECT データの年齢，性別，②選択された NDB

（MWM）にて，患者情報を検査装置で取得する方法が用いられている．これによって入力ミスをすることなく，DICOM データに患者情報の付加を行うことができる．核医学検査装置においても，取得した患者情報を SPECT データに付加するが，端末間の通信エラーなどで MWM に不具合が生じた場合は，検査担当のオペレータが直接手入力にて核医学検査装置に患者情報をエントリーしなければならない．そのような場面においては，年齢・性別の誤った入力は eZIS の解析結果に変化を及ぼしてしまうということを十分念頭に置きながら，正確に患者情報の入力作業を行わなければならない．

②使用トレーサーに一致した template が選択されているか：template の確認

解剖学的標準化の処理には標準脳が必要となるが，eZIS は Montreal Neurological Institute（MNI）で作成された MNI atlas が用いられ，トレーサーを投与された複数の健常者画像を MNI に変換したデータが標準脳の template となっている．eZIS には，使用するトレーサーに合わせて ^{99m}Tc-ethyl cysteinate dimer（ECD）と N-isopropyl-4-[^{123}I]iodoamphetamine（IOF）の2種類の template が搭載されている（図2）．

前述のごとく，年齢・性別に対応した NDB の自動選択機能を有している eZIS ではあるが，一方トレーサーごとの template の選択は，手動となる．また，IOF の患者 SPECT データを解析する際には，患者 SPECT データに対応した SPECT 収集中心時刻（midscan time：MST）の設定が必要となるが，これも手動での選択となる．これは使用トレーサーや MST の情報は患者 SPECT データに付加されないことから，自動選択の機能に対応することができないためである．ゆえに誤って患者 SPECT データとは異なるトレーサーの template を選択してしまうと，

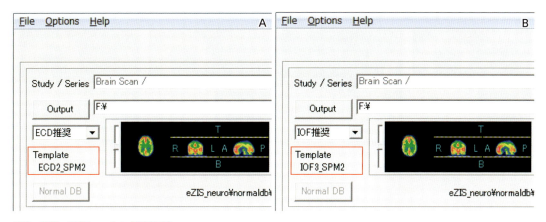

図2 ECD, IOF template 表記の例
A：ECD, B：IOF.

eZISの処理過程の性質から解剖学的標準化の信頼性の低下を招き、解析結果にも影響を及ぼすおそれがある[5]．

ECDを使用トレーサーとした患者SPECTデータのみがeZIS解析の対象ならば，異なるtemplateの選択は容易に起こりえないが，IOFを使用トレーサーとした患者SPECTデータも解析を行うことがあるならば，患者SPECTデータを選択するごとにsetting画面にて，手動で使用トレーサーのtemplateを適切に選択し，処理を実行する必要がある．

③解剖学的標準化が正常に行われたか：quality control（QC）の確認

解剖学的標準化は，eZISの処理過程にて初期の段階に行われる．この過程に不具合が生じれば，当然のことながら以降の処理はこのデータに沿ったものとなり，解析結果も誤ったものを導くこととなる．しかしながら，解析のために選択した患者SPECTデータに対し，正常に解剖学的標準化が行われたかどうか，解析が終了した際に表示される解析結果を見ただけでは判断することは難しい．eZISは解析終了時にQC viewerを表示する仕様となっており，templateの画像と患者SPECTデータの解剖学的標準化後の画像を同一のウィンドウ内に描出する．そこで，標準脳をreferenceとし，患者SPECTデータの解剖学的標準化後の画像を比較することで，解剖学的標準化が正常に行われたかどうかを判断することができる（図3）．

患者SPECTデータの収集カウント数が減少したようなケースでも解剖学的標準化は正常に行われるが[6]，広範囲にカウント低下がみられる患者SPECTデータは解剖学的標準化のエラーの原因となることがある[7]．eZISを用いる解析は神経変性疾患

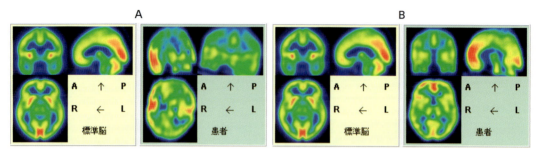

図3　解剖学的標準化，正常例とエラー（QC viewer より一部を抜粋）
A：エラー，B：正常．

だけではなく，ときには広範囲な脳疾患障害を示す SPECT データを対象に処理を行うこともあるため，特にその際は解剖学的標準化のエラーに注意が必要である．eZIS に入力する患者 SPECT データは通常，横断断層像データが対象であるが，入力や選択ミスにより冠状断層像，矢状断層像が処理された場合でも，プログラミングは進行するが解剖学的標準化は正常に行われることはない．

しかし，どのようなケースも QC viewer の観察をつねに心掛けることで，解剖学的標準化のエラーの発見は容易に行うことができる．エラーを発見した際には，一度選択した患者 SPECT データを見直すとともに，再度 eZIS 解析を行い，正常に処理が行われるか確認すべきである．

III. おわりに：解析結果レポートの確認と QC viewer 保存

eZIS の解析結果レポートには，解析に使用したデータ名が表記されるが，ここに NDB，template の情報も記載される（図4）．この情報を利用し，改めて解析結果レポートと患者 SPECT データの情報が一致しているか確認すべきである．実際は，ほかのデータも選択を誤ると解析結果に変化を及ぼすことになるが，解析のつど選択を必要とするデータではないため，あらかじめ設定によって決められたデータが入力されていることが多い．ただし，患者 MRI データによるフュージョンを行うケースにおいてはこの限りではなく，該当するデータの選択となるため，合わせて確認を行う必要がある．

eZIS は処理の過程にて各種データを必要とするが，その多くは上述のごとく解析結果レポートに記載されることから，後の確認も容易である．しかしながら，解剖学的標準化が正常に行われたかは解析終了時に表示される QC viewer での判断となることから，解析結果レポートと同様に，

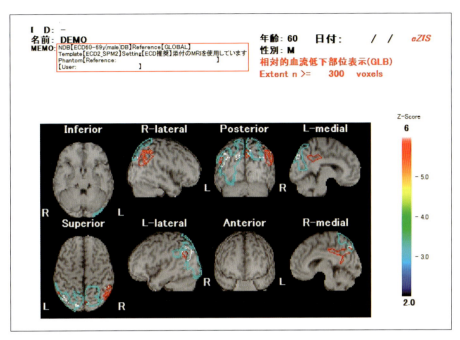

図4　解析結果レポート

QC viewer も解析終了時には保存を行うべきである．

解析結果レポートには，保存した QC viewer も添えることが重要である．それは，①適切な NDB の選択，②使用トレーサーと一致した template の選択，③正常な解剖学的標準化，が行われた証明となり，解析結果の信頼度を高めることにつながるからである．

まとめ

① 解析の主である患者 SPECT データが，正しい情報で構成されていることは何より重要な点であり，その確認は必須である．

② 信頼度の高い解析結果となるよう，本項で挙げた注意すべき3つのポイントに対しては解析ごとに必ず確認を行い，その行為を習慣化することが重要である．

③ 解析結果にエラーが生じた際，どの処理過程に起因するものかを紐解けるよう，ソフトウエアに対する知識を習得しておくことが望ましい．

引用・参考文献

1) 松田 博：新しい脳血流SPECTの画像統計解析法（easy Z-score Imaging System：eZIS）の有用性. Innervision 17：97-103, 2002

2) Mizumura S, Kumita S: Stereotactic statistical imaging analysis of the brain using the easy Z-score imaging system for sharing a normal database. Radiat Med 24: 545-52, 2006

3) 根本清貴, 田村昌士, 新井哲明, 他：健常後期高齢者のTc-99m ECD脳血流SPECTデータベースの開発. Pharma Medical 32: 62-3, 2014

4) 画像データ通信と管理, 43-52,（核医学技術学会出版委員会編, 福喜多博義監修：核医学技術総論. 山代印刷出版部, 京都, 2008）

5) 山本泰司, 小野口昌久：脳血流SPECTにおける統計学的画像解析法：eZISとiSSPの処理の違いと注意点. 日放技学誌 67: 718-27, 2011

6) 田邊俊彦, 平井久雄, 井上卓郎, 他：収集カウント数減少時における脳画像解析ソフト（eZIS）の有用性. 核医学技術 24: 475-8, 2004

7) 山本泰司, 大西英雄, 村上 剛, 他：脳血流SPECT統計学的画像解析における精度・評価に関する研究報告. 日放技学誌 64: 752-65, 2008

索　引

A-C

AD	101
ASD	292
ASL	20, 26
Bayes	20
BEAT-TI	207
bSVD	20
bvFTD	120, 127
CAS	51, 54
CBD	176
CBF	19, 26, 35
CBS	170, 176
CBV	26
CEA	42, 43
CT	12
CVR	22
CVT	80

D-F

dAVF	90, 94, 95
Discovery	309
DLB	109
DSC	26
── -PWI	19, 21
eZIS	330, 343
FAB	105
FLAIR像	25
FMT	20
FTD	120, 127, 135
── -MND	120
FTLD	120
── -TDP	145

G-I

GCA-9300R	317
HD	193
HDS-R	105
^{1}H-MRS	22

^{123}I	13
^{123}I-FP-CIT	17
── SPECT	158, 173
^{123}I-IMP	36, 44, 60, 221, 255, 324
── SPECT	158, 173, 221
^{123}I-IMT	228
^{123}I-IMZ	17, 255
^{123}I-iomazenil	17
^{123}I-IPA	233
^{123}I-MIBG	110
── 心筋シンチグラフィ	111, 157, 158, 173
iNPH	109, 115
Isotope	324
IVIM	21

M-Q

MCI	148
MMSE	105, 151
MoCA-J	152
MRA	22
MRI	16, 19, 25, 206
MRS	26
MSA	170
MTT	20
OEF	22
OS-EM	15
pCASL	20
PCNSL	221
PCT	19
PD	157
pentavalent ^{99m}Tc-VDMSA	233
PET	13
PLD	21
PNFA	120, 135
Powers（Stage）分類	36, 37, 59
PPA	135, 142
PSP	163
PTA	51
QSM	23

脳 SPECT パーフェクトガイド　349

R-S

RI cisternogryaphy	260
SALA失語症検査	136
SCD	182
SD	120, 141
SLTA	135
SPECT	12
──の原理	13
SWI	23
Symbia	300
SZ	276

T-X

T1強調像	25
T2強調像	25
^{99m}Tc	13, 16
── -ECD	36, 44, 60, 249, 324
^{99m}Tc-HMPAO	36, 44, 60, 324
^{99m}Tc-MIBI	214
── SPECT	214
^{99m}Tc-TF	228
TIA	71
TI	198
^{201}TI SPECT	198, 206
^{201}TICI	17
TTP	20
VaD	115
WAB失語症検査	136
^{133}Xe	44, 60, 324
Xe-CT	19

あ行

悪性グリオーマ	30
悪性リンパ腫	26, 28, 29
アセタゾラミド	22
── 負荷	22, 49
アルツハイマー型認知症	102, 105
アルツハイマー病	101, 109, 115
アンガー型ガンマカメラ	12, 14
一過性脳虚血発作	71

意味性認知症	120, 141
ウェクスラー記憶検査	152
運動ニューロン疾患を伴う前頭側頭型認知症	120

か行

改訂 長谷川式簡易知能評価スケール	105
過灌流症候群	54
核医学	12
── 検査マニュアル	307
拡散強調像	26
核種	324
ガンマカメラ	14
灌流画像	26
偽増悪	31
気分障害	284
急性脳虚血	34
グリオーマ	25, 26
黒田分類	39, 44
頸動脈狭窄症	51, 54
頸動脈ステント留置術	51
頸動脈内膜剥離術	43
軽度認知障害	148
頸部頸動脈狭窄	42
血管性認知症	109, 115
血行力学的脳虚血	59
限局性グリオーマ	28
原発性進行性失語症	135, 142
膠芽腫	27, 28, 30
行動障害型前頭側頭型認知症	120, 127
硬膜動静脈瘻	90
コンピュータ断層診断	12

さ行

磁気共鳴画像法	16
自閉症	292
── スペクトラム障害	292
シャント	90
術後過灌流	46
神経膠腫	25
神経鞘腫	25
進行性核上性麻痺	104, 109, 135, 163

進行性非流暢性失語　120, 135
髄液循環障害　260
髄液漏　267
水頭症　267
髄膜腫　25
頭蓋内動脈狭窄症　51
正常圧水頭症　267
脊髄小脳変性症　182
前頭側頭型認知症　120, 127, 135
前頭側頭葉変性症　120, 145
前頭葉機能検査　165
せん妄　109
双極性障害　284

た行

大うつ病性障害　284
大脳皮質萎縮症　105
大脳皮質基底核変性症　130, 135, 176
大脳皮質基底核変性症候群　109, 115, 176
多系統萎縮症　109, 115, 170
単光子放出コンピュータ断層撮像法　12
中枢神経性リンパ腫　221
低髄液圧症候群　267
定量性　15
　── 劣化の補正法　15
転移性（脳）腫瘍　25, 26, 29
てんかん　238
　── 発作時SPECT　241
統合失調症　276
頭部外傷　248
特発性正常圧水頭症　109, 115
ドパミントランスポータ　17
トレーサー　36, 44, 60

な行

内頚動脈狭窄　46
内頚動脈閉塞　47
ナイダス　90
脳灌流画像　35
脳虚血　34
　──重症度　38

脳血行再建術　59, 65, 76, 78
脳血流SPECT　16, 36
脳血流シンチグラフィ　324
脳血流量　19, 35
脳梗塞　34
脳主幹動脈閉塞症　60
脳腫瘍　25, 198
脳循環　19
　──検査　19
　──動態　59
脳静脈血栓症　80

は行

パーキンソニズム　115, 157, 170
パーキンソン病　157
バイパス術　59, 65, 76, 78
発達障害　292
パルス連続ラベル　20
ハンチントン病　193
半導体ガンマカメラ　14
びまん性グリオーマ　27
びまん性星細胞腫　27
標準失語症検査　136
貧困灌流　22
放射線壊死　30, 31

ま行

慢性期血行力学的脳虚血　35
毛様細胞性星細胞腫　28, 29
もやもや病　39, 71

や行

薬剤性パーキンソニズム　109, 157
陽電子放出断層撮像法　13

ら行

レビー小体型認知症　104, 109, 115

脳SPECTパーフェクトガイド　351

臨床医・RI技師のための 脳SPECTパーフェクトガイド
―診断・治療・手術に使える

2018年4月5日発行　第1版第1刷

監　修	松田 博史
編　集	玉岡 晃・柴田 靖・根本 清貴
発行者	長谷川 素美
発行所	株式会社メディカ出版
	〒532-8588
	大阪市淀川区宮原3-4-30
	ニッセイ新大阪ビル16F
	http://www.medica.co.jp/
編集担当	岡 哲也
編集協力	近藤 敦子
装　幀	株式会社くとうてん
組　版	株式会社明昌堂
印刷・製本	株式会社シナノ パブリッシング プレス

© Yasushi SHIBATA, 2018

本書の複製権・翻訳権・翻案権・上映権・譲渡権・公衆送信権（送信可能化権を含む）は、（株）メディカ出版が
保有します。

ISBN978-4-8404-6491-8　　　　　　　　　　　　　　　　Printed and bound in Japan

当社出版物に関する各種お問い合わせ先（受付時間：平日9：00〜17：00）
●編集内容については、編集局 06-6398-5048
●ご注文・不良品（乱丁・落丁）については、お客様センター 0120-276-591
●付属のCD-ROM、DVD、ダウンロードの動作不具合などについては、デジタル助っ人サービス 0120-276-592